SANFTE HÄNDE – PRÄZISE GEBISSE

SANFTE HÄNDE – PRÄZISE GEBISSE
Auswahl, Wirkung, Anpassen, Einsatz

Von Renate Ettl

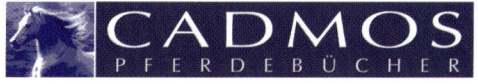

HERZLICHEN DANK
für die freundliche Unterstützung der
Firma BUSSE *Sportartikel* in 49393 Lohne
und *Reitsport Steckermeier* in 84160 Frontenhausen
für das Zur-Verfügung-stellen der Gebisse
und Zäumungen für die Fotoaufnahmen
in diesem Buch!

Copyright © 2001 by Cadmos Verlag GmbH,
Lüneburg
Gestaltung und Satz: Ravenstein Brain Pool, Berlin
Titelfoto und Innenfotos: Renate Ettl
Zeichnungen: Esther von Hacht
Druck: Westermann Druck, Zwickau
Alle Rechte vorbehalten.

Abdrucke oder Speicherung in elektronischen
Medien nur nach vorheriger schriftlicher
Genehmigung durch den Verlag.

Printed in Germany.

ISBN 3-86127-364-0

INHALT

VERSTÄNDIGUNG MIT „BISS" — 8

FORM UND WIRKUNG — 10

GEBISSLOSE ZÄUMUNGEN — 10
- Sidepull — 11
- Bosal-Hackamore — 13
- Mechanische Hackamore — 15
- Vosal — 18
- Kolumbianische Bozal — 18
- Merothisches Reithalfter — 18

TRENSENGEBISSE — 20
TRENSEN-RINGFORMEN — 21
- Olivenkopf- und D-Ring-Trensen — 21
- Größere Trensenringe — 22
- Knebeltrensen — 22

MUNDSTÜCKSFORMEN — 23
- Einfach gebrochene Trensen — 23
- Doppelt gebrochene Trensen — 23
- Ungebrochene Trensen — 26

SONDERFORMEN — 29

HEBELARMGEBISSE — 30
- Snaffle with Shanks - einfach gebrochene Hebelarmgebisse — 33
- Doppelt gebrochene Hebelarmgebisse — 33
- Ungebrochene Hebelarmgebisse — 34
- Das Pelham — 37
- Das Kimblewick — 38
- Drei-Ring-Trense — 40

EIN ÜBERBLICK — 41

KOMBINIERTE ZÄUMUNGEN UND GEBISSE — 46

ZUBEHÖR — 48

Lefzenschutz	48
Kinnriemen und -ketten	48
Polsterungen	49
Zungenstrecker	49

DIE QUAL DER WAHL — 50

AUSWAHLKRITERIEN VON SEITEN DES PFERDES — 51
- Jungpferde in Ausbildung — 53
- Freizeitpferde — 56
- Pferde mit hohem Ausbildungsstand und Turnierpferde — 58

DER REITER IM VISIER — 61
- Vom Anfänger bis zum Profi — 62

DER EINFLUSS VON FORM, MATERIAL UND GEWICHT — 65
- Geschmacksnoten — 65

DIE PRÄZISION EINES GEBISSES — 71

KLEINE CHECKLISTE FÜR DIE AUSWAHL DES GEBISSES — 76

WIE ANGEGOSSEN — 77

DAS KOPFSTÜCK — 78
- Trensen- und konventionelle Zaumzeuge — 80
- Westernbridles — 82

DIE ZÜGEL — 86
- Geschlossene Zügelarten — 87
- Offene Zügel — 88

DIE VERSCHNALLUNG VON ZÄUMUNGEN UND GEBISSEN — 88
- Die Lage des Gebisses im Maul — 88
- Die Beurteilung des Mundstücks — 93

DAS ANPASSEN VON GEBISSLOSEN ZÄUMUNGEN — 96

DIE SCHULUNG DER REITERHAND — 98

DIE GEFÜHLVOLLE ZÜGELHAND — 99

Voraussetzungen	100
Sitzschulung	102
Die Handhaltung	106
Gefühl entwickeln	111
Die Hand bestimmt die Schärfe des Gebisses	112
Zwischen Druck, Kontakt und Zug	113
Nachgeben üben	115

DIE AUSBILDUNG DES PFERDES 117

DIE ZÜGELHILFEN 118
Die Zügelführung	118
Die annehmende und nachgebende Zügelhilfe	121
Die durchhaltende Zügelhilfe	122
Die verwahrende Zügelhilfe	124
Die seitwärts weisende Zügelhilfe	125
Die Pull-and-Slack-Methode	130

DER EINFLUSS DES EXTERIEURS 131
Die Halsform	131
Das Maul	133

ÜBUNGEN UND TESTS 134
Stellen und Biegen	134
Die Sache mit der Anlehnung	136
Horizontal- und Vertikalkontrolle	138

SCHWIERIGKEITEN UND LÖSUNGEN 140

PROBLEME 141
Das Pferd speichelt das Gebiss nicht ein	141
Das Pferd schlägt mit dem Kopf	142
Hartmäuligkeit	143
Durchgehen, pullen und steigen	144

GEBISSWECHSEL UND EINSATZ VON HILFSZÜGELN 146
Das Wechseln von Gebissen	146
Einsatz und Wirkung von Hilfszügeln	149

REGISTER 154

Handhabung von Zäumungen und Gebissen

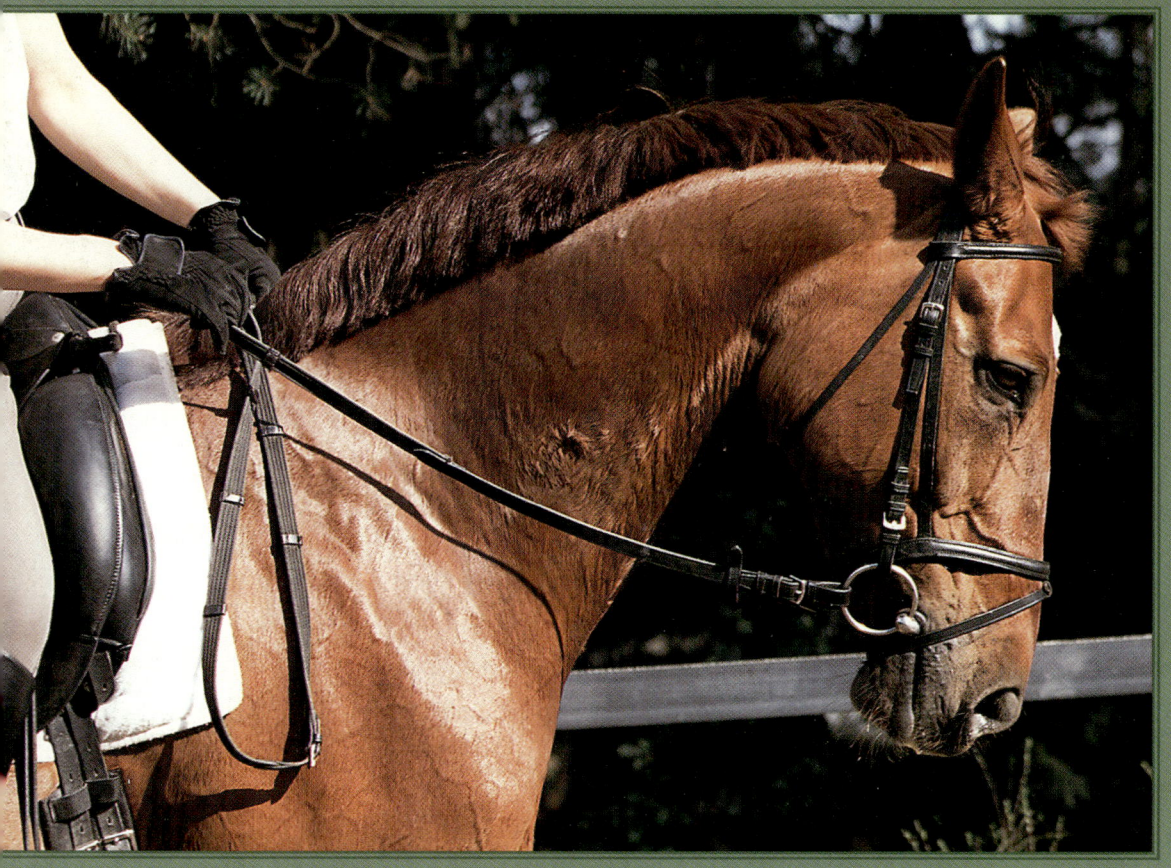

Das Gebiss stellt ein wichtiges Kommunikationsmittel zwischen Reiter und Pferd dar.

VERSTÄNDIGUNG MIT „BISS"

Die Verbindung und somit die Verständigung des Reiters mit seinem Pferd über den Zügel hat für den Menschen eine primäre Bedeutung, weil er seine Hände als Arbeitsinstrument am besten ausgebildet und trainiert hat. Obwohl beim Reiten unbestritten das Gefühl über den Sitz und die Hilfengebung über Gewicht und Schenkel eine bedeutendere Rolle für gutes Reiten und Kommunikation mit dem Pferd spielen sollte, ist es nach wie vor die Hand des Reiters, die gutes Reiten am schnellsten zunichte machen, es aber auch fördern kann.

Der Einfluss des Reiters auf sein Pferd in Form von Gewalt, Kontrolle und Druck ist über die Zäumung am größten und wird deshalb auch häufig ausgenutzt, um des Pferdes „Herr" zu werden. Die Problematik dieser Situation liegt darin, dass die Verbindung von Hand zu Pferdemaul oft als Machtmittel missbraucht wird. Als Mittel zum Zweck haben mehr oder weniger kluge Köpfe die unterschiedlichsten Zäumungs- und Gebissvariationen erfunden, die nicht selten eingesetzt werden, ohne dass Reiter sich viele Gedanken darüber machen.

Dem verständigen Reiter ist bewusst, dass nur die Hand die Schärfe des jeweiligen Gebisses bestimmt und immer nur die falsche Handhabung aus einer Zäumung ein ungeeignetes Kommunikationsmittel macht. So richtig diese Erkenntnis auch ist, so unvollständig ist dieser Gedankengang. Die Fülle von unterschiedlichen Gebissen und Zäumungen auf dem Markt bietet eine Menge von grundsätzlich ungeeigneten Gebissen, die eine Verständigung zwischen Reiter und Pferd erst gar nicht ermöglichen oder diese zumindest enorm behindern. Die Auswahl des geeigneten Gebisses und die korrekte Anpassung unter Berücksichtigung des Ausbildungsstandes, des Alters und weiterer Umstände sind deshalb Voraussetzungen für den Umgang mit Zäumungen und Gebissen. Letztendlich nützt jedoch das feinste Gebiss wenig, wenn der Reiter nicht in der Lage ist, dieses Instrument als hilfreiches Verständigungsmittel einzusetzen. Folglich kommt der Reiter nicht umhin, die Handhabung jener Gebisse und Zäumungen zu erlernen, seine Hand zu schulen und – was damit unmittelbar zusammenhängt – das Reiten bestmöglich zu erlernen.

In letzterem Punkt liegt der Schwerpunkt im Umgang und in der Handhabung von Gebissen und Zäumungen, der allerdings häufig vernachlässigt wird, weil es für den Reiter der unbequeme Weg zum Erfolg ist. Viele Pferdemenschen unterliegen dem Irrtum, mit der gezielten Auswahl von Zäumung und Gebiss („Welches Gebiss mag mein Pferd?") das Soll für das Wohlergehen des Pferdes erfüllt zu haben. Entsprochen hat man dieser Forderung aber erst mit der bestmöglichen Reiterschulung. Denn nur der geschulte Reiter ist in der Lage, ein sinnvoll ausgewähltes und entsprechend angepasstes Gebiss über die feine Einwirkung seiner Hand als Verständigungsmittel zu nutzen.

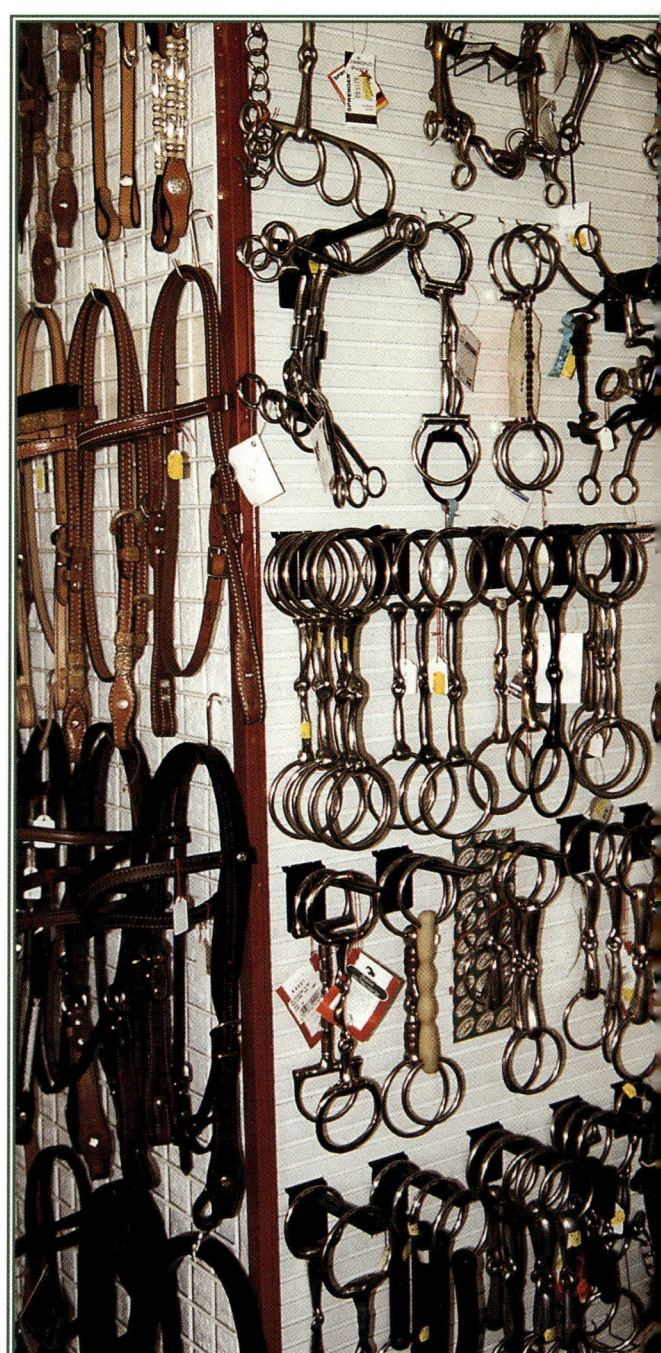

Die Fülle von unterschiedlichen Gebissen und Zäumungen ist nahezu unbegrenzt.

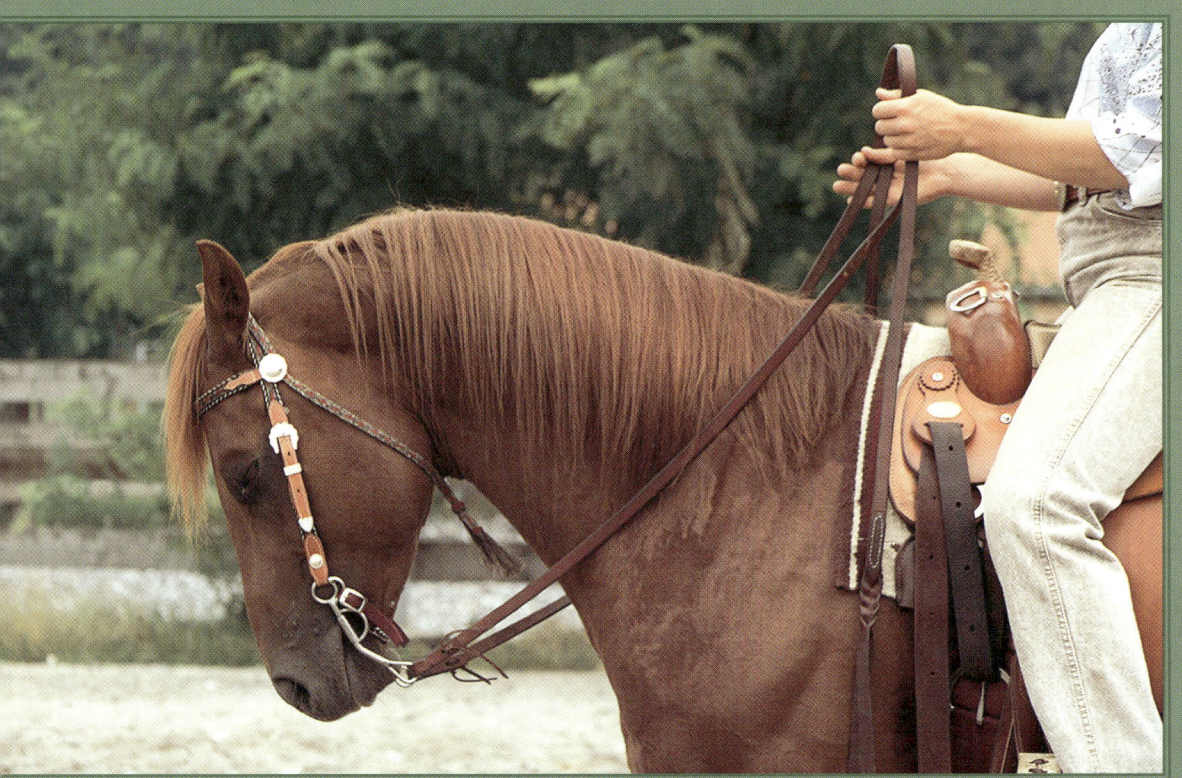

Es ist wichtig, die Wirkungsweise von Gebissen und Zäumungen zu kennen, um die richtige Auswahl für das jeweilige Pferd zu treffen.

FORM UND WIRKUNG

Es ist sinnvoll, sich einen Überblick über die unterschiedlichen Zäumungen und Gebisse zu verschaffen, die der Markt bietet. Das Wissen um Form und vor allem um die Wirkung von Gebissen und Zäumungen hilft bei der Auswahl, bei der Anpassung und schließlich bei der Handhabung des jeweiligen Verständigungsinstrumentes.

Allerdings kann und will folgender Überblick keinen Anspruch auf Vollständigkeit erheben, weil es kaum möglich ist, alle Variationen aufzuzeigen und zu durchleuchten. Bei einigen hundert verschiedenen Formen, von denen ein Großteil eine fragwürdige Daseinsberechtigung hat, weil sie die Anforderungen als Verständigungsmittel nicht erfüllen können, ist eine bloße Aufzählung sowieso nicht zweckmäßig. Beschränken wir uns deshalb auf die gängigsten Variationen von Zäumungen und Gebissen.

GEBISSLOSE ZÄUMUNGEN

Da das Maul weitestgehend unberührt bleibt, gelten gebisslose Zäumungen allgemein als pferdefreundlich. Viele Freizeitreiter streben gebissloses Reiten an, weil sie zum einen denken, ihrem Pferd einen Gefallen zu tun, zum anderen weil es große Bewunderung beim Laien hervorruft, der nur so

Gebisslose Zäumungen

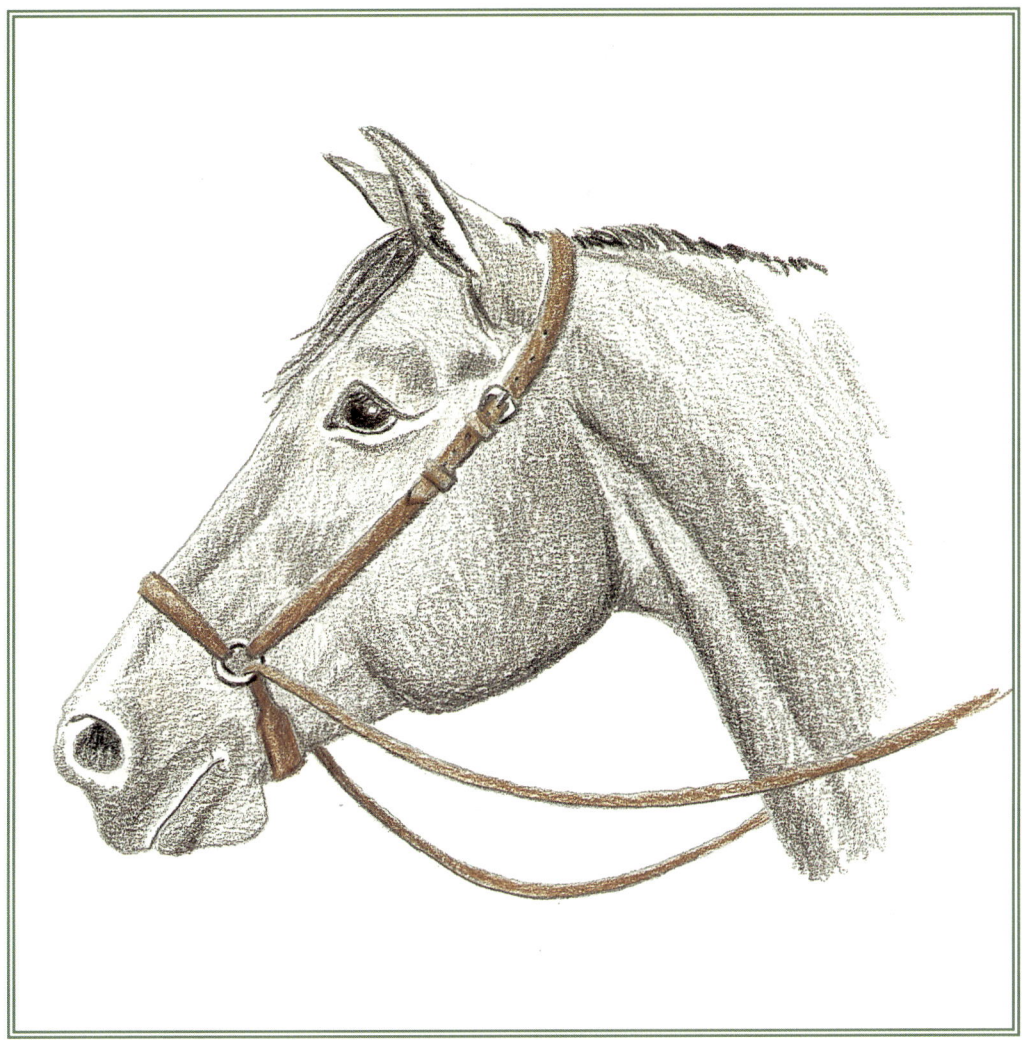

Das Scawbrig ist eine weitere Variante einer gebisslosen Zäumung.

staunt, wenn man sein Pferd gebisslos im Zaum halten kann. Der Irrglaube von einer pferdefreundlichen Zäumung kann aber sehr schnell widerlegt werden, wenn man sich die Wirkungsweisen von so manchen gebisslosen Zäumungen zu Gemüte führt.

Der Fachmann hat gute Gründe, wenn er zu einer gebisslosen Zäumung greift. Er nutzt die andere Wirkungsweise aus, um das Maul zu schonen, um das Pferd frisch zu halten und um es auf bestimmte Signale zu schulen.

Sidepull

Eine im Allgemeinen sehr empfehlenswerte Zäumung ist das Sidepull, das mit einem Rohhaut-Nasenriemen und einem weichen Kinnriemen aus Leder gefertigt ist. Der Rohhaut-Nasenriemen wird beidseits durch zusätzliche Lederriemchen, die

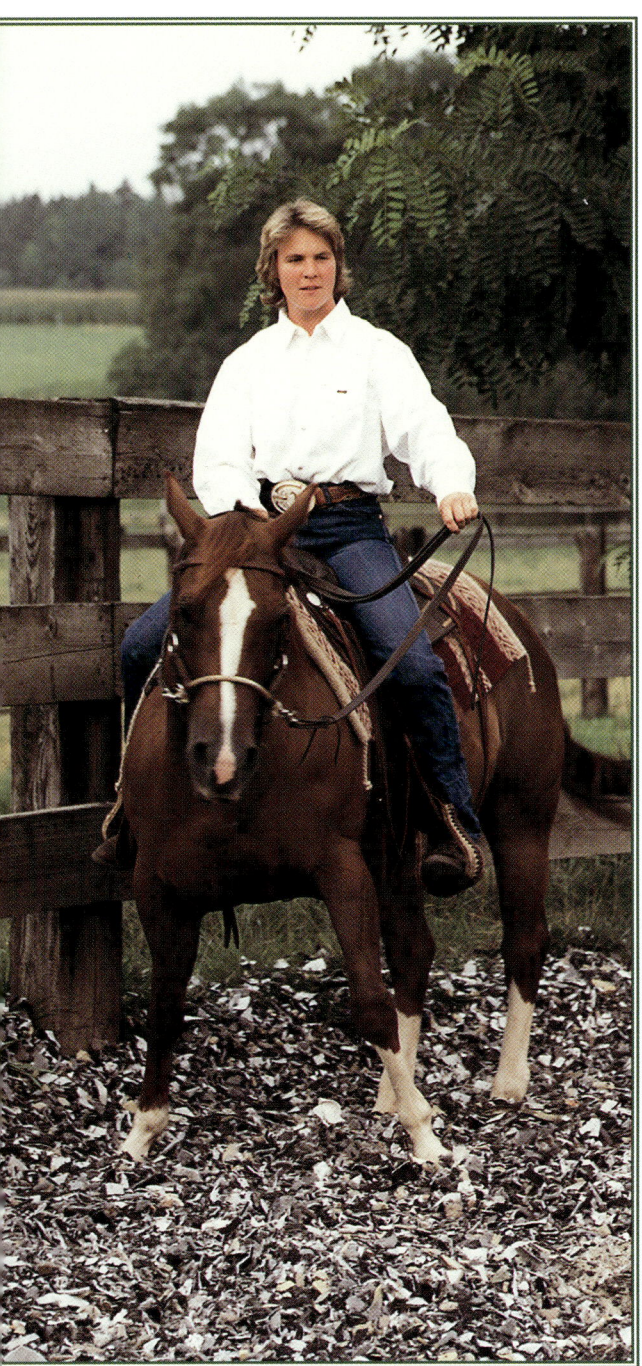

Mit dem Sidepull lernt das Pferd, auf seitliche Zügelimpulse zu reagieren.

vom Backenstück ausgehen, in Position gehalten. Backenstück, Nasenteil und Kinnriemen laufen seitlich am Pferdekopf jeweils in einen Ring zusammen. In einem weiteren eingearbeiteten Ring werden die Zügel eingehakt.

Diese feine Nasenzäumung wird in der Regel zum Anreiten von jungen Pferden benutzt (insbesondere von Westerntrainern), weil das Maul noch unberührt bleibt und dem Pferd dennoch präzise Signale übermittelt werden. Wie der Name schon sagt, ist das Sidepull auf seitliche Zügelimpulse ausgelegt, die dem Pferd das Abwenden und Biegen während der Ausbildungsphase verdeutlichen. Der vom Reiter angewandte Druck überträgt sich unmittelbar und direkt mit derselben Stärke auf den Nasenrücken und – bei einseitiger Zügeleinwirkung – die seitlichen Kopfpartien des Pferdes.

Bei korrekter Verschnallung des Sidepull darf sich der Nasenriemen nicht über den Nasenrücken ziehen. Sitzt das Sidepull zu locker, besteht die Gefahr, dass sich das Pferd am Nasenrücken aufscheuert.

Das Sidepull ist eine empfehlenswerte Zäumung zur lateralen Kontrolle des Pferdes. Deshalb findet es insbesondere auch bei Cuttingpferden Verwendung, die schnelle seitliche Wendungen vollziehen müssen. Ein weiterer Vorteil dieser Zäumung ist, dass sie das Pferd dazu veranlasst, den Kopf tief zu tragen. Ungeeignet ist das Sidepull jedoch bei Pferden, die auf der Vorhand laufen, weil die Zäumung diesen Effekt verstärken kann.

Für den Freizeitreiter bietet sich die Zäumung für Biegeübungen an, insbesondere bei Pferden, die bislang immer nur im Gelände geradeaus geritten wurden und sich bei lateralen Abstellungen schwer tun. Alles in allem eine Zäumung, die den Beginn einer fundierten Gymnastizierung einläuten und unterstützen kann.

Gebisslose Zäumungen

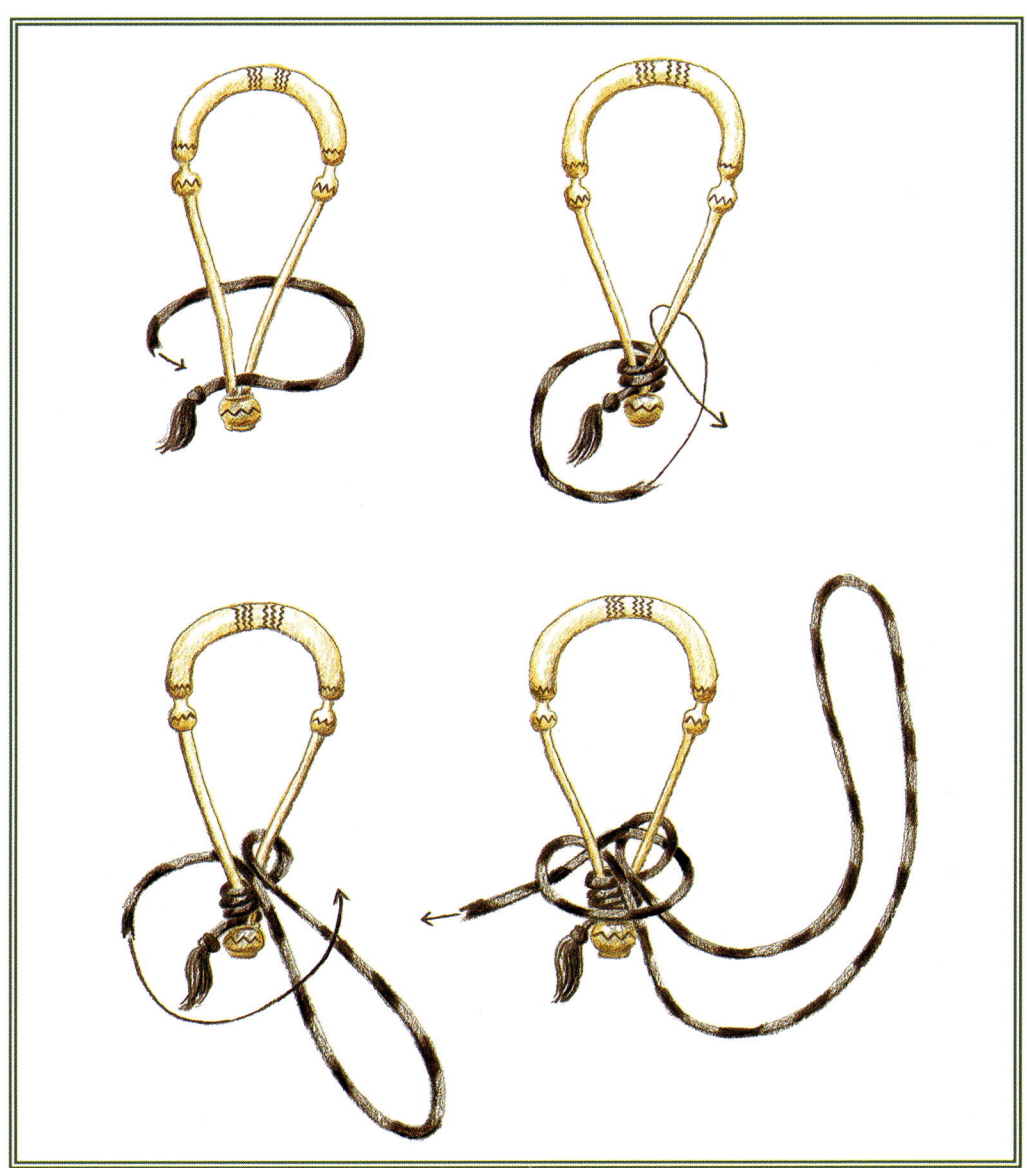

So wird ein Bosal-Knoten geknüpft. Die Länge des Zügels kann dabei individuell dem jeweiligen Pferd angepasst werden.

Bosal-Hackamore

Die „echte" Hackamore (nicht zu verwechseln mit der unten beschriebenen mechanischen Hackamore) ist im Sprachgebrauch auch als „manuelle Hackamore", „klassische Hackamore" oder „Bosal-Hackamore" geläufig. Sie besteht aus einem Rohhaut-Nasenteil, dem so genannten Bosal, das unter dem Kinn zu einem Knoten zusammenläuft, einem Lederriemen als Kopfteil und einer aus Rinder- oder Pferdehaaren geflochtenen Mecate,

13

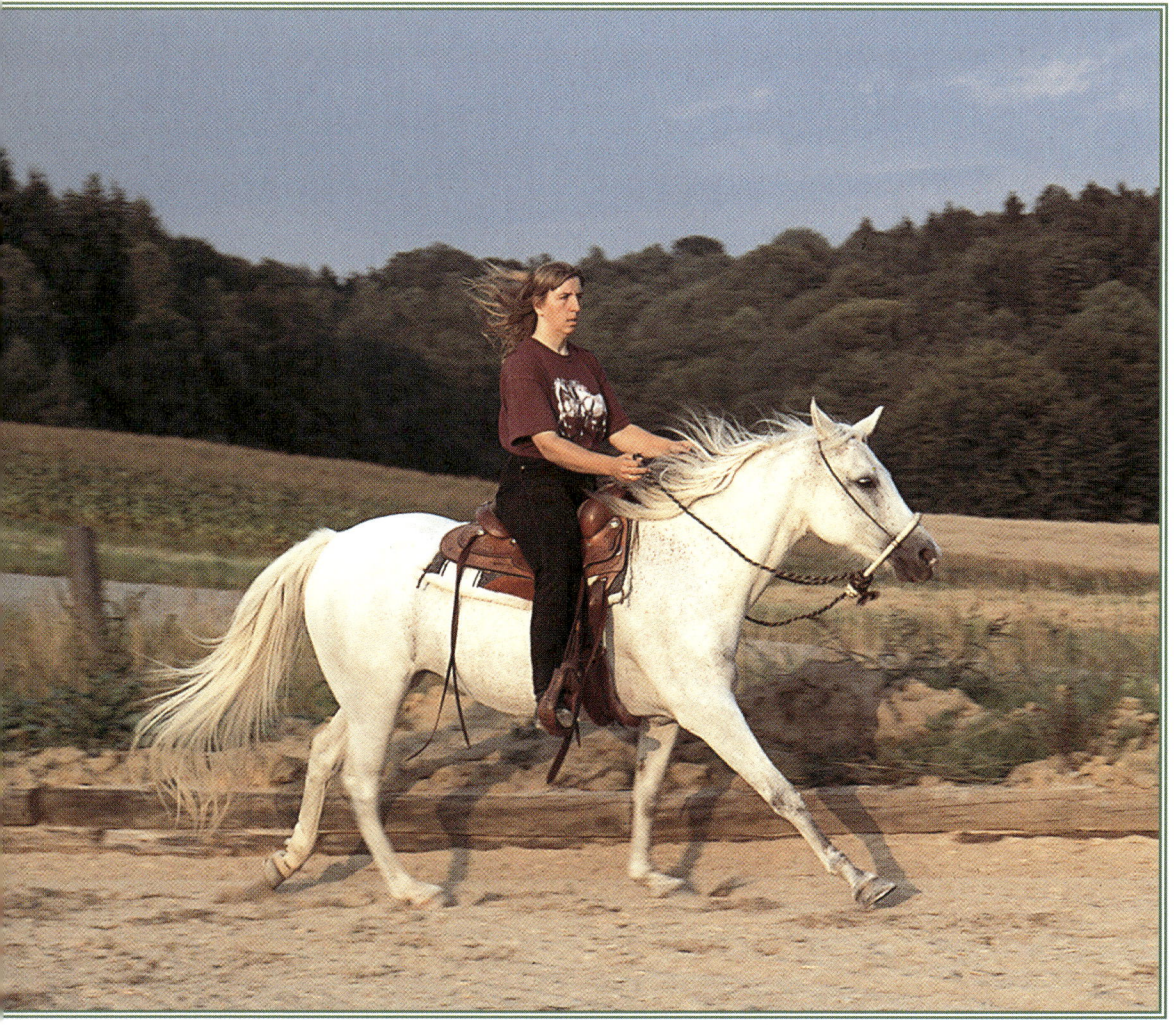

Die Bosal-Hackamore ist eine gebisslose Zäumung, die nicht mit anstehendem Zügel geritten werden kann.

dem Zügel und Führseil der Hackamore. Die Zügel werden mit einem speziellen Knoten unterhalb des Kinns am Bosal befestigt.

Beim Aufnehmen der Zügel hebt sich der Knoten unterhalb des Pferdekinns und bringt Druck auf den Nasenrücken. Zudem ziehen sich die Bosal-Schenkel zusammen und drücken gegen die Wangen des Pferdes. Bei einseitigem Zügeleinsatz wird auf der gegenüberliegenden Seite des Kopfes im Wangenbereich Druck ausgeübt, dem das Pferd auszuweichen lernt.

Die Bosal-Hackamore ist eine feine Zäumung zur Ausbildung von jungen Pferden und wird insbesondere im Alter von etwa vier Jahren verwendet, wenn die Pferde im Zahnwechsel stehen. Mit der gebisslosen Zäumung bleibt das Maul unangetastet, das auf Grund des Zahnwechsels oft Irritationen unterworfen ist.

Das Reiten mit der Bosal-Hackamore erfordert viel Erfahrung, denn die Technik zur Handhabung der Zäumung unterscheidet sich von der anderer Zäumungsarten. Die manuelle Hackamore kann nur am losen Zügel ihre Wirkung entfalten. Anstehender Zügel und Dauerzug sind Gift für das Reiten mit Bosal-Hackamore. Vielmehr ist die „Pull-and-Slack-Methode" das Mittel der korrekten Handhabung. Dabei werden nur kurzzeitige Impulse auf den Pferdekopf übertragen (siehe auch Seite 130).

Mechanische Hackamore

Immer wieder gerne wird die mechanische Hackamore von Freizeitreitern verwendet, weil sie als gebisslose Zäumung den trügerischen Schein einer pferdefreundlichen Zäumung erweckt. Allerdings sind viele Freizeitpferde nur unzureichend ausgebildet, sodass deren Reiter dennoch eine scharfe Zäumung benötigen, um ihr Pferd unter Kontrolle halten zu können.

Manchmal wird die mechanische Hackamore auch als Außenkandare bezeichnet, ein Begriff, der auf ihre Wirkungsweise eher zutrifft. Über Hebelarmanzüge überträgt die mechanische Hackamore den Druck um ein Vielfaches verstärkt auf Nasenrücken, Kinn und Genick. Der Pferdekopf wird quasi eingezwängt. Ist die mechanische Hackamore zu tief auf dem Nasenrücken verschnallt, kann man dem Pferd damit sogar die Nase brechen! Deshalb gehört diese Zäumung sicherlich nicht in die Hände von mittelmäßig ausgebildeten Freizeitreitern.

Die mechanische Hackamore ist als Ausbildungszäumung ungeeignet. Sie dient im Prinzip nur als Bremse, denn seitliche Impulse sind nicht möglich. Bei einem seitwärts wirkenden Zügelimpuls verkantet sich der Hebelarm und drückt dem Pferd unangenehm in die Wangenpartie. Dies gilt für alle Varianten der mechanischen Hackamore.

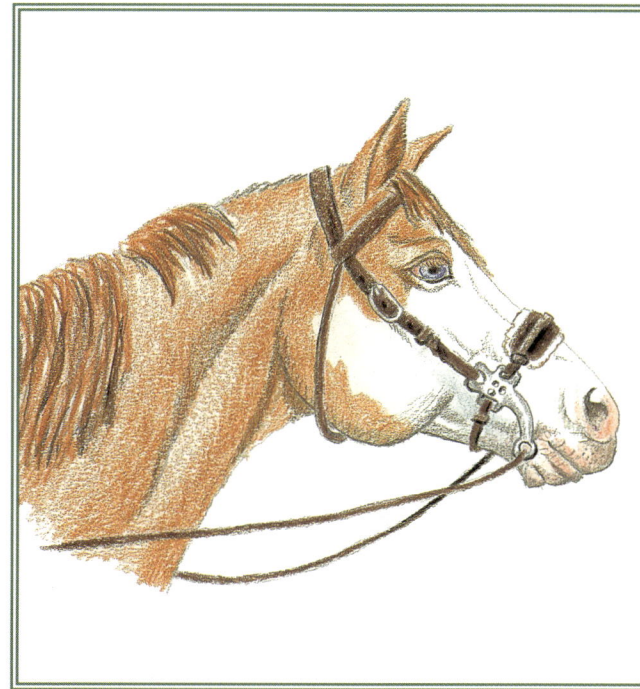

Die „Englische Hackamore"

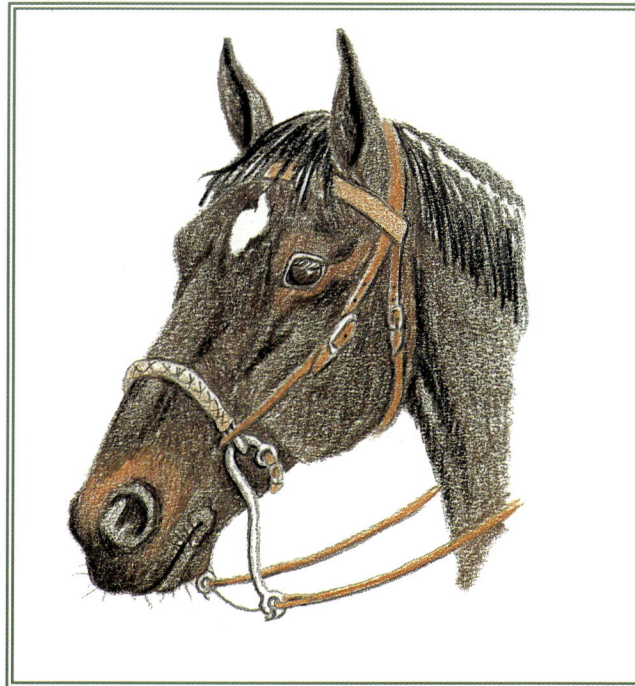

Die „Roy-Hackamore"

Handhabung von Zäumungen und Gebissen

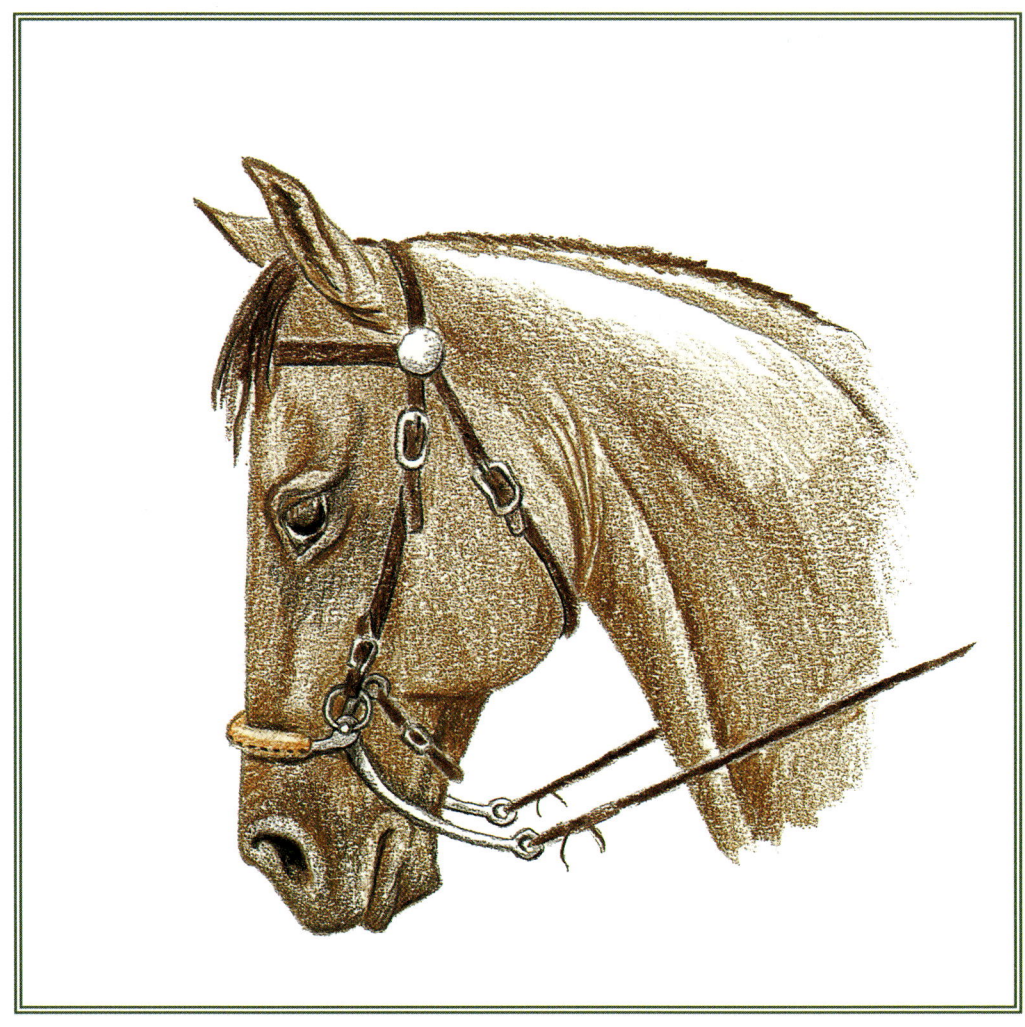

Das „Kellymore"

Die am häufigsten verwendete Form der mechanischen Hackamore ist die so genannte Roy-Hackamore, die durch sehr lange Schenkel, dafür aber auch einen stark nach vorne gebogenen, den Druck abmildernden Oberbaum und eine mit einem Gummischlauch ummantelte Kette als Nasenteil gekennzeichnet ist.

Die „englisch" genannte Variante besteht aus zwei seitlichen Metallplatten, die als Hebelarme dienen sollen, sowie einem breiten, mit Fell unterlegten Leder-Nasenteil. Die Wirkung dieser Hackamore ist sehr verwaschen, insbesondere verkanten die Metallplatten und können in die Wangen des Pferdes drücken, wenn der Zügel angenommen wird.

Die mechanische Hackamore ist viel zu häufig in Gebrauch, und man kann vor ihrer Verwendung nicht oft genug warnen.

Gebisslose Zäumungen

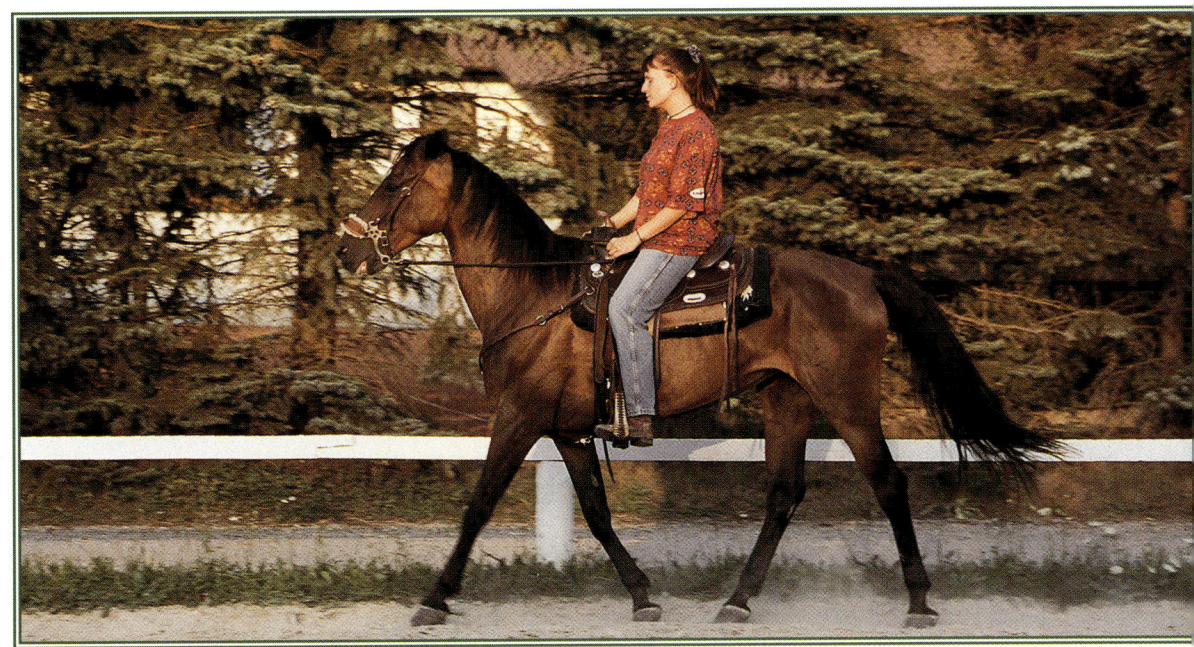

Die mechanische Hackamore – hier die „englisch" genannte Variante – ist als Ausbildungszäumung ungeeignet.

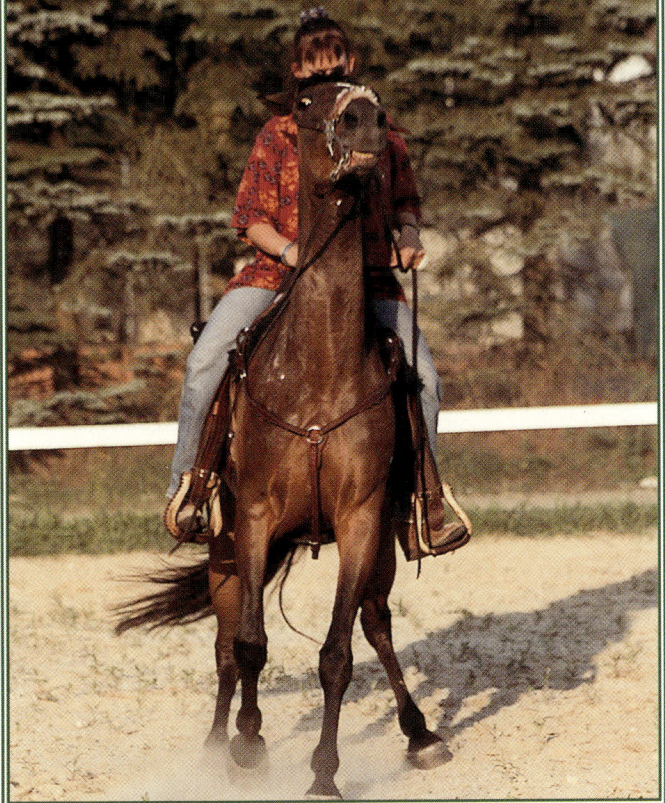

Manche Freizeitreiter benutzen die mechanische Hackamore, damit sie mehr Gewalt über ihr Pferd bekommen. Eine ungeschulte Hand erzeugt auf Grund der Schärfe der Zäumung unweigerlich Unwohlsein und Abwehrreaktionen des Pferdes.

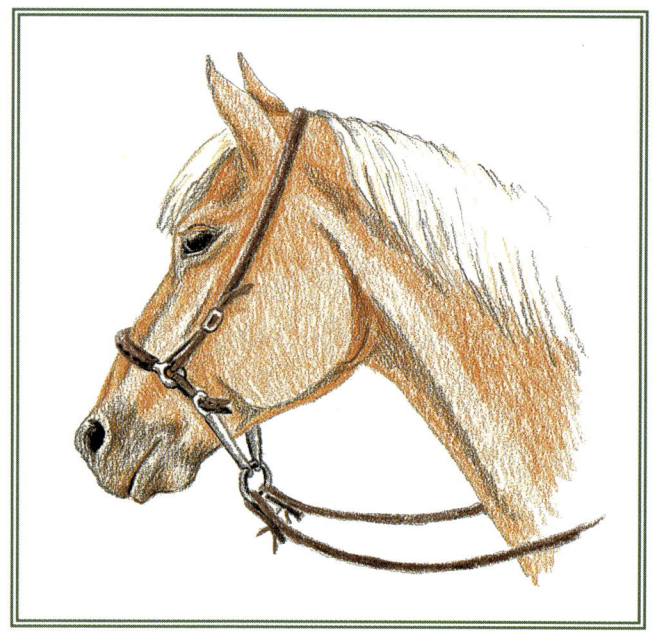
Das gebisslose Vosal

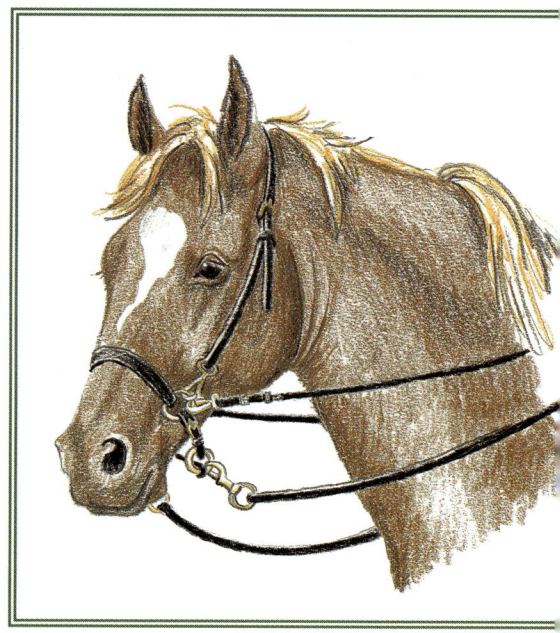
Das kolumbianische Bozal

Vosal

Die Reihe der gebisslosen Zäumungen ist noch lange nicht vollständig. Zunächst ist noch das der Bosal-Hackamore verwandte Vosal zu nennen, das aus einem lederummantelten Metall-Nasenteil besteht und im Kinnbereich ein V-förmiges Metallteil aufweist, an dessen Spitze die Zügel angebracht werden. Die seitlichen Impulse, die mit der Bosal-Hackamore gut durchkommen, wirken beim Vosal verwaschener, sodass sich diese Zäumung insbesondere fürs Geradeausreiten im Gelände eignet, also Distanzen oder Wanderritte.

Kolumbianisches Bozal

Das kolumbianische Bozal hat Eigenschaften des Sidepulls und der Bosal-Hackamore. Es besteht aus einem breiten Nasenriemen aus Leder, in den Metallnoppen eingearbeitet sind und der bei Zügelanzug auf die Nase wirkt. Das Kopfgestell, ein lockerer Kinnriemen aus Leder und seitliche Ringe, in welche die Zügel eingehakt werden, vervollständigen die Zäumung.

Merothisches Reithalfter

Beim merothischen Reithalfter werden die Zügel unter dem Kinn gekreuzt links und rechts am Kopfstück eingeschnallt. Das Nasenteil besteht ebenfalls aus einem lederummantelten Metallteil. Werden die Zügel angenommen, zieht sich das Zaumzeug um die Nase zu und erzeugt rundum Druck.

Manche Pferde kommen damit gut klar, andere wiederum fühlen sich dadurch eingezwängt und reagieren ähnlich wie bei Platzangst. Gelenkt werden müssen die Pferde auch bei dieser Zäumung über das Anlegen des Zügels am Hals, weil ein direkter Zügeleinsatz einen Zug auf der gegenüberliegenden Seite auslösen würde. Deshalb ist diese Zäumung für die Ausbildung ungeeignet.

Gebisslose Zäumungen

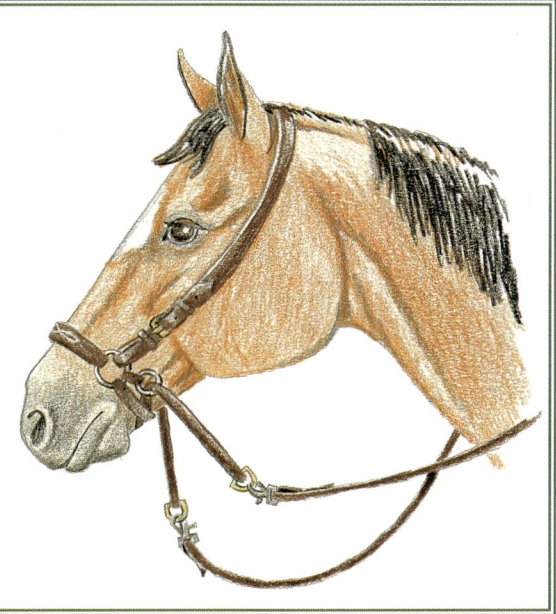

Das merothische Reithalfter

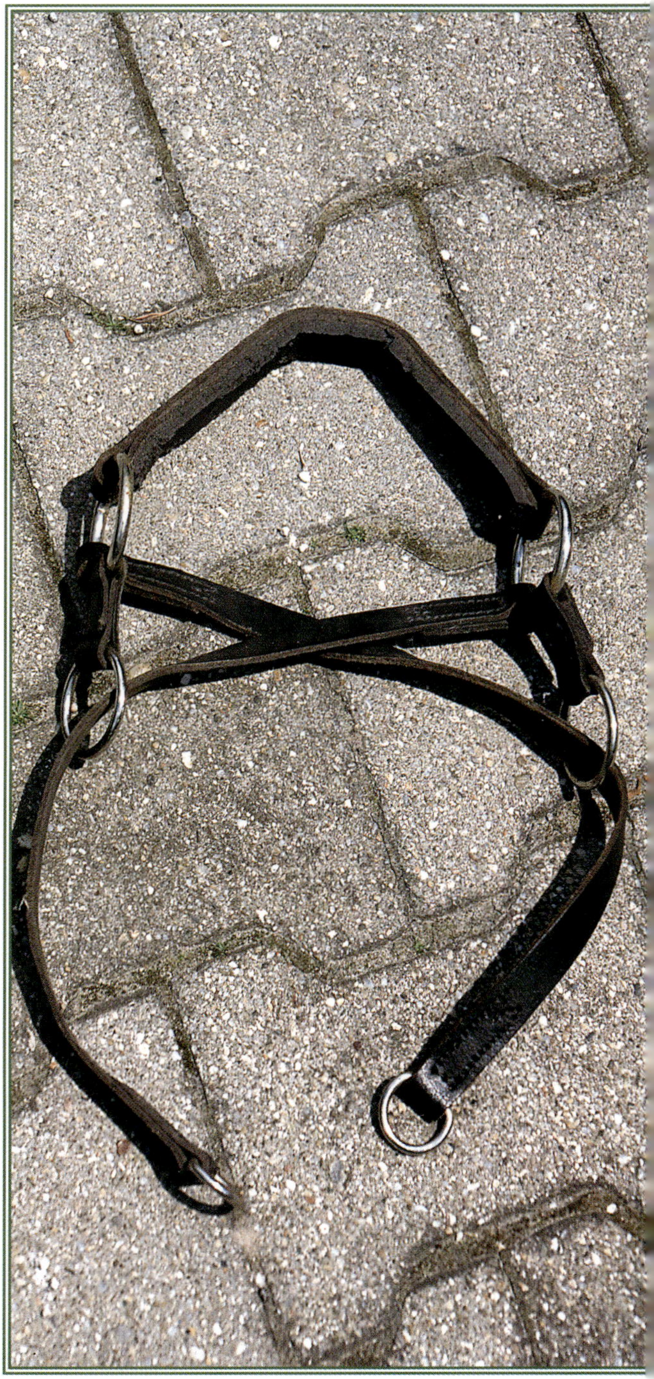

Bei allen Variationen von gebisslosen Zäumungen ist ihre Brauchbarkeit von der Wirkungsweise abhängig. Nur wenn die Zäumung präzise und differenziert einwirken kann, ist sie als Ausbildungs- und damit Alltagszäumung geeignet. Präzision in der Einwirkung ist bei Gebissen eher gegeben als bei gebisslosen Zäumungen. Deshalb ist gerade bei der Wahl einer gebisslosen Variante auf eine gezielte Wirkungsweise der Zäumung zu achten.

> *Eine gebisslose Zäumung ist nur dann empfehlenswert, wenn sie präzise und differenziert einwirken kann. Deutliche und unmissverständliche Signale sind die Grundlage der Verständigung zwischen Reiter und Pferd.*

Das merothische Reithalfter wirkt ungenau und erzeugt beim Annehmen der Zügel einen undefinierbaren Druck rund um die Nase des Pferdes.

Handhabung von Zäumungen und Gebissen

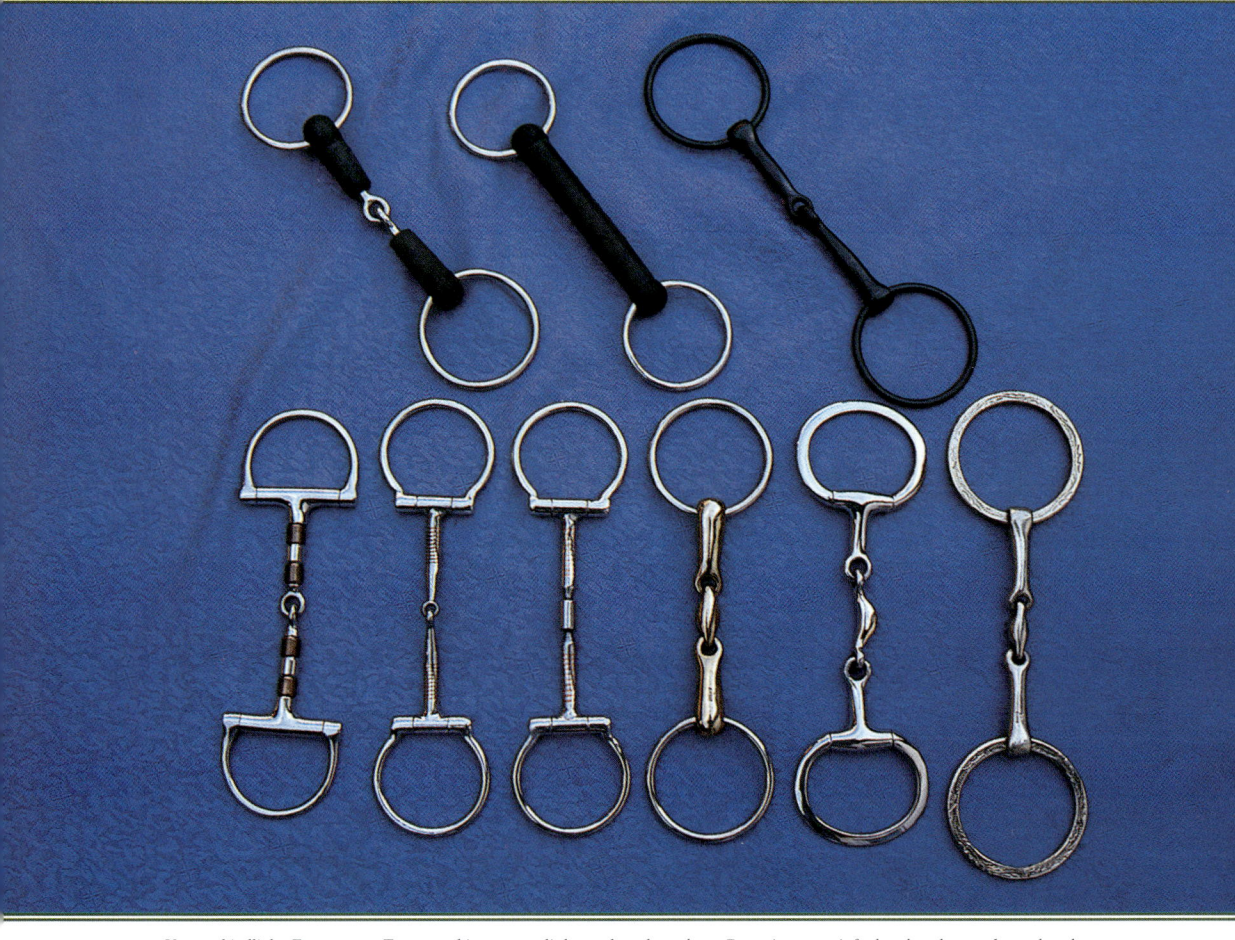

Unterschiedliche Formen von Trensengebissen; von links nach rechts, oben: Gummitrense, einfach gebrochen und ungebrochen, brüniertes Eisengebiss; unten: Kupferrollentrense (D-Ring), dünnes D-Ring-Snaffle-Bit mit Kupfereinlagen, Billy-Allen-Trense, doppelt gebrochene O-Ring-Trense aus Aurigan, doppelt gebrochene Olivenkopftrense, doppelt gebrochene O-Ring-Trense.

TRENSENGEBISSE

Wohl am häufigsten verwendet wird das Trensengebiss. Es stellt praktisch das Standardgebiss für alle Reitweisen und Ausbildungsstadien von Reiter und Pferd dar, wodurch deutlich wird, dass es sich hier um ein tatsächliches Allround-Gebiss handelt, das in fast allen Bereichen zum Einsatz kommen kann. Zwar werden weit fortgeschrittene Pferde sowohl in der Western- als auch in der klassischen Reitweise letztendlich auf eine Hebelarmzäumung umgestellt, dennoch kehrt man immer wieder zur Trense (im Westernreiten als „Snaffle Bit" bezeichnet) zurück, um das Maul frisch zu halten oder Basislektionen zu vertiefen. Jedes vernünftig ausgebildete Pferd ist jederzeit mit einer Trense zufrieden stellend zu reiten.

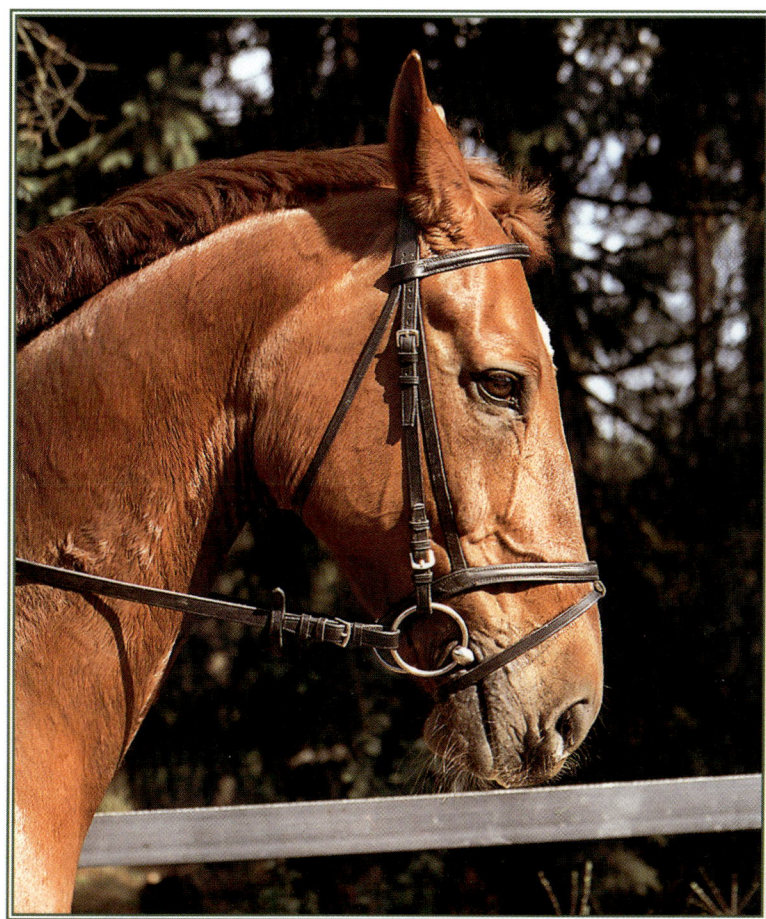

Das Trensengebiss übermittelt die von der Reiterhand aufgewendete Kraft direkt – ohne Verstärkung oder Abmilderung – auf das Pferdemaul.

Wenn ein Pferd mit Trense nicht oder nur sehr schwierig zu reiten ist, liegt es meist an einer mangelhaften Ausbildung von Reiter oder Pferd. Hier ist sicher, dass gewisse Grundlagen nicht vorhanden sind und noch viel Ausbildungsarbeit notwendig ist oder das Pferd schlichtweg verritten ist.

Bezeichnend für ein Trensengebiss ist immer die direkte, unmittelbare Übertragung der Kraft durch die Reiterhand auf das Pferdemaul. Anders als bei Hebelarmgebissen, bei denen die Kraft durch eine Hebelwirkung um ein Vielfaches verstärkt auf den Kopf des Pferdes übertragen wird, kommt bei einer Trense genau der Druck am Pferdemaul an, den der Reiter mit seiner Hand aufgebaut hat.

TRENSEN-RINGFORMEN

Unabhängig vom Mundstück gibt es Trensengebisse mit unterschiedlichen Ringformen, die spezielle Eigenschaften und Wirkungsweisen haben.

Olivenkopf- und D-Ring-Trensen

Zu bevorzugen sind Olivenkopf- oder D-Ring-Trensen, die ein seitliches Durchziehen des

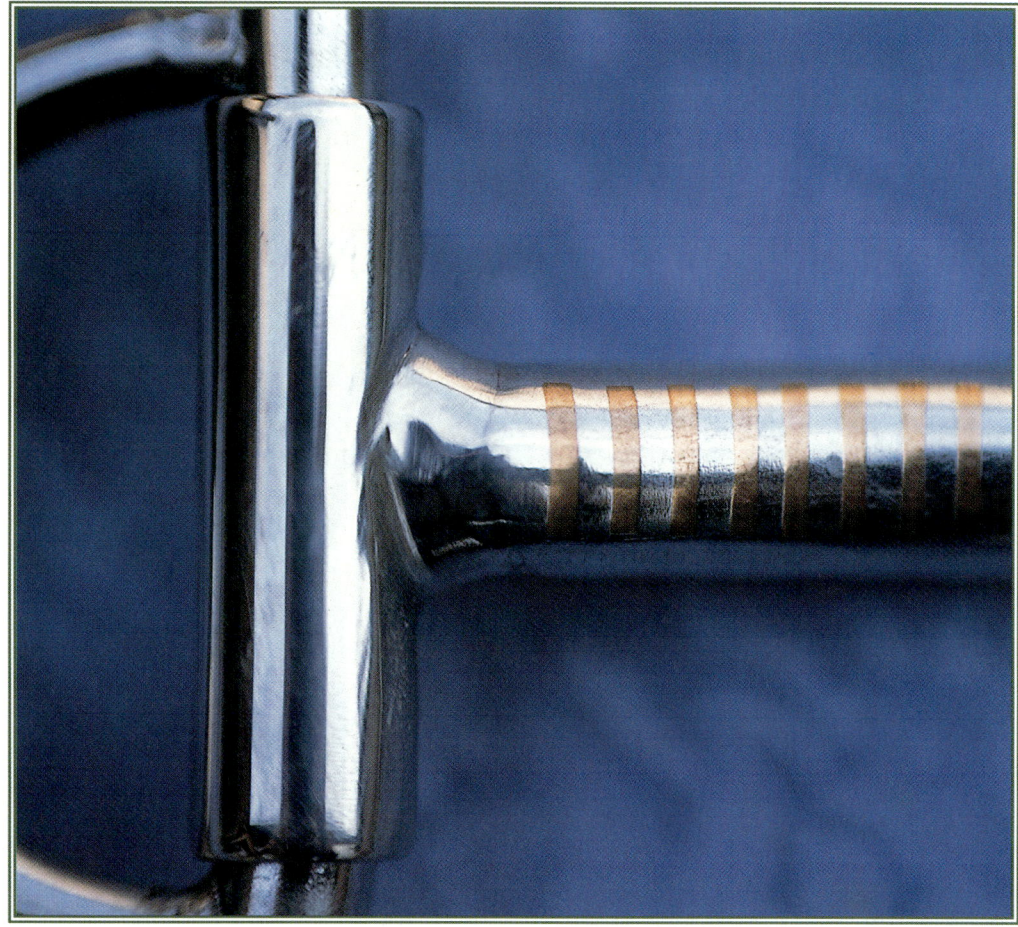

Die hülsenförmigen Ausführungen der Mundstücksenden bei D-Ring- und Olivenkopf-Trensen verhindern das Einzwicken der Lefzen und sorgen für eine gute Lage des Gebisses.

Mundstücks durch das Pferdemaul verhindern helfen. Außerdem liegt die Trense gut fixiert im Maulwinkel und verdeutlicht die seitwärtsweisende Zügelhilfe. Durch die hülsenförmige Ausführung der Mundstückserweiterung bei D-Ring- und Olivenkopftrensen wird zudem vermieden, dass sich das Pferd die Lefzen einzwickt, was bei O-Ring-Trensen, deren Ringe durch ein Loch am Mundstück verlaufen, durchaus geschehen kann.

Größere Trensenringe

Auch größere Trensenringe verhindern das Durchziehen des Mundstücks durch das Pferdemaul. Deshalb werden insbesondere junge Westernpferde häufig mit Snaffle Bits geritten, deren Ringe bis zu zehn Zentimeter Durchmesser haben.

Knebeltrensen

Denselben Effekt – das Durchrutschen des Mundstücks durch das Pferdemaul zu verhindern –

haben auch Knebeltrensen. Die Knebel bestehen aus langen Stiften, die rechtwinklig zum Mundstück angebracht sind; bei der Knebeltrense mit Olivenkopf sind die Ringe in die Stifte eingearbeitet. Es gibt auch Varianten, bei denen die Ringe außen zusätzlich angebracht sind. Die Gefahr bei Knebeltrensen besteht darin, dass die Pferde mit den Knebeln irgendwo hängen bleiben könnten (insbesondere, wenn sich die Pferde den Kopf scheuern). Bei recht engen Knebeltrensen können sich die Vierbeiner auch im Wangenbereich aufscheuern.

Die *Halbknebeltrense* verhindert den Druck auf den Wangenbereich. Sie weist stiftähnliche Verlängerungen nur nach unten auf und verhindert das Durchziehen des Gebisses durch das Pferdemaul ebenso.

MUNDSTÜCKSFORMEN

Die Mundstücksformen sind bei Trensengebissen sehr vielfältig. Es gibt gerade oder geschwungene Mundstücksformen in den unterschiedlichsten Dicken und Materialien. Auch Materialkombinationen wie etwa Edelstahlgebisse mit eingelegten Kupferteilen (Beispiel: Kupferrollentrense – auf Westernturnieren auf Grund von beweglichen Teilen am Mundstück nicht erlaubt!), aber auch Kunststoff- und Gummigebisse mit einem Metallkern gibt es in allen gängigen Trensenformen.

Aufgrund der Nussknackerwirkung von einfach gebrochenen Trensen ist das wohl am häufigsten verwendete Gebiss nicht so pferdefreundlich wie man meinen könnte. Man hat mit der Wassertrense eine sehr deutliche und durchdringende Wirkung auf das Pferdemaul, sodass die einfach gebrochene Trense nicht uneingeschränkt für jeden Reiter empfehlenswert ist. Die Vielzahl der trensensauren Pferde zeigt, dass so mancher Reiter mit der Trense nicht umzugehen weiß. Sie ist deshalb auch keine Zäumung für Anfänger, weil das Trensengebiss eine geschulte und weiche Hand benötigt, um mit dem Pferdemaul fein zu kommunizieren.

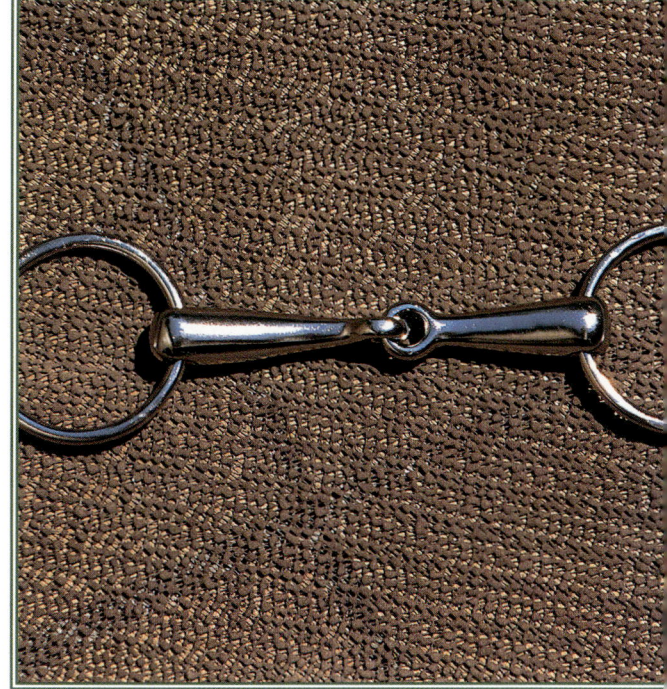

Die einfach gebrochene Trense – hier eine Standard-O-Ring-Trense – ist auf Grund ihrer Nussknackerwirkung nicht unbedingt mild.

Einfach gebrochene Trensen

In der Reiterei am weitesten verbreitet sind einfach gebrochene Trensen. Davon gibt es unzählige Variationen. Nimmt der Reiter den Zügel an, entsteht ein direkter Druck an den Laden und Maulwinkeln des Pferdes. Werden beide Zügel gleichzeitig angenommen, kippt das Gelenk der einfach gebrochenen Trense nach oben und kann gegen den Gaumen drücken. Des Weiteren wird der Unterkiefer des Pferdes zwischen den beiden Mundstücksschenkeln eingezwängt, man spricht hier von einem Nussknackereffekt.

Handhabung von Zäumungen und Gebissen

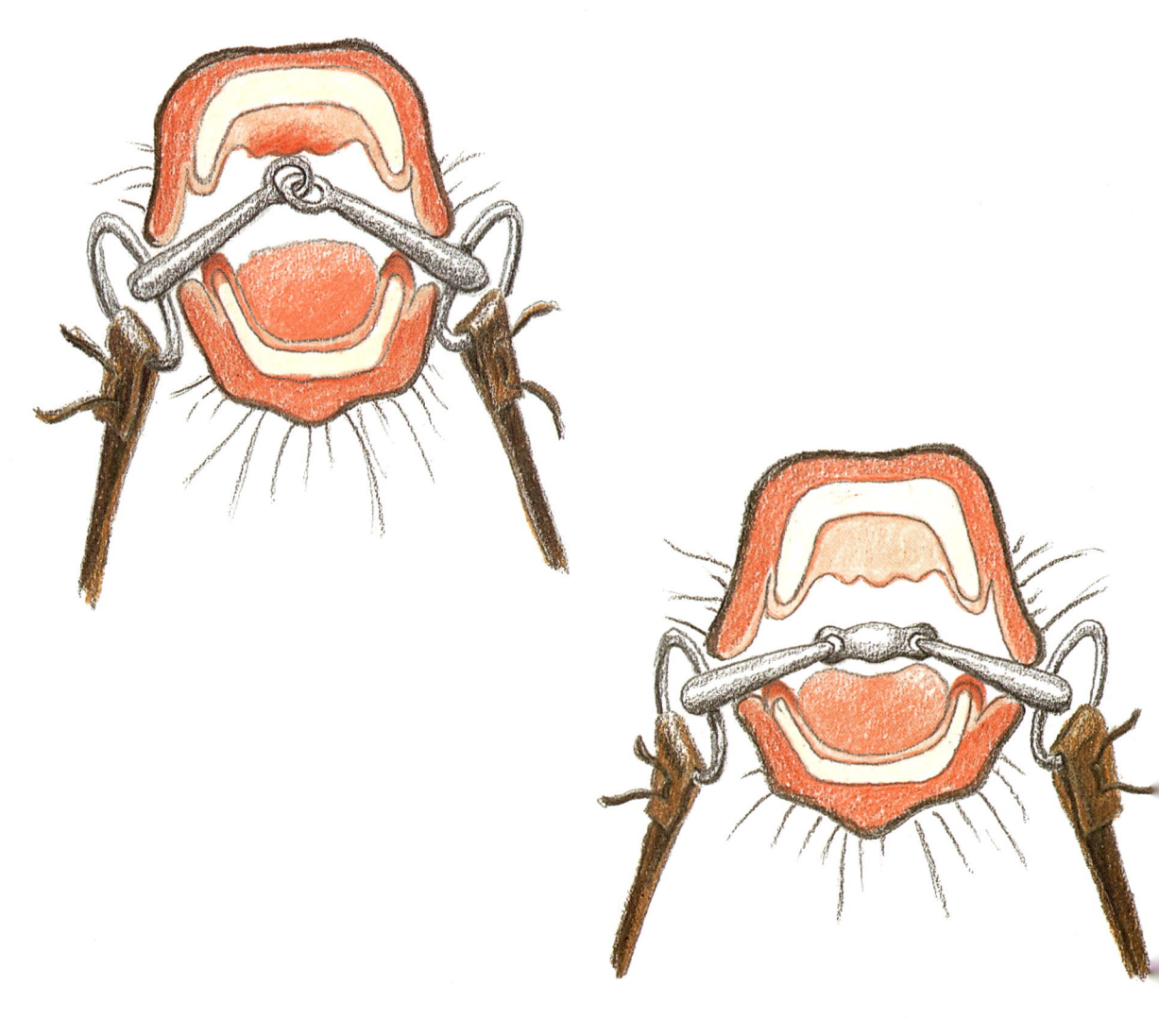

Die einfach gebrochene Trense kann im Gegensatz zur doppelt gebrochenen Trense gegen den Gaumen drücken, außerdem entsteht der so genannte Nussknackereffekt.

Die beiden flexibel miteinander verbundenen Mundstückteile gehen beidseits in zwei Ringe über, in denen zum einen die Zügel, zum anderen das Kopfstück eingeschnallt ist. Die Ringe können in Form und Größe variieren.

Doppelt gebrochene Trensen

Für den Anfänger schon eher empfehlenswert sind doppelt gebrochene Trensen. Wie der Name schon sagt, ist das Mundstück dieser Trense zweifach gebrochen. Häufig besteht das Mittelteil aus einer

Mundstücksformen

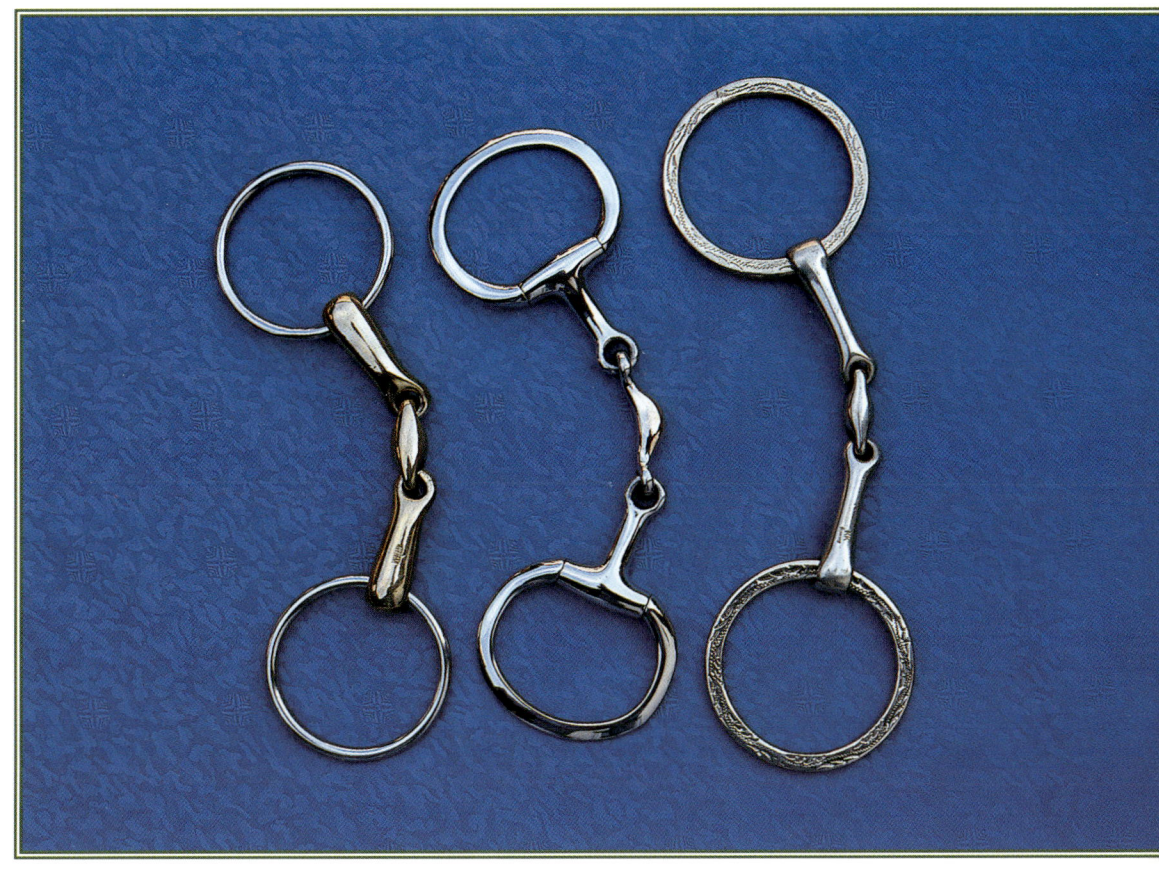

Doppelt gebrochene Trensen erzeugen keinen Nussknackereffekt und können nicht gegen den Gaumen drücken. Sie sind sanfter als einfach gebrochene Trensen, liegen dafür aber etwas instabiler im Pferdemaul.

Kupferplatte oder einem ovalen Kern. Eine renommierte Herstellerfirma hat ihre Variante mit dem ovalen Kern nochmals weiterentwickelt und das Mittelteil des Mundstücks um 45 Grad gedreht. Somit liegt das Mittelstück satt auf der Zunge auf. Das Gebiss passt sich auf diese Weise noch besser an die anatomischen Maulstrukturen an. Die Plattenversion dreht sich leicht, kann aber trotzdem mit der Kante auf der Zunge liegen, was dem Pferd nicht sehr angenehm ist.

Die Vorteile der doppelt gebrochenen Trensenform liegen auf der Hand: Der Nussknackereffekt fällt weg und das Gebiss kann nicht gegen den Gaumen drücken. Die Flexibilität des Gebisses gestattet eine maulgerechtere Anpassung, allerdings liegt manchem Pferdetrainer dieses Gebiss zu locker im Pferdemaul.

So genannte Scharniertrensen liegen etwas ruhiger im Maul als obig beschriebene doppelt gebrochene Varianten, denn das Mittelteil ist über ein Scharnier mit den seitlichen Mundstücksteilen verbunden, das sich nur vor und zurück bewegen kann, nicht jedoch nach oben und unten. Obwohl dieses Gebiss präziser wirkt und ruhiger liegt, leidet die Passform des Gebisses, weil es sich den anatomischen Gegebenheiten im Pferdemaul nur

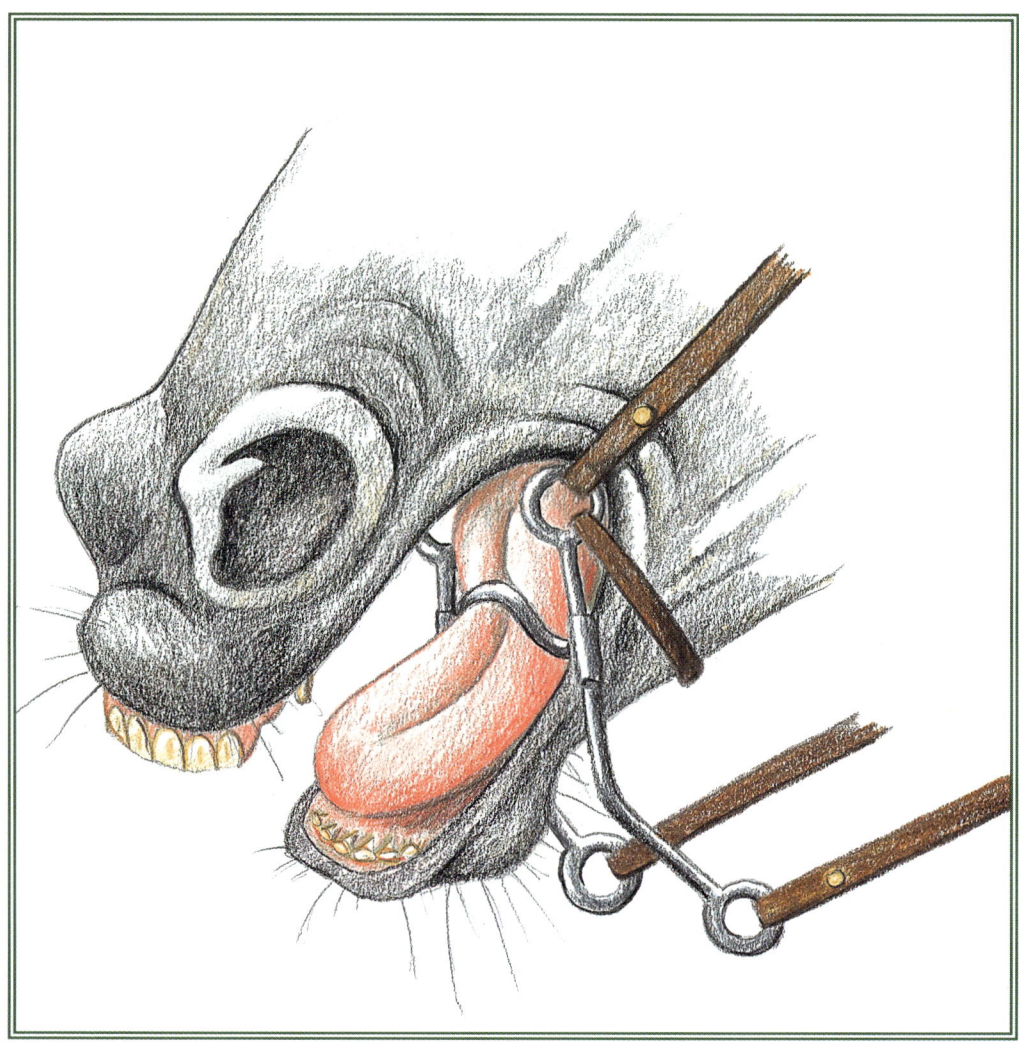

Bei geringer Zungenfreiheit können ungebrochene Gebisse die Zunge einquetschen.

bedingt anpassen kann. Die doppelt gebrochenen Trensen wirken relativ mild, passen sich der Maulform gut an und können darum die Einwirkungen einer unruhigen Hand gut kompensieren. Dennoch hat man mit der doppelt gebrochenen Trense eine so präzise Einwirkung, dass sie sich als Ausbildungszäumung für junge Pferde hervorragend eignet.

Ungebrochene Trensen

Die oftmals fälschlicherweise als Stangengebisse bezeichneten Mundstücke gehören eigentlich zur Kategorie der ungebrochenen Trensengebisse.

Das Unterscheidungsmerkmal ist eindeutig: Alle Gebisse ohne Hebelwirkung sind Trensengebisse, Stangengebisse hingegen sind stets mit einer Hebelwirkung ausgestattet. Obwohl das

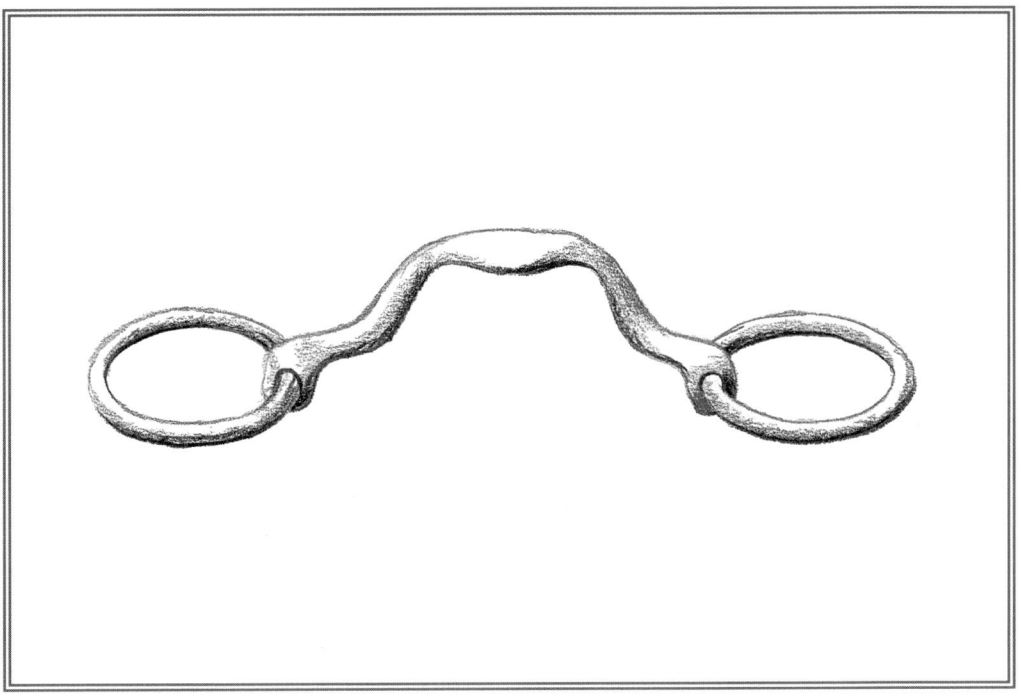

Das K&K-Korrekturgebiss

Mundstück einer ungebrochenen Trense eine durchgehende, unflexible Stange darstellt, werden sie – um Verwechslungen zu vermeiden – nicht als Stangengebisse bezeichnet.

Bei einem völlig geraden Mundstück werden zwar die Laden des Pferdes geschont, aber die Zunge wird stark eingezwängt. Darum sind ungebrochene Trensenmundstücke besser, die sich der Maulform anpassen und eine leichte Zungenfreiheit aufweisen. Damit sollten die Mundstücke leicht nach oben gebogen sein, um der Zunge Platz zu bieten. Liegt das Mundstück gleichermaßen auf Zunge und Laden, verteilt sich der Druck beim Annehmen der Zügel gleichmäßig und zwängt weder die Zunge ein noch schlägt das Gebiss ohne Abfederung durch die Zunge direkt auf die Laden.

Als Beispiele angepasster Gebisse sind die leicht geschwungene ungebrochene Trense, das KK-Korrekturgebiss und das Schulungsgebiss (mit Olivenkopfausformung) zu nennen, die ein anatomisch geformtes Mundstück aufweisen, somit besonders mild wirken und sich gut ins Maul einfügen. Eine korrekte Anpassung ist jedoch Voraussetzung für ein angenehmes Tragen.

Vorteilhaft ist bei einer ungebrochenen Trense, dass es keinen Nussknackereffekt geben kann und das Gebiss sehr ruhig im Maul liegt. Die Kehrseite der Medaille ist jedoch, dass ein einseitig gegebener Zügelimpuls, wie er für das Biegen des Pferdes notwendig ist, zwar einen Druck auf den jeweiligen Laden ergibt, das Gebiss aber zugleich auf der gegenüberliegenden Seite gegen den Oberkiefer schlägt. Diese Wirkungsweise kann

Handhabung von Zäumungen und Gebissen

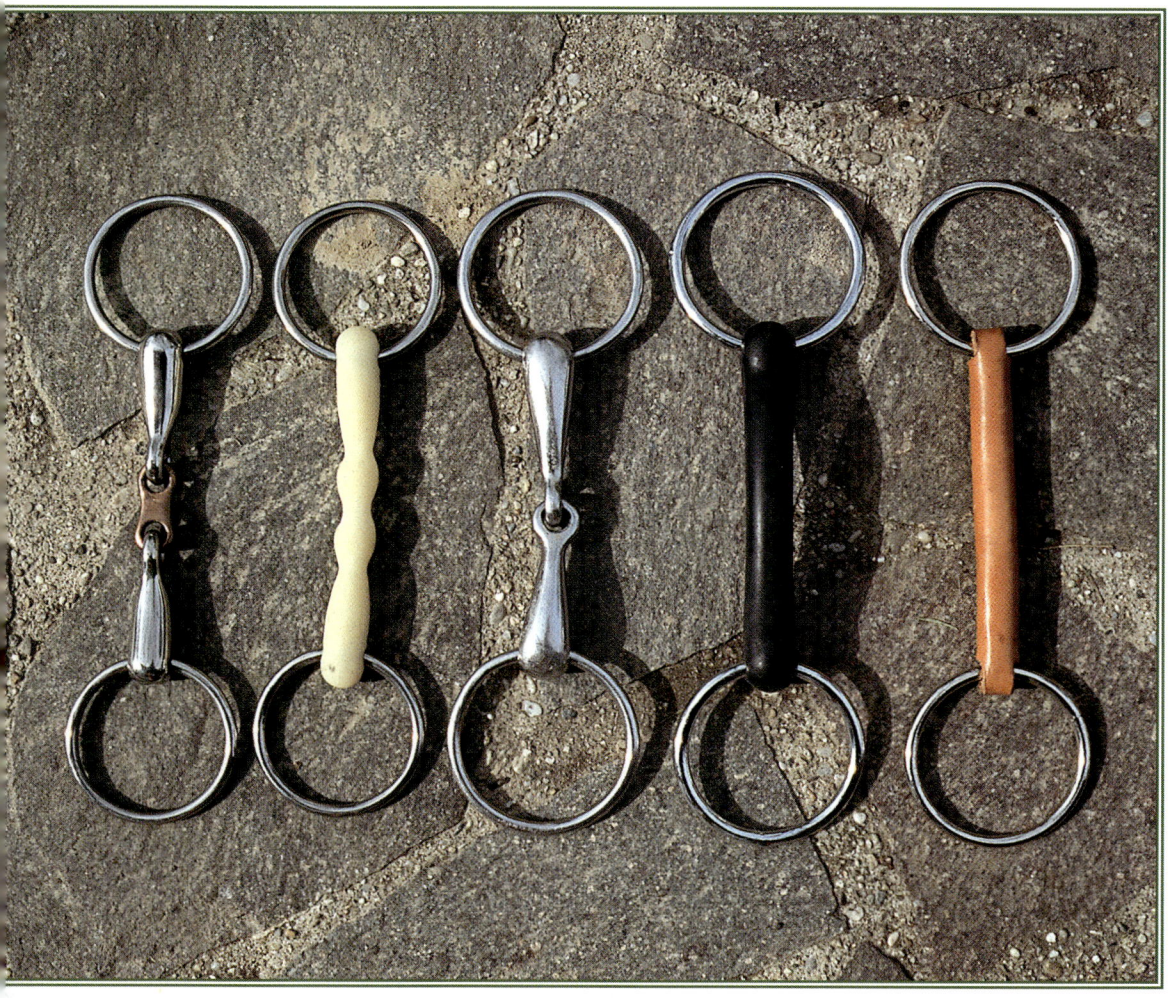

Verschiedene Trensenformen; von links nach rechts: doppelt gebrochene Trense mit Kupferplatte als Mittelstück, ungebrochene Nathe-Trense (leicht flexibel), einfach gebrochene O-Ring-Trense, ungebrochene Gummitrense, ungebrochene Trense aus rundgenähtem Leder

beim Pferd Verwirrung stiften und bei unvorsichtiger Handhabung des Gebisses den Vierbeiner auch dazu veranlassen, mit dem Kopf zu schlagen.

Für die Ausbildung ist eine ungebrochene, unflexible Trense deshalb nicht geeignet, da Wendungen schlecht reitbar sind und somit die Gymnastizierung des Pferdes nicht wie gewünscht erfolgen kann.

Für alle Prüfungsarten ist laut LPO eine Mindestdicke des Trensenmundstücks von zehn Millimetern bei Ponys und 14 Millimetern bei Großpferden vorgeschrieben. Auf Westernturnieren muss das Trensenmundstück eine Mindestdicke von 9,5 Millimetern haben; gemessen etwa 2,5 Zentimeter vom Maulwinkel nach innen.

SONDERFORMEN

Der Markt hält viele Variationen von Gebissen und Zäumungen bereit, die sich nach Material oder Wirkung nicht konkret einordnen lassen.

Es gibt auch Zwischenformen wie beispielsweise die Billy-Allen-Trense, welche zwar einfach gebrochen, aber in der Mitte mit einer Hülse versehen ist, sodass die Beweglichkeit der Mundstücksteile eingeschränkt ist. Die Billy-Allen-Trense ist maulgerecht geformt (geschwungenes Mundstück) und kann sich auf Grund ihrer Konstruktion nicht aufstellen. Ein Nussknackereffekt findet bei Annehmen der Zügel deshalb nicht statt. Wirkungstechnisch ähnelt dieses Gebiss eher einer ungebrochenen Trense, lässt aber seitliche Impulse dennoch zu, weil eine separate Beweglichkeit der Mundstücksteile bis zu einem gewissen Grad möglich ist. Sie bietet die Vorteile einer ungebrochenen Trense ohne deren Nachteile. Deshalb ist die Billy-Allen-Variante unter den Trensen eine sehr zu empfehlende Alternative.

Zu den Trensengebissen zu zählen ist auch das Ledergebiss, das wiederum in verschiedenen Variationen auf dem Markt ist. Einmal rundgenäht, einmal mehrere Lederstränge übereinander gelegt, ist dieses Gebiss eine milde Version einer ungebrochenen Trense, die sich der Maulform perfekt anpassen kann. Ledergebisse sind allerdings nicht besonders pflegeleicht. Sie müssen vor dem ersten Gebrauch einige Zeit in Speiseöl eingelegt und vor jedem weiteren Gebrauch gewässert werden, damit das Gebiss nicht starr wird, sondern sich weich in das Pferdemaul einschmiegen kann. Im Laufe der Zeit nimmt das Ledermundstück die Maulform des jeweiligen Pferdes an, darum sollte das Gebiss immer nur für dasselbe Pferd verwendet werden.

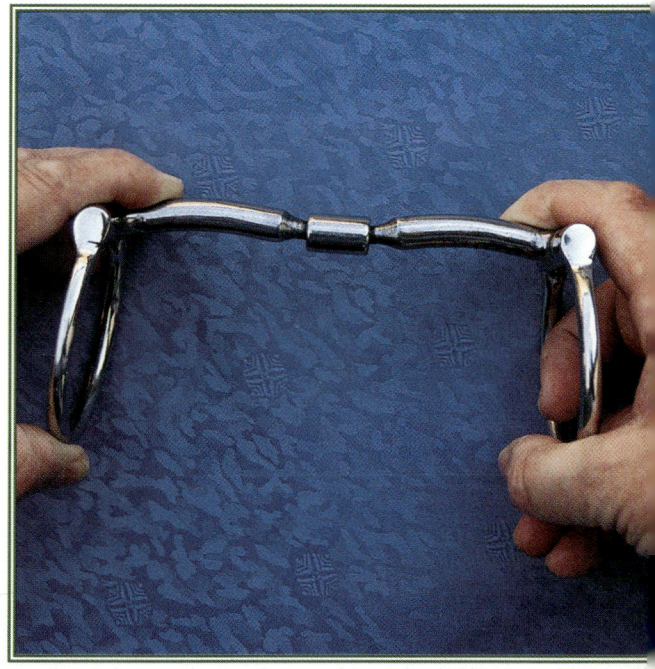

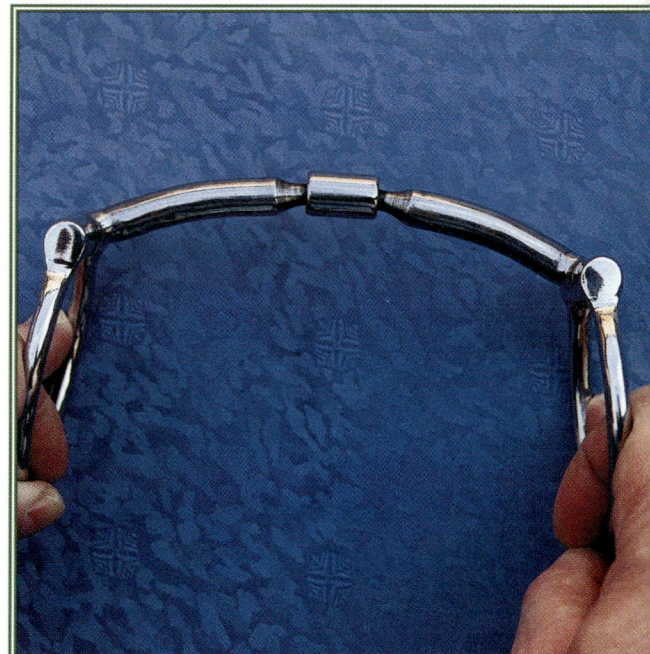

Die Billy-Allen-Trense ist im Mittelteil nur beschränkt beweglich und stellt deshalb eine Mischform zwischen gebrochener und ungebrochener Trense dar.

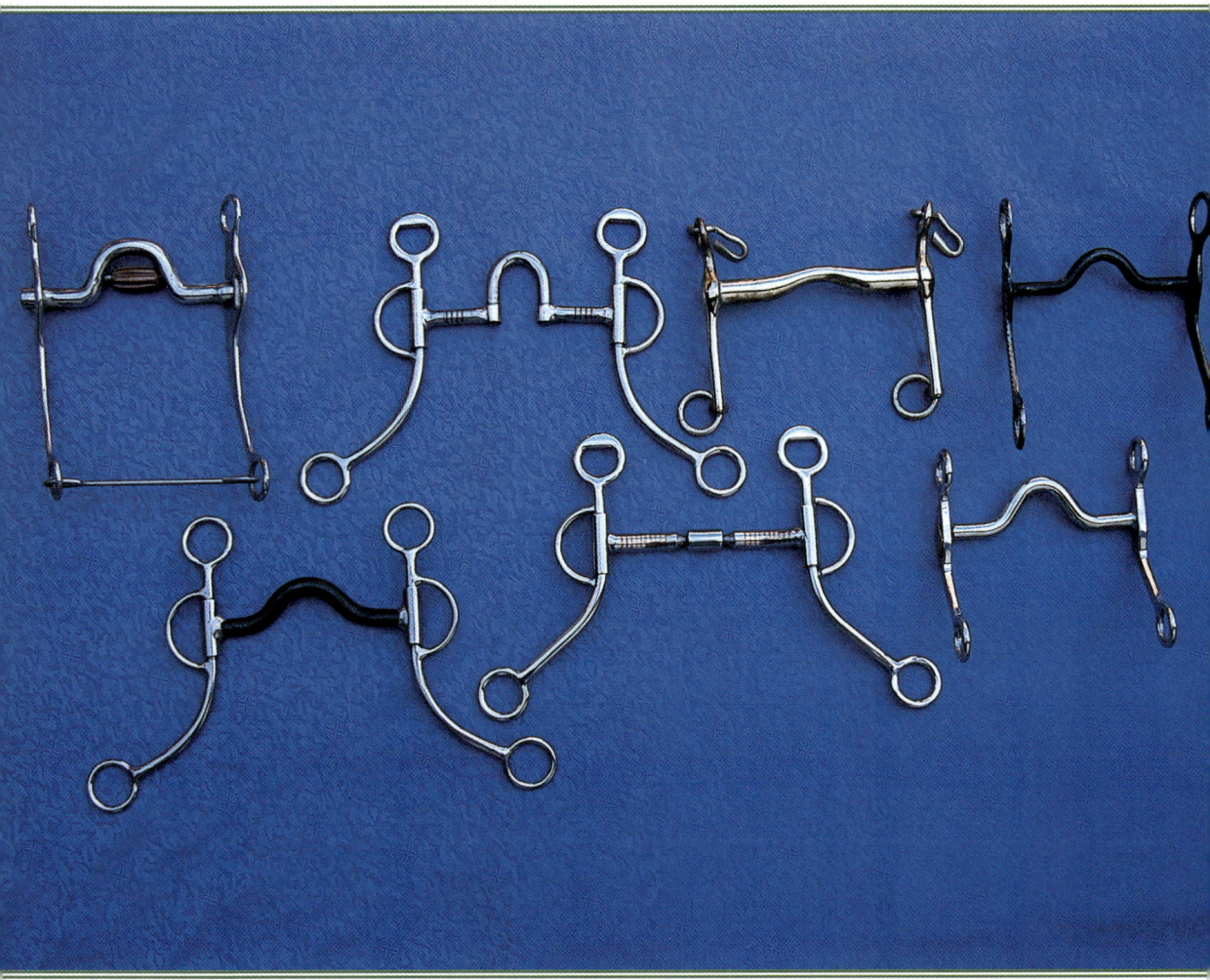

Unterschiedliche Formen von Hebelarmgebissen; von links nach rechts, oben: LTJ-Bit, Correction Bit, blanke Kandare, Curb Bit mit unbeweglichen Shanks, unten: Curb Bit mit beweglichen Shanks, Billy-Allen-Bit, Grazer Bit

HEBELARMGEBISSE

Unter dem Begriff Hebelarmgebisse werden alle Gebissvariationen zusammengefasst, die den Zügelzug auf das Pferdemaul über einen Hebel verstärkt übertragen. Die Wirkungsweise unterscheidet sich deshalb deutlich von Trensengebissen. Hebelarmgebisse werden auch als Stangengebisse bezeichnet, da es aber auch gebrochene Hebelarmgebisse gibt, stiftet dieser Begriff häufig Verwirrung.

Grundsätzlich übertragen Hebelarmgebisse die Kraft um ein Vielfaches verstärkt auf das Pferdemaul. Somit wirken alle Hebelarmgebisse bei gleicher Krafteinwirkung schärfer als Trensengebisse. Daraus lässt sich ersehen, dass jegliche Gebisse mit Hebelwirkung nur von einer ausgebildeten, fein einwirkenden Hand bedient werden

Hebelarmgebisse

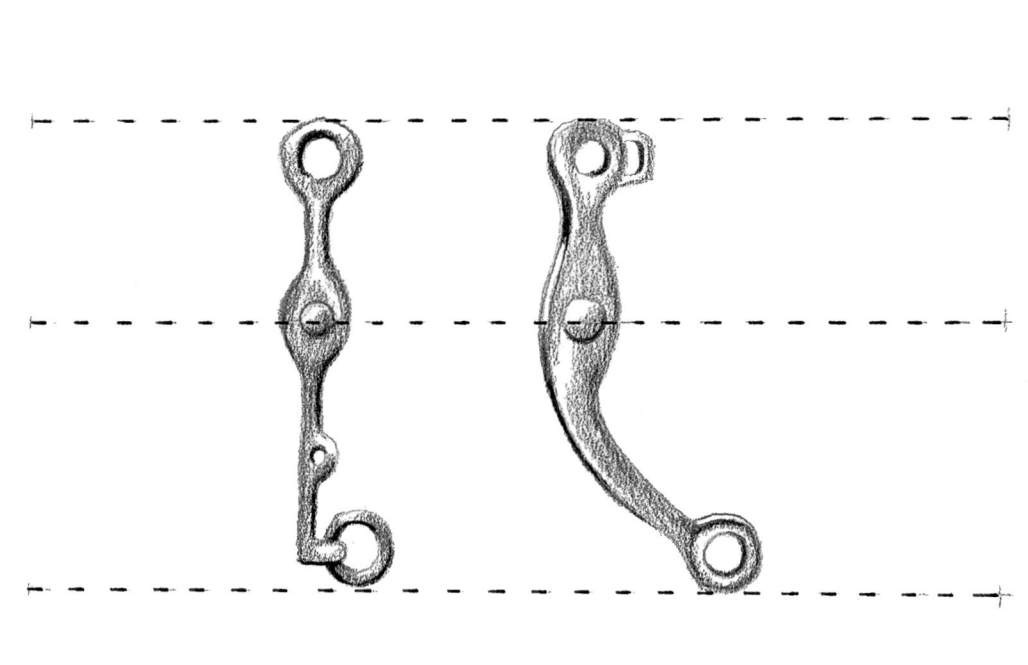

Zurückgebogene, längere Hebelarme wirken genauso scharf wie gerade, kürzere Hebel, wenn der direkte Abstand vom Zügelangriffspunkt zum Mundstück (Drehpunkt) gleich lang ist.

sollten. Jeder Reiter fügt seinem Pferd unweigerlich Schmerzen und Leiden zu, wenn seine Hand ungenügend geschult ist, er aber trotzdem eine Hebelarmzäumung wählt.

Hebelarmgebisse wirken sowohl auf das Genick und das Maul als auch durch den Kinnriemen auf das Kinn des Pferdes ein. Die Gebisse sind für den weit fortgeschrittenen Ausbildungsstand des Pferdes geeignet, da sie insbesondere die Beizäumung fördern.

> *Hebelarmgebisse fördern auf Grund ihrer Wirkungsweise die Beizäumung des Pferdes.*

Die Schärfe von Hebelarmgebissen ist abhängig von der Länge und Relation der Ober- und Unterbäume zueinander, wobei gilt: Je länger der Unterbaum und je kürzer der Oberbaum, desto schärfer die Hebelwirkung, beziehungsweise je kürzer der Unterbaum und je länger der Oberbaum, desto milder ist das Gebiss. In der Regel wählt man ein Gebiss im Verhältnis von 1:2 bis 1:3 (Oberbaum zu Unterbaum).

Allerdings bestimmt nicht nur die Länge, sondern auch die Form des Ober- und Unterbaums die Hebelwirkung. Je stärker Ober- oder Unterbaum zurückgebogen sind, desto deutlicher mil-

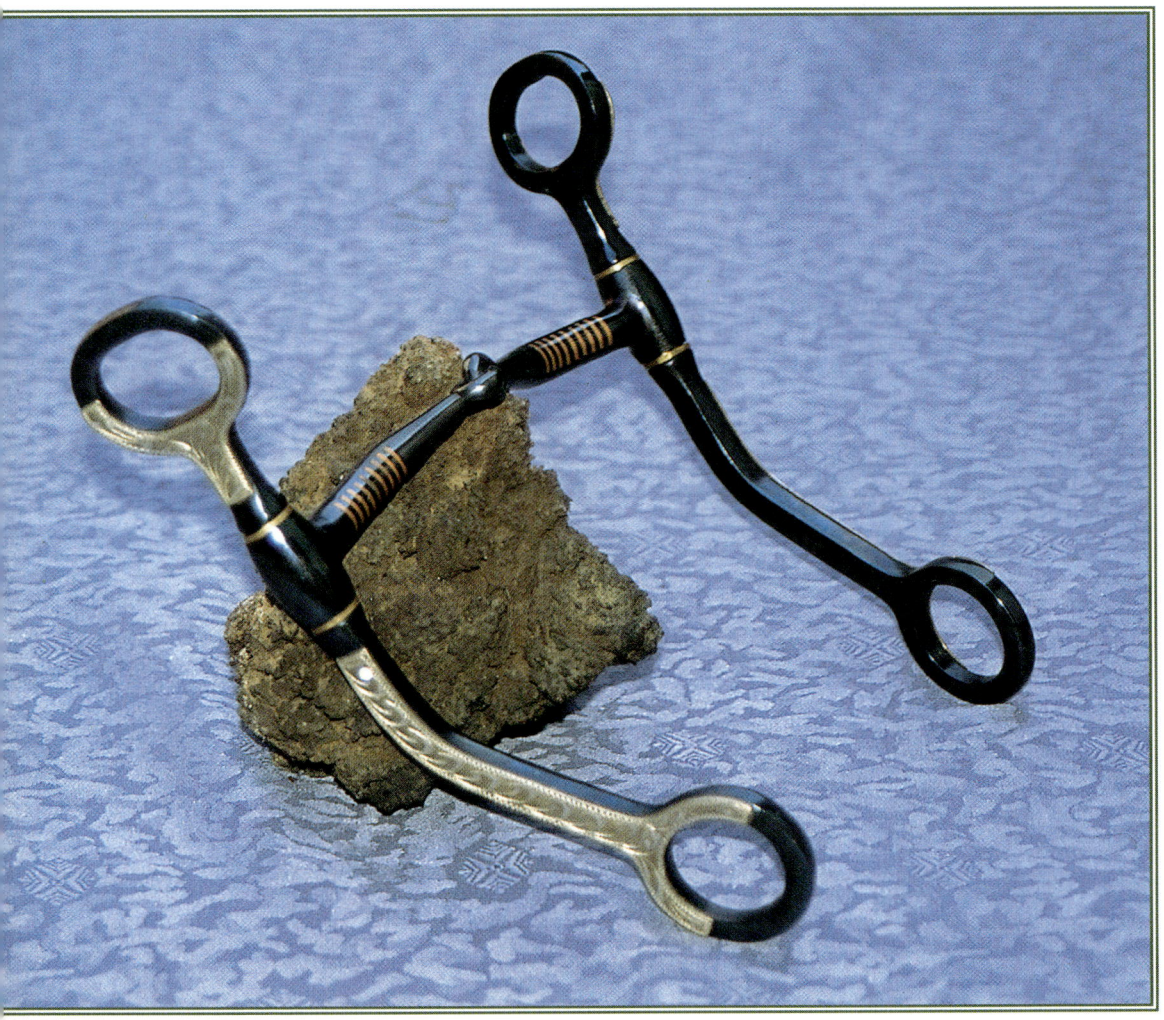

Einfach gebrochenes Hebelarmgebiss mit Kupfereinlagen und schönen Verzierungen an den Shanks

dert sich die Hebelwirkung ab. Die Hebelwirkung ist bedingt durch den geradlinigen Abstand vom Drehpunkt (Mundstück) zum Hebelende. Das bedeutet, dass ein gerader Unterbaum (beispielsweise einer klassischen Kandare) mit einer Länge von sieben Zentimetern genauso scharf wirkt wie ein zurückgebogener Unterarm eines Grazer-Bits (wie sie insbesondere Westernreiter verwenden) mit einer Unterarmlänge von elf Zentimetern, weil der geradlinige Abstand von beiden Unterbäumen zum Drehpunkt jeweils sieben Zentimeter beträgt.

Unterschiede lassen sich bei Hebelarmgebissen auch an den Schenkeln feststellen. Es gibt Gebisse mit beweglichen Hebelarmen, die durch eine Hülse, die mit dem Mundstück verbunden ist, verlaufen und Gebisse, deren Hebelarme fest am Mundstück angebracht sind. Die beweglichen

Shanks haben den Vorteil, dass das Gebiss im Pferdemaul nicht verkantet, wenn man eine seitwärtsweisende Zügelhilfe gibt, weil sich der Schenkel dabei nach außen drehen kann.

> *Bewegliche Schenkel verhindern bei seitlichem Zügelimpuls ein Verkanten des Gebisses im Pferdemaul.*

Wie auch bei den Trensengebissen gibt es Hebelarmzäumungen in vielen Variationen. So kennt man neben den unten besprochenen ungebrochenen Hebelarmgebissen auch einfach und doppelt gebrochene Hebelarmgebisse.

Snaffle with Shanks – einfach gebrochene Hebelarmgebisse

Das einfach gebrochene Hebelarmgebiss nennt der Westernreiter „Snaffle with Shanks", was übersetzt heißt: „Trense mit Hebelarmanzügen". Diese Bezeichnung spiegelt in erster Linie die Wirkungsweise wider, denn hier ist die Wirkung der einfach gebrochenen Wassertrense mit der Hebelarmwirkung kombiniert. Womit ausgesagt ist, dass das „Shank-snaffle" sämtliche Vor- und Nachteile der einfach gebrochenen Trense, aber auch der Hebelarmzäumung mit sich bringt. Es ist ein gutes Gebiss für Pferde, die auf die ungebrochene Hebelarmzäumung (der Westernreiter spricht schlicht vom „Bit") umgestellt werden sollen. Die Pferde können sich an die Hebelwirkung gewöhnen, ohne die vertraute Trensenwirkung zu verlieren.

Unter den Hebelarmgebissen finden wir ebenfalls das so genannte Billy-Allen-Bit, das es auch in Trensenform gibt. Eine über das gebrochene Mundstückteil gezogene Rolle verhindert ein vollständiges Abknicken der Mundstücksschenkel, wodurch das Einquetschen des Unterkiefers verhindert wird. Das Gebiss liegt stabiler im Maul und kommt auf Grund der nur minimalen Flexibilität fast einem ungebrochenen Hebelarmgebiss gleich.

Doppelt gebrochene Hebelarmgebisse

Auch doppelt gebrochene Hebelarmgebisse sind im Handel erhältlich (Beispiel: Correction Bit). Wie bei der einfach gebrochenen Variante werden Trensen- und Hebelwirkung vereint. Dieses Gebiss liegt trotz seiner Vorteile gegenüber der einfach gebrochenen Version (keine Nussknackerwirkung) etwas instabil im Maul und erschwert somit eine präzise Handhabung. Der Vorteil ist jedoch, dass sich das Mundstück besser den anatomischen Maulstrukturen anpassen kann.

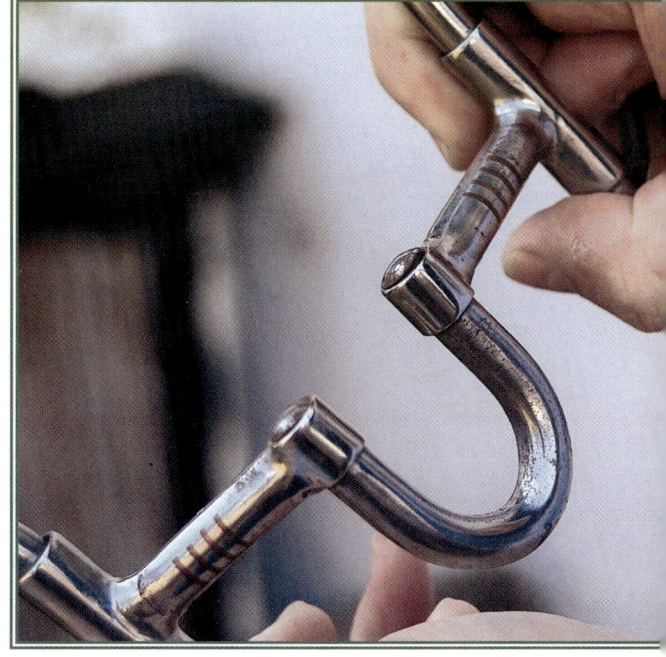

Das Correction Bit zählt zu den doppelt gebrochenen Hebelarmgebissen. Durch seine hohe Zungenfreiheit kann es gegen den Gaumen des Pferdes drücken und animiert das Pferd deutlich zum Nachgeben im Genick. Das Gebiss gehört in absolute Profi-Hände.

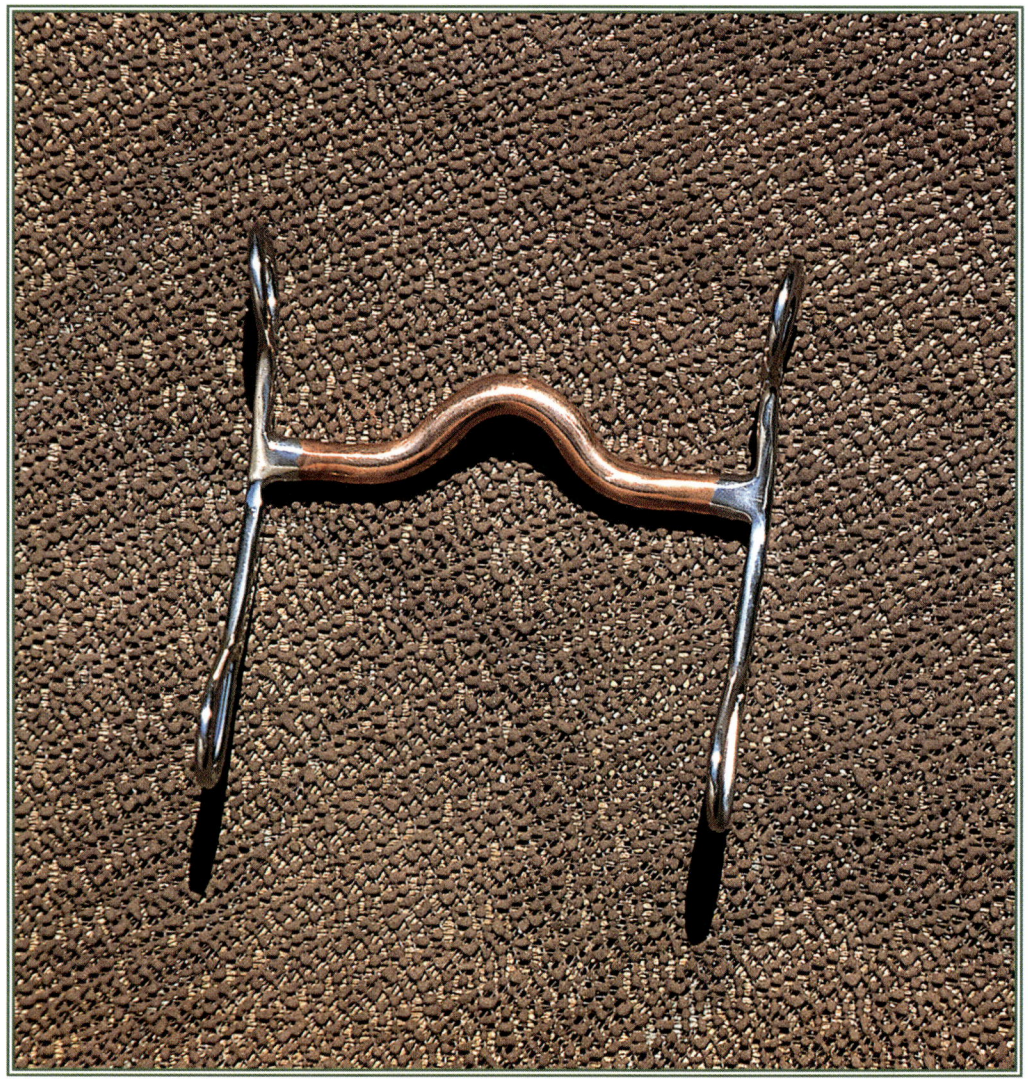

Ein einfaches Curb Bit mit Kupfermundstück und feststehenden Shanks.

Ungebrochene Hebelarmgebisse

Die (blanke) Kandare der klassischen Reiterei und die verschiedenen Bit-Variationen der Westernreiter sind jeweils ungebrochene Hebelarmgebisse. Westerngebisse sind unter anderem Grazer Bits (mit stark nach hinten gebogenen Schenkeln), Curb Bits (mit leichter Zungenfreiheit), Mullen Mouth Bits (mit leicht geschwungenem Mundstück), High Port Bits, Regular Port Bits, Low Port Bits (Gebiss mit hoher, regulärer beziehungsweise niedriger Zungenfreiheit), Spoon Bits, Spade Bits (Hebelarmgebisse mit einer löffel- beziehungsweise spatenartigen Zungenfreiheit) und Roller Bits (Mundstücke mit Kupferrollen). All diese

Hebelarmgebisse

Das Mullen Mouth-Bit

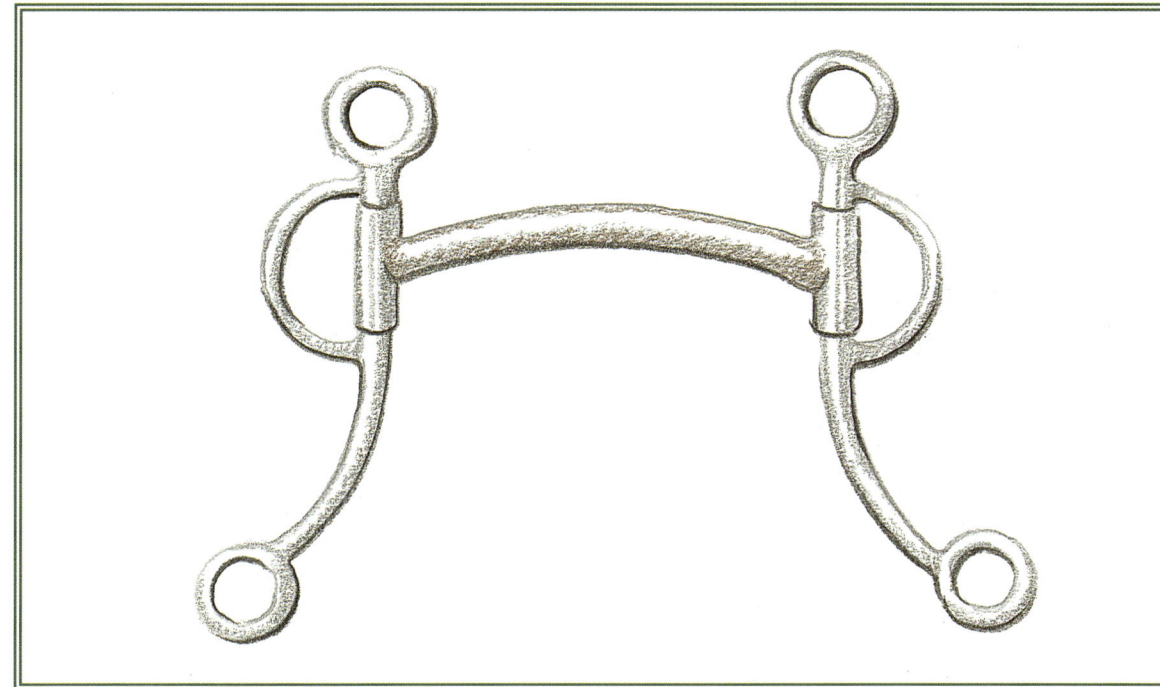

Ein Spade-Bit für voll ausgebildete Pferde.

Gebisse wirken auf Laden, Zunge, Kinn und Genick des Pferdes ein. Bei bestimmten Gebissen wird auch noch ein Druck auf den Gaumen ausgeübt. Diese Gebisse sind den gebrochenen Hebelarmgebissen sehr ähnlich, mit einer Ausnahme: Ein einseitiger Zügelimpuls verkantet das Gebiss im Pferdemaul, sodass eine beidhändige Zügelführung für Stangengebisse ungeeignet ist. Dafür können ungebrochene Hebelarmgebisse den Unterkiefer nicht einzwängen.

Das ungebrochene Hebelarmgebiss ist eine Zäumung für fertig ausgebildete Pferde, die einhändig geritten werden können, was sowohl in der barocken Reitweise als auch in der Westernreit-

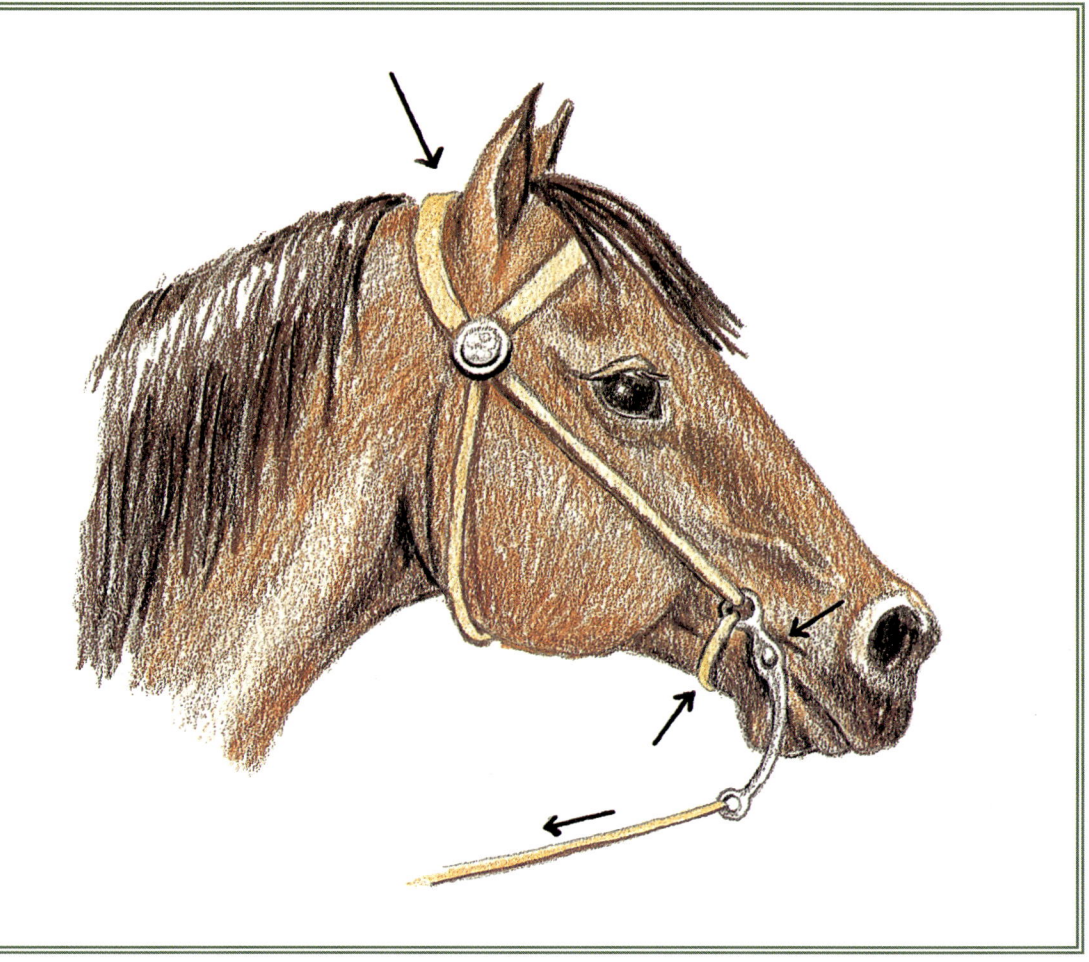

Hier sieht man die Druckpunkte der Hebelarmzäumung.

weise praktiziert wird. Die Pferde müssen feinfühlig auf Schenkel- und Gewichtshilfen ausgebildet sein, von einer gut geschulten Reiterhand geführt werden und auf den Druck des Zügels am Hals weichen. Missbräuchlich wird dieses Gebiss leider recht häufig verwendet, damit Reiter im Gelände die Gewalt über ihre Pferde behalten. Hier fehlt es an mangelnder Grundausbildung sowohl der Pferde als auch der Reiter. Darunter leiden müssen jedoch die Pferde, die durch unsachgemäße Einwirkung (oftmals auch falsche Anpassung und Verschnallung) große Schmerzen und Qualen ertragen müssen.

Die Wirkungsweise der ungebrochenen Hebelarmgebisse wird nicht nur durch die Art und Länge der Ober- und Unterbäume beeinflusst, sondern auch durch die Form des Mundstücks. Insbesondere kommt der Höhe der Zungenfreiheit Bedeutung zu, weil sie die Wirkung entweder mehr auf die Laden oder die Zunge lenkt. Pauschal lässt sich sagen: Je höher die Zungenfreiheit, desto mehr Druck kommt auf die empfindlichen Laden.

Außerdem kann bei entsprechendem Zügelzug der Gaumen Druck verspüren, wenn sich das Gebiss im Maul aufstellt.

Fehlt die Zungenfreiheit oder lässt das Mundstück nur wenig Raum für die Zunge frei, kann diese unangenehm eingequetscht werden. In der Regel wählt man ein Gebiss, das zuerst leicht auf die Zunge drückt, die den Druck abmildert und schließlich auf die Laden überträgt. Damit sind weder Zunge noch Laden überlastet und das Pferd hat genügend Zeit, auf den Druck zu reagieren, bevor es tatsächlich zu einem Schmerz kommen würde.

Dies bedingt natürlich auch eine sanfte Handhabung des Gebisses, wobei der Zügel langsam angenommen wird, sodass sich der Druck erst allmählich aufbaut.

Eine „langsame" Handhabung des Gebisses kann durch zurückgebogene Schenkel unterstützt werden. Deutlich nach hinten ausgerichtete Schenkel verlangsamen den Druck und mildern ihn gleichzeitig ab. Man findet diese Schenkelform bei den so genannten Grazer Bits.

Das Pelham

Zu den Sonderformen kann man auch das Pelham zählen, ein Gebiss mit Hebelarmanzügen, das Einschnallmöglichkeiten für den Zügel auf Mundstückshöhe und am Ende der Schenkel bietet. Somit ist das Gebiss mit Trensen- und Hebelarmwirkung zu reiten – je nachdem, wo die Zügel eingeschnallt werden. Man kann das Pelham auch mit vier Zügeln reiten – ähnlich wie die klassische Kandare, nur dass man nicht zwei, sondern nur ein Mundstück verwendet. Pelhams gibt es in unterschiedlichen Ausführungen – mit einfach und doppelt gebrochenem sowie ungebrochenem Mundstück. Das gebrochene Pelham eignet sich weniger, da es durch

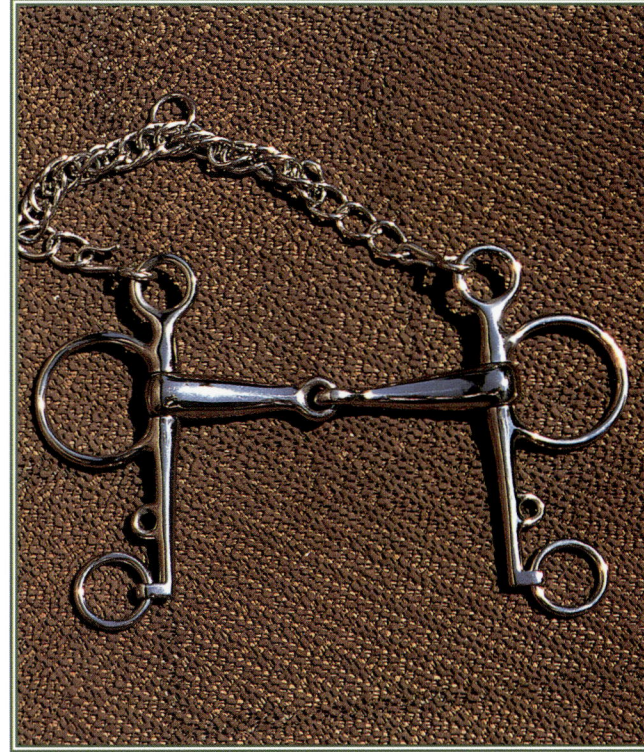

Ein gebrochenes Pelham

die Mischung von Trensen- und Hebelarmwirkung ungenau in der Wirkung ist, die Nussknackerwirkung verstärkt sich beim Anziehen der Anzüge um ein Vielfaches. Die gebrochene Variante ähnelt dem „Snaffle with Shanks" der Westernreiter.

Manche Reiter benutzen das so genannte Pelham-Riemchen, das eine Verbindung vom oberen Trensenring zum unteren Hebelarmring herstellt und in das schließlich die Zügel eingeschnallt werden. Mit dieser Konstruktion allerdings erreicht man eine sehr verwaschene Wirkungsweise. Sie ist nicht präzise genug, um fein auf das Pferdemaul einwirken zu können, da die Einwirkung auf das Mundstück (Trensenwirkung) und die Anzüge (Kandarenwirkung) nicht voneinander getrennt werden können.

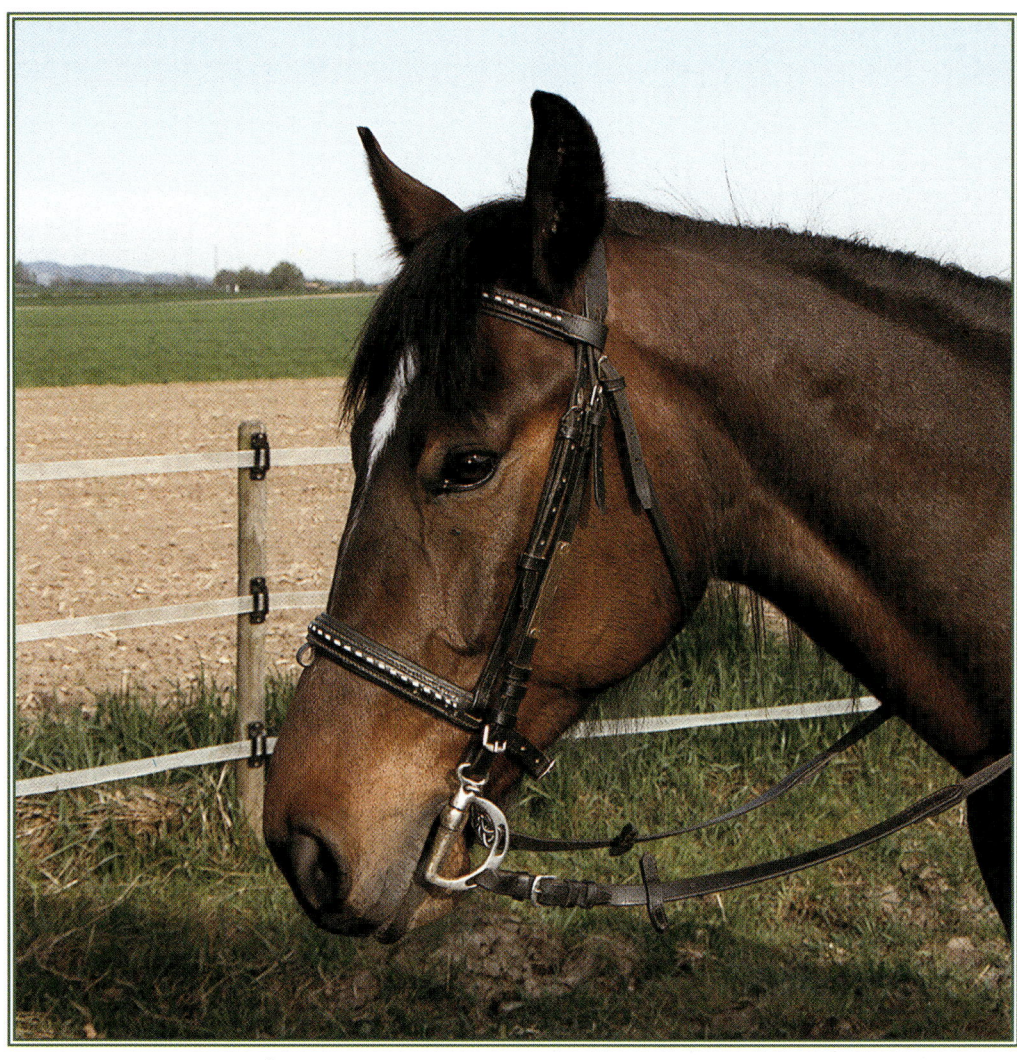

Eine Variante der Springkandare, bei dem das Gebiss zwei Möglichkeiten zum Einschnallen der Zügel gibt: Im oberen Loch erhält man eine Trensenwirkung, im unteren Loch erzielt man eine leichte Hebelwirkung. Dieses Gebiss ist ungebrochen und eignet sich deshalb nicht für einseitige Zügelimpulse.

Das Kimblewick

Das Kimblewick – auch als Springkandare bezeichnet – hat in gewisser Weise Ähnlichkeiten mit dem Pelham. Es ist ein Mittelding zwischen Trense und Hebelarmgebiss. Durch seine Konstruktion kommt eine leichte Hebelwirkung zur Geltung. Es gibt die Springkandare in verschiedenen Ausführungen: gebrochen, ungebrochen, doppelt gebrochen und aus unterschiedlichen Materialien. Der Gebissring ist stets in D-Form gehalten, wobei das Mundstück im oberen Bereich des geraden Stücks des „D" angebracht ist, wodurch die Hebelwirkung ermöglicht wird.

Eine Kinnkette erzeugt je nach Festigkeit der Verschnallung einen mehr oder weniger starken Druck im Kinnbereich.

Hebelarmgebisse

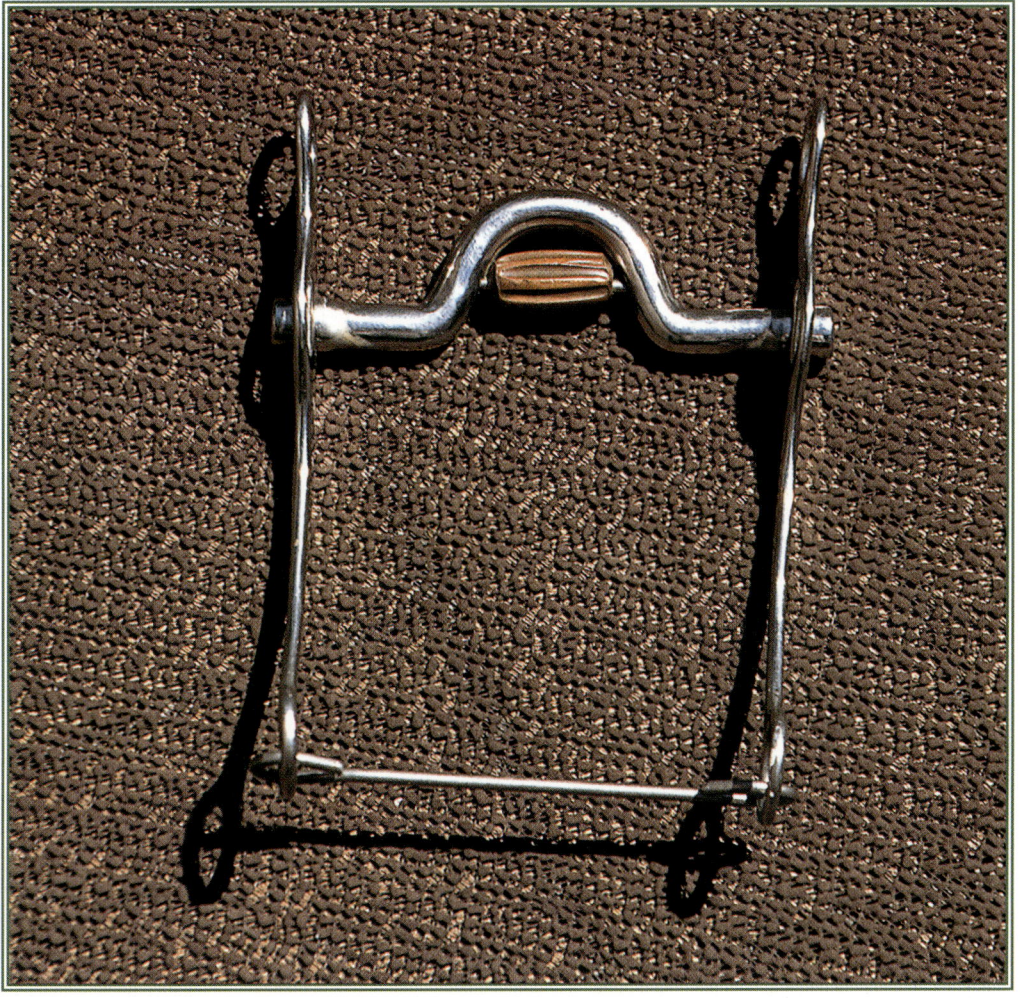

Das so genannte Linda-Tellington-Jones-Bit (LTJ-Bit) ist sehr dick und schwer und weist relativ lange Hebelarme auf; darum ist es alles andere als mild. Es eignet sich auch nur für Pferde mit großen Mäulern.

Gebisse mit Kupferrolle

Viele Gebisse sind mit einer Kupferrolle (zum Beispiel das als LTJ-Bit bekannte Gebiss) oder ähnlichen Spielern ausgestattet, die zum einen das Pferd zum Kauen anregen sollen, zum anderen als Spielzeug dienen, an dem sich ein nervöses Pferd abreagieren kann. Meist sind derartige Spieler in die Zungenfreiheit eingearbeitet, wobei der Druck auf die Zunge verstärkt wird, ohne jedoch die Gefahr des Gaumendrucks zu verringern. Damit erzielt man eine deutliche Einwirkung auf das Pferdemaul, die auch mit so genannten „Spades" – eingearbeitete löffel- oder spatenförmige Teile – erreicht werden kann. Diese Gebisse sind nur für den absoluten Profi und für Pferde mit genügend großem, robustem Maul geeignet.

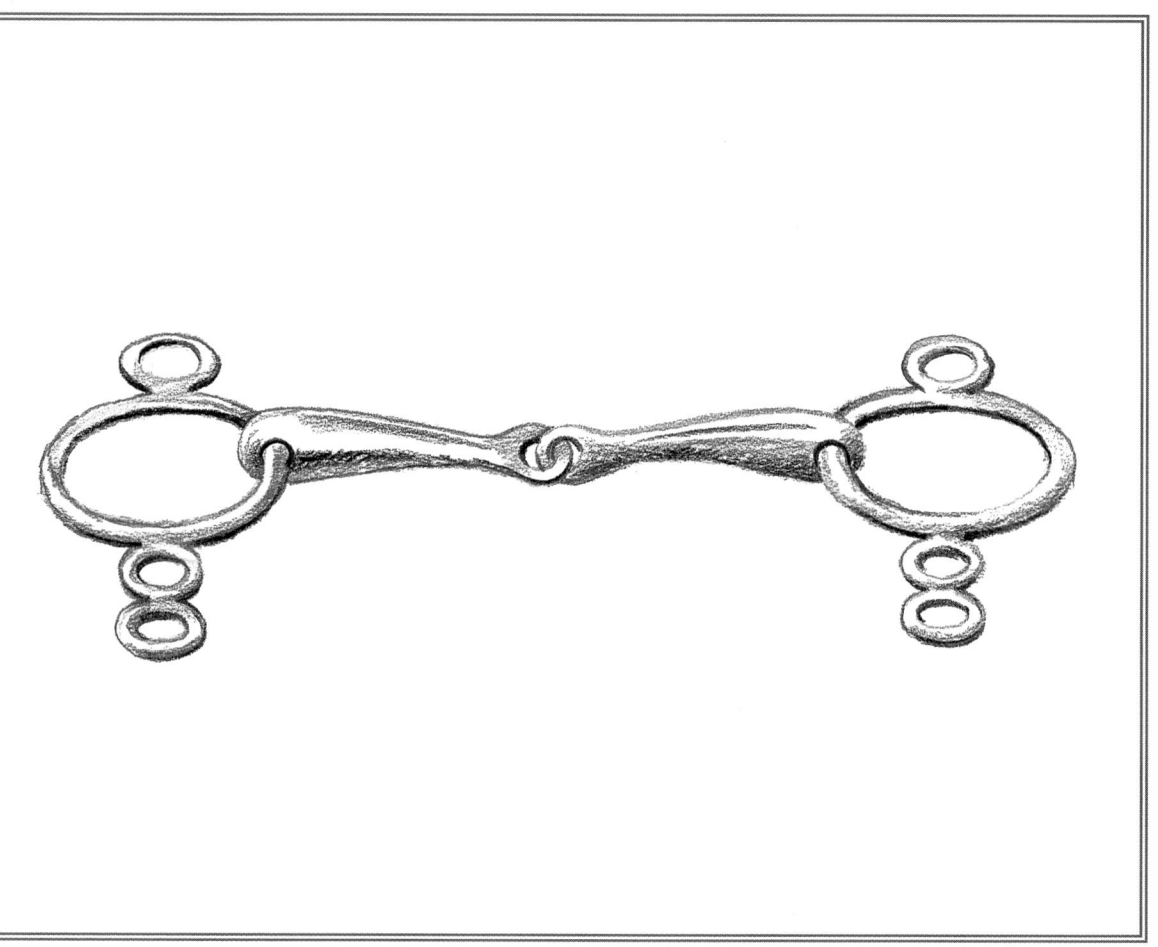

Variation einer Drei-Ring-Trense

Drei-Ring-Trense

Normalerweise wird jedes Hebelgebiss mit Kinnriemen (oder -kette) geritten, der einen Gegendruck am Kinn erzeugt. Eine gewisse Sonderform stellen die so genannten „Drei-Ring-Trensen" dar, deren Variationen man unter den Namen „Wonder Snaffle", „Wiener Springkandare", „Pessoa-Gebiss" oder „Nathe-Universalgebiss" kennt. Es handelt sich hier um meist einfach gebrochene Gebisse (aber auch ungebrochene Gebisse: Nathe-Drei-Ring-Trense), die anstatt einem gleich drei Trensenringe aufweisen, die übereinander angebracht sind. Der obere Ring stellt quasi den Oberbaum dar, der untere den Unterbaum. Man erreicht eine Hebelwirkung, wenn der Zügel in den unteren Ring eingeschnallt wird. Aufgrund der fehlenden Kinnkette ergibt sich eine schwammige Wirkung – der Druck erfolgt auf Genick und Maul, nicht aber auf das Kinn.

EIN ÜBERBLICK

Schon kleinste Abweichungen und Unterschiede von Gebissen gleicher Kategorie können Wirkungsänderungen im Pferdemaul hervorrufen. Selbst die Passform, das Material, die Dicke oder die Zügelart und etwaige Hilfszügel verändern die Wirkung im Pferdemaul. Die Vielfalt der Gebisse und Zäumungen lässt keine Vollständigkeit in der Aufzählung zu, doch aus dem Überblick über die Grundformen und häufigsten Abwandlungen (siehe Tabelle nächste Seite) kann jeder selbst ableiten, welche Änderungen sich bei den jeweiligen Versionen ergeben.

Kategorie	Gebiss oder Zäumungsart	Beispiele
Gebisslose Zäumungen	Sidepull	
	Klassische Hackamore (auch: Manuelle Hackamore oder Bosal-Hackamore)	
	Mechanische Hackamore	Roy Hackamore Englische Hackamore Kellymore
	Vosal	
	Scawbrig	
	Merothisches Reithalfter	
	Kappzaum	
	Kolumbianisches Bozal	
Trensengebisse	Einfach gebrochene Trense	O-Ring-Trense D-Ring-Trense Kupferrollentrense Knebeltrense
	Doppelt gebrochene Trense	KK-Trense Scharniertrense
	Ungebrochene Trense	Ledergebiss Gummigebiss Nathegebiss KK-Korrekturgebiss KK-Schulungsgebiss Stangentrense
	Sonderformen	Billy-Allen-Snaffle Bit

Bevorzugter Einsatz	Wirkungsweise
Anreiten des Jungpferdes	Druck auf Nase und seitlichen Wangenbereich
Grundausbildung Zahnwechsel im Alter von etwa vier Jahren	Druck auf Nase, seitliche Wangenknochen, Kinn
Gelände- und Wanderreiten, nicht zur Ausbildung geeignet; nicht für Anfänger	Nasenrücken, Kinn, einseitige Zügelwirkung ungenau (Hebel verkanten)
Freizeit	Ähnlich wie Bosal Hackamore, jedoch nicht so präzise
Freizeit	Druck auf Unterkiefer und Nase, relativ ungenau
Gelände und Freizeit – nicht zur Ausbildung geeignet	Rund um den Pferdekopf, ungenau;
Longieren, eventuell auch zum Anreiten	Rund um die Pferdenase
Anreiten junger Pferde, Ausbildungszäumung	Pferdenase
Allroundgebiss; Ausbildung, Gelände	Direkter Druck auf Laden, Nussknackereffekt (zwängt Unterkiefer ein, drückt gegen Gaumen)
Allroundgebiss; Ausbildung, Schulpferd, Gelände	Direkter Druck auf Laden, kein Nussknackereffekt
Gelände, Freizeit, Ausbildung eingeschränkt	Druck auf Laden und Zunge, kein Nussknackereffekt, bei einseitigem Zügelimpuls Druck gegen Oberkiefer der gegenüberliegenden Seite
Allroundgebiss; Ausbildung, Gelände	Druck auf Zunge und Laden, kein Nussknackereffekt, einseitiger Zügeleinsatz möglich

Kategorie	Gebiss oder Zäumungsart	Beispiele
Hebelarmgebiss	Einfach gebrochenes Hebelarmgebiss	Snaffle with Shanks
	Doppelt gebrochenes Hebelarmgebiss	Correction Bit
	Ungebrochenes Hebelarmgebiss (Bit, blanke Kandare)	Curb Bit Grazer Bit Blanke Kandare Spoon Bit High, Low, Regular Port Bit Mullen Mouth Bit Nathe-Schenkeltrense
	Sonderformen	Billy-Allen-Bit Drei-Ring-Gebiss Pelham Kimblewick
Kombinierte Zäumungen	Klassische Hackamore mit Bit	
	Sidepull mit Trensengebiss	
	Ungebrochenes Hebelarmgebiss mit Unterlegtrense	Klassische Kandare

Bevorzugter Einsatz	Wirkungsweise
Umstellung auf ungebrochenes Hebelarmgebiss, Ausbildung, Turnier, Reiten mit vier Zügeln	Wirkung der einfach gebrochenen Trense mit zusätzlichem Druck auf Kinn und Genick (wie bei ungebrochenem Hebelarmgebiss)
Ausbildung, Korrektur, Turnier	Wie einfach gebrochenes Hebelarmgebiss, jedoch ohne die Gefahr des Nussknackereffekts
Nur für Könner, einhändige Zügelführung, Turnier	Druck auf Kinn, Genick und Maulwinkel, mit mehrfacher Kraftübertragung (Hebelwirkung); nicht geeignet für einseitige Zügelimpulse, deshalb für einhändige Zügelführung prädestiniert
Billy-Allen-Bit: Turnier, Umstellung auf ungebrochenes Hebelarmgebiss, Training Drei-Ring-Gebisse, Kimblewick, Pelham: Turnier, Freizeit	Wie ungebrochenes Hebelarmgebiss, jedoch auch für einseitige Zügelimpulse geeignet, wenn gebrochene Ausführung Pelham und Kimblewick: Verwaschene Wirkung von Trense und Hebelarmgebiss
Umstellung auf Bit, Ausbildung	Der jeweiligen Zäumung entsprechend
Anreitphase, Umstellung auf Trense, Ausbildung	Kombination von Sidepull und Trensenwirkung
Turnier, fertig ausgebildetes Dressurpferd	Dem jeweiligen Gebiss entsprechend

Handhabung von Zäumungen und Gebissen

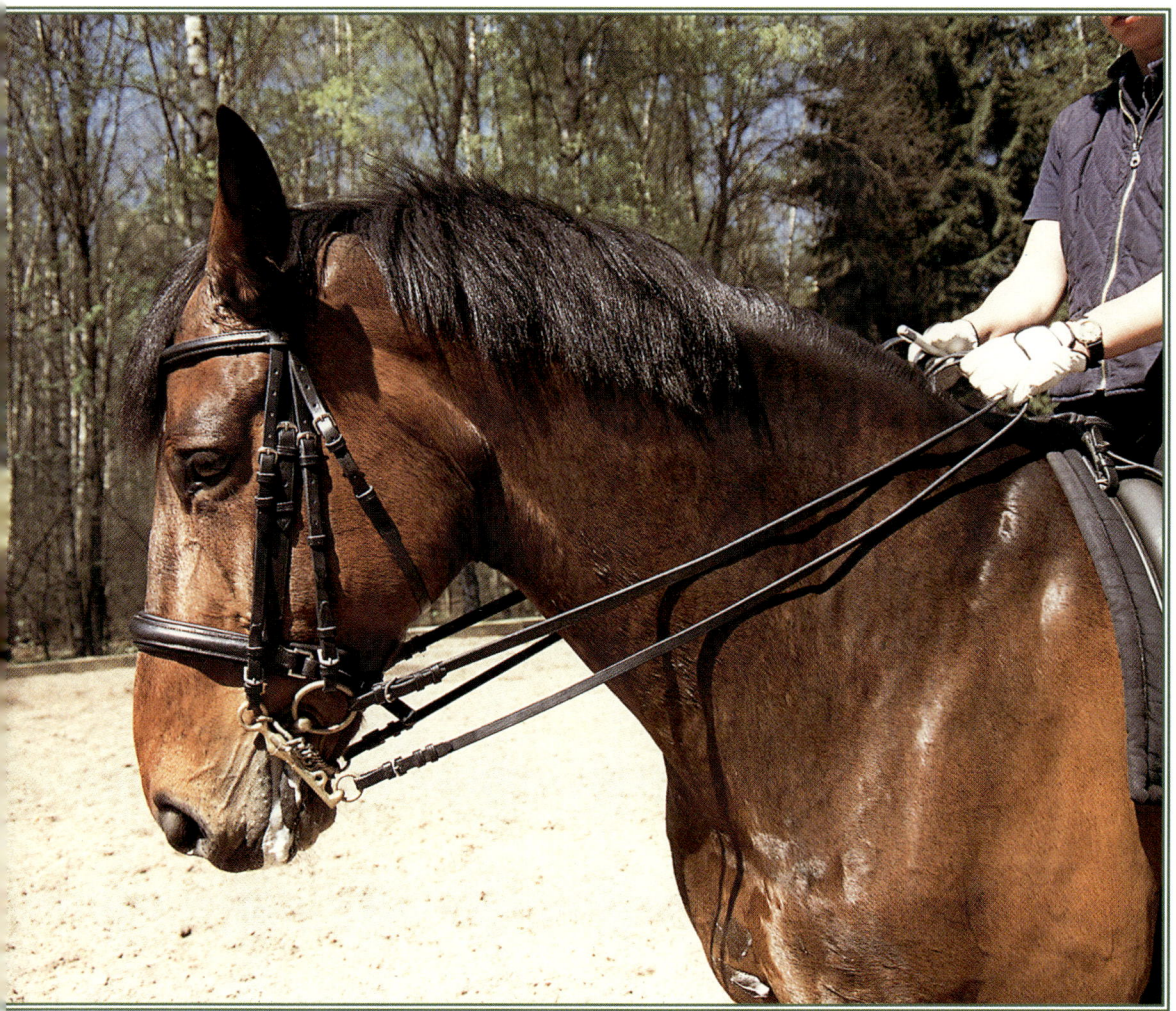

Die klassische Kandare zählt zu den Doppelzäumungen und wird darum auch mit vier Zügeln geritten.

KOMBINIERTE ZÄUMUNGEN UND GEBISSE

Neben den oben vorgestellten Zäumungen und Gebissen ist die Vielfalt von Zäumungsmöglichkeiten des Pferdes noch lange nicht erschöpft. Angesprochen werden soll noch die Möglichkeit, Gebisse und Zäumungen miteinander zu kombinieren, sodass das Pferd zwei verschiedenartig wirkende Zäumungsvarianten gleichzeitig trägt. Der Reiter kann so auf unterschiedliche Weise einwirken. Dadurch lässt sich die Verständigungsebene mit dem Pferd erweitern. Allerdings ist es vonnöten, dass der Reiter viel Erfahrung in der Handhabung von Zäumungen und Gebissen hat. Schließlich ist es nicht einfach, gleich zwei Zäu-

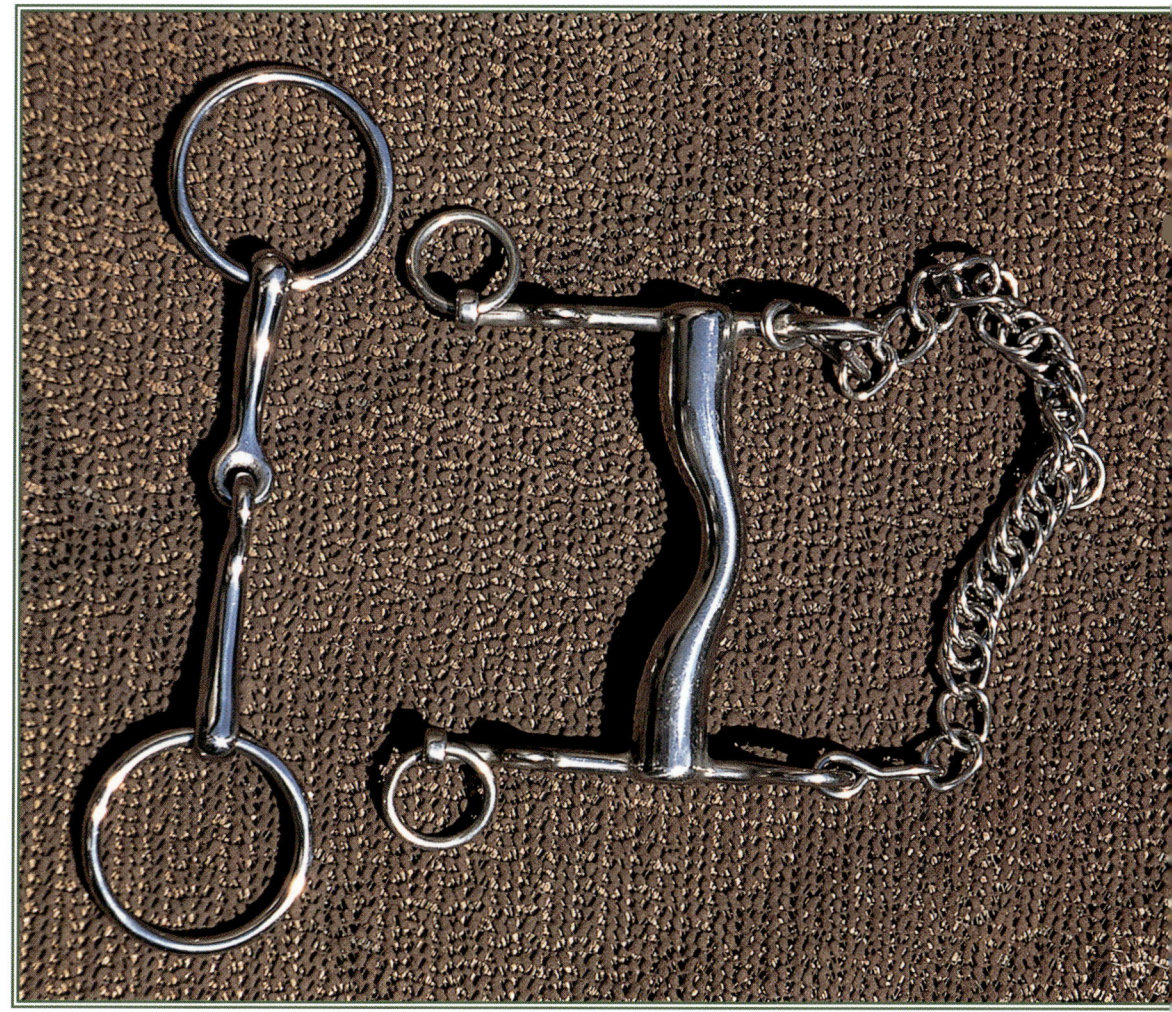

Die klassische Kandare besteht aus einem ungebrochenen Hebelarmgebiss und einer einfach gebrochenen Unterlegtrense.

mungen gleichzeitig zu bedienen, denn die Doppelzäumung erfordert in der Regel auch das Reiten mit vier Zügeln.

Ein charakteristisches Beispiel für eine kombinierte Zäumung ist die klassische Kandare. Sie besteht aus einem ungebrochenen Hebelarmgebiss mit kurzen, aber geraden Anzügen und einer einfach gebrochenen, dünnen Unterlegtrense. Die Kandare wird mit vier Zügeln bedient, wobei ein Zügelpaar an der Trense befestigt ist, das andere am Hebelarmgebiss. Damit sichert man sich gleichzeitig die Einwirkungsmöglichkeit und Vorteile der Trensenzäumung und die der Hebelarmzäumung. Die klassische Kandare ist eine Zäumung für sehr weit fortgeschrittene Reiter, äußerst sensible Reiterhände und gut ausgebildete Pferde.

Ein weiteres Beispiel für eine Kombizäumung findet man in der Westernreitweise. Hier wird die Bosal-Hackamore mit dem ungebrochenen Hebelarmgebiss, dem Bit, kombiniert. Auch hier hält der Reiter vier Zügel in der Hand und hat die Möglichkeit entweder über die Mecate (Zügel der Bosal-Hackamore) oder über die Zügel des Hebelarmgebisses auf das Pferd einzuwirken. Man nutzt diese Technik als Übergang vom Bosal zum Bit, um das Pferd langsam an die Hebelarmzäumung zu gewöhnen, bevor man ausschließlich auf Bit reitet. Diese Kombination wird in der modernen Westernreiterei aber nur noch selten praktiziert. In der Regel verwendet man lieber das gebrochene „Snaffle with Shanks" für den Übergang von der Trense zum Bit, denn auch die Bosal-Hackamore ist keine obligatorische Zäumung mehr für die Ausbildung von jungen Westernpferden.

Eine andere Art einer kombinierten Zäumung ist das Sidepull mit Trensengebiss. Diese Zäumung ist eine gute Möglichkeit, angerittene Pferde vom Sidepull zur Trense umzustellen. Sie verteilt den Druck sowohl über die Trense auf das Pferdemaul als auch über den Sidepull-Nasenriemen auf den Nasenrücken gleichmäßig. So können auch harte Pulls etwas abgemildert werden. Das Sidepull mit Trensengebiss ist demnach quasi eine „gebisslose Zäumung mit Gebiss". Sie wird jedoch im Gegensatz zur klassischen Kandare und der Kombination von Hackamore und Bit nach wie vor mit einem Zügelpaar geritten. Man kann daher nicht separat, sondern immer nur gleichzeitig auf Nase und Maul einwirken. Aufgrund der einfachen Handhabung eignet sich die Zäumung sehr gut für den Freizeitbereich.

ZUBEHÖR

Mit dem entsprechenden Zubehör kann die Wirkung von Gebissen etwas beeinflusst werden oder das Gebiss besser im Maul fixiert werden und somit eine präzisere Einwirkung gewährleisten. Außerdem kann die Verletzungsgefahr durch Aufscheuern verringert werden.

Lefzenschutz

Um zu verhindern, dass sich das Pferd die Lefzen zwischen Trensenring und Mundstück einzwickt, gibt es Gebissscheiben aus Gummi, die man über das Mundstück schiebt. Sie helfen auch, das Gebiss im Maul besser zu fixieren. Allerdings können die Gummischeiben auch scheuern, sie können ins Maul rutschen, wenn das Pferd sein Maul öffnet, und sind recht unbequem in der Handhabung. Ein gut passendes Gebiss mit einer D-Ring-Form oder ein Olivenkopfgebiss ist deshalb zu bevorzugen.

Damit die Gebissscheiben nicht ins Maul rutschen, gibt es eine Ausführung, die auf dem Nasenrücken zusammenläuft, weiter zum Stirnriemen und dort fixiert wird. Diesen Lefzenschutz gibt es auch in Leder.

Kinnriemen und -ketten

Kinnketten oder -lederriemen sind ein Muss für alle Hebelarmzäumungen, denn sie sind wichtig für die korrekte Wirkungsweise von Hebelarmgebissen. Wird mit Trense, aber ohne Reithalfter, geritten, fungiert ein lockerer Lederkinnriemen als Sicherheitsriemen, um die Trense nicht durchs Pferdemaul zu ziehen.

Der Kinnriemen oder die Kinnkette für Hebelarmgebisse sollten so fest verschnallt werden, dass zwei Finger zwischen Riemen und Pferdekinn Platz haben, die Kinnkette wird im Uhrzeigersinn ausgedreht. Ein Lederriemen wirkt milder als eine Kette, die jedoch unbedingt ausgedreht sein muss, damit sie flach am Pferdekinn anliegt.

> *Tipp für Turnierreiter*
> *Kinnketten und -riemen sind sowohl bei klassischen als auch Westernturnieren erlaubt beziehungsweise vorgeschrieben. Bei Westernturnieren müssen die Riemen oder Ketten mindestens 1,3 Zentimeter breit sein (EWU-Regelbuch).*

Polsterungen

Spezielle Kinnkettenunterlagen mildern die Wirkung der Kette ab und sind laut LPO auch auf Turnieren zugelassen. Andere Polsterungen unter dem Genickriemen, Backenriemen oder über dem Nasenteil bestimmter Zäumungen sind insbesondere für hochblütige Pferde empfehlenswert, deren Haut oftmals sehr dünn ist. Die feine Haut der Blüter neigt zum Wundscheuern. Schon ein normales Stallhalfter kann Scheuerstellen hinterlassen, wenn es für längere Zeit am Pferdekopf belassen wird. Bewährt haben sich Überzüge aus Lammfell.

Zungenstrecker

Durch den Zungenstrecker, den es in verschiedenen Ausführungen gibt, soll das Pferd daran gehindert werden, die Zunge über das Gebiss zu nehmen.

Leider wird dabei oft nicht bedacht, dass man so nur das Problem, nicht aber die Ursache bekämpft, denn ein Zungenfehler ist fast immer eine Folge von zu harter Einwirkung auf das Pferdemaul.

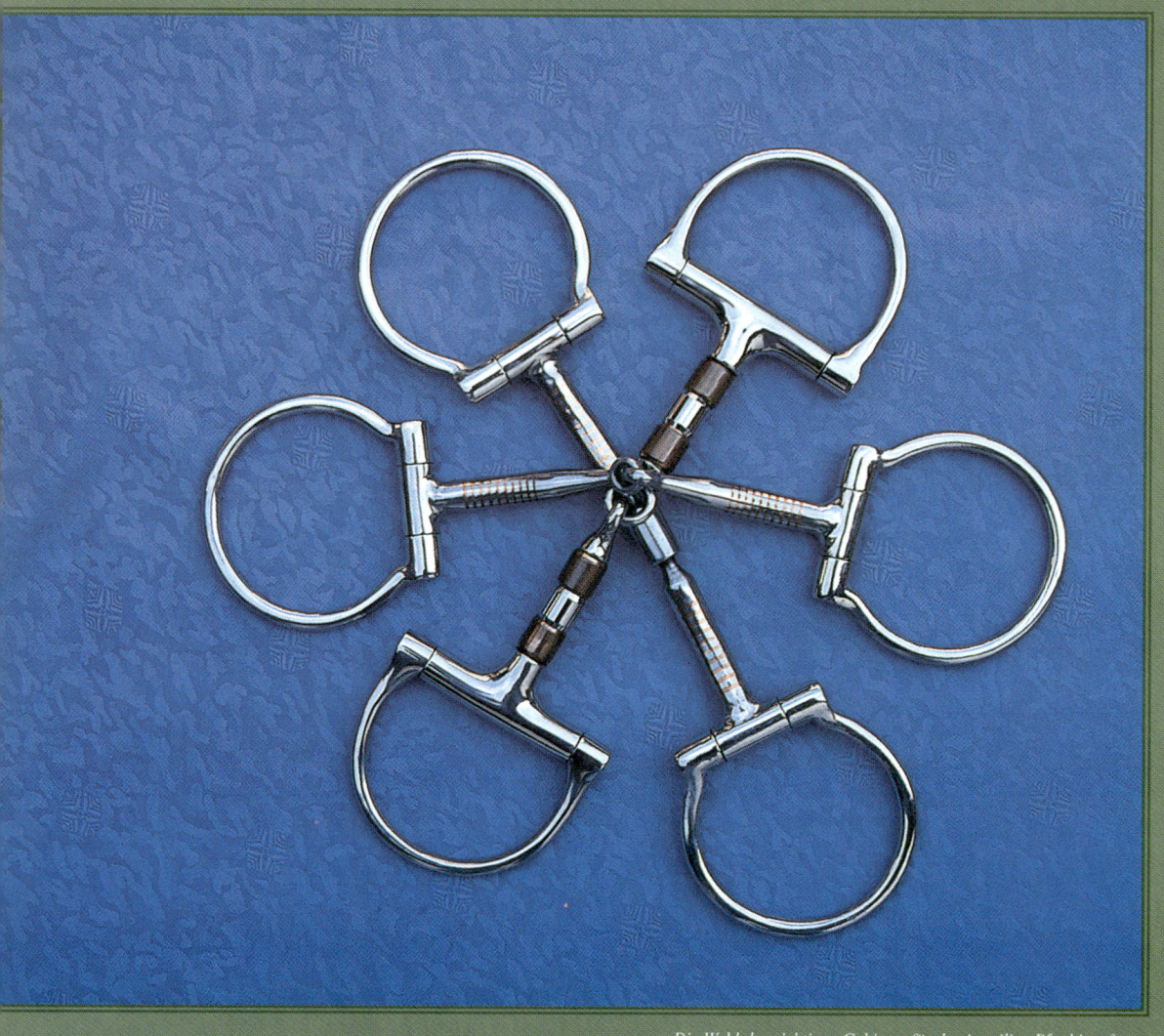

Die Wahl des richtigen Gebisses für das jeweilige Pferd ist oft nicht leicht.

DIE QUAL DER WAHL

„Welches ist das richtige Gebiss für mein Pferd?" ist die häufigste Frage, die sich Reiter stellen. So oft die Frage gestellt wird, so schwer ist sie pauschal zu beantworten. Zu viele Faktoren müssen berücksichtigt werden, um tatsächlich das geeignete Gebiss für das jeweilige Pferd zu finden: Alter, Ausbildungsstand, Größe, Rasse, aber auch Einsatz und Ausbildungsziel müssen mit einbezogen werden. Des Weiteren ist der Reiter selbst ein nicht unerheblicher Faktor für die Wahl eines Gebisses.

Als grundlegende Entscheidungshilfe muss immer klar sein, dass das Gebiss als Kommunika-

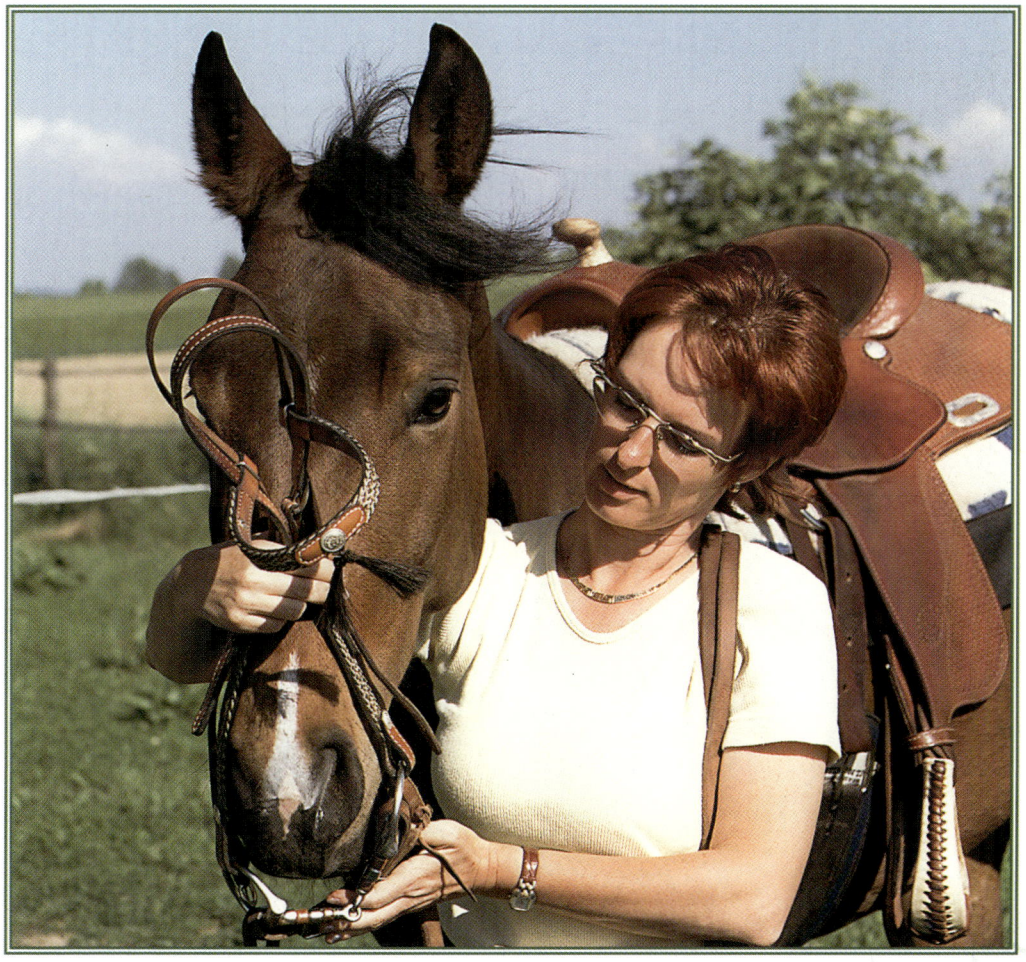

Ein gewisses „Mitspracherecht" muss dem Pferd bei der Auswahl des Gebisses eingeräumt werden.

tionsmittel – nicht als Zwangsmittel – zu verstehen ist. Eine gute Verständigung kommt aber nur dann zustande, wenn Reiter und Pferd dieselbe Sprache sprechen, also gelernt haben, mit dem Kommunikationsmittel „Gebiss" umzugehen.

> *Die richtige Zäumung ist jeweils das Kommunikationsmittel, das auf die Belange und Voraussetzungen von Reiter und Pferd gleichermaßen gut abgestimmt ist.*

AUSWAHLKRITERIEN VON SEITEN DES PFERDES

Eine Binsenweisheit besagt, dass der Reiter den Sattel nach seinem Hintern auswählen soll, das Gebiss aber nach den Wünschen des Pferdes. Korrekt ist diese Redewendung natürlich nicht, zumal der Sattel ja mindestens ebenso gut auch dem Pferd passen muss. Ein Fünkchen Wahrheit steckt allerdings in jedem Spruch, sodass es selbstver-

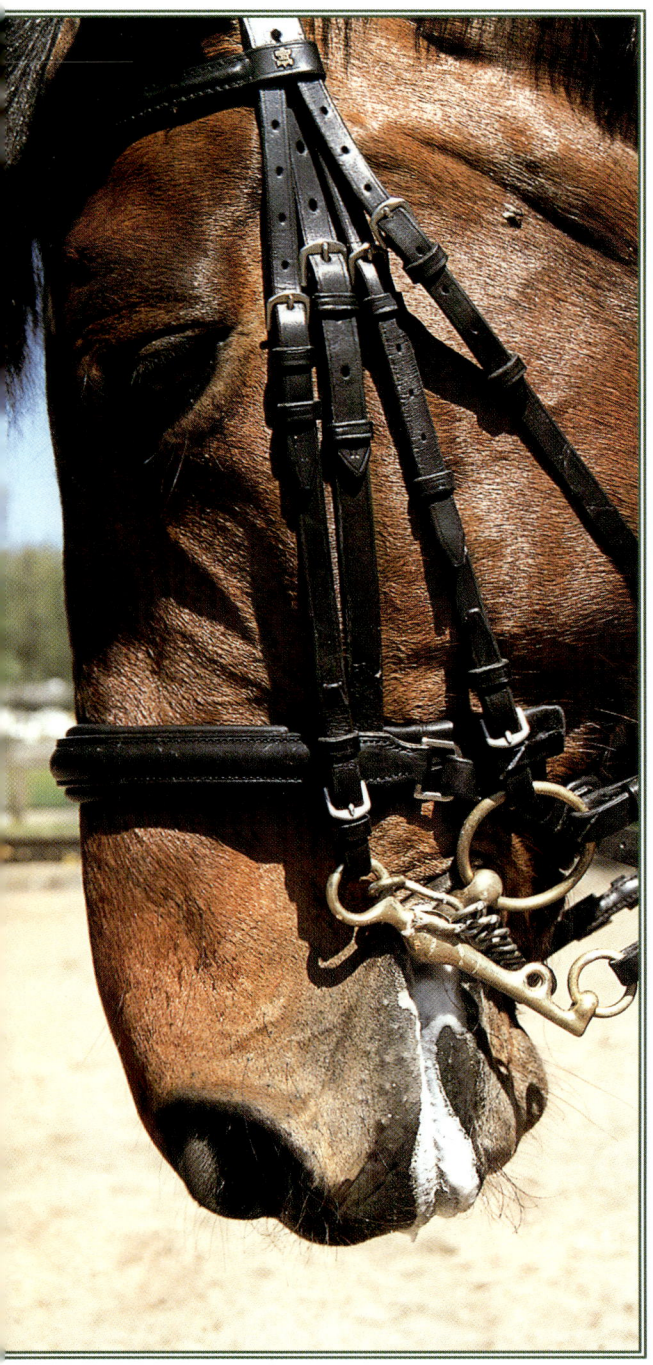

Kauen und Speichelfluss dürfen nicht die alleinigen Auswahlkriterien für ein Gebiss sein.

ständlich richtig ist, das Pferd bei der Auswahl des Gebisses „mitreden" zu lassen. Man kann zwar grobe Regelungen aufstellen, welche Gebisse und Zäumungen für junge oder ausgebildete Pferde geeignet sind, trotzdem hat jedes Pferd einen individuellen Charakter und unterschiedliche Vorlieben. Wie beim Menschen sind auch unter den Pferden die Geschmäcker und die Wahrnehmung (beispielsweise Schmerzempfindlichkeit) verschieden.

Somit muss jeder Reiter Gebisse und Zäumungen ganz individuell nach den Bedürfnissen seines jeweiligen Pferdes auswählen und anpassen. Hierzu sind viele Überlegungen notwendig, da selbst anscheinend unwichtige Kriterien eine große Rolle bei der richtigen Auswahl spielen. Dies wiederum erfordert viel Erfahrung und Pferdeverstand, denn es ist unerlässlich, die Wünsche des Pferdes auch tatsächlich zu verstehen.

Meistens muss man aber feststellen, dass die Pferdebesitzer ihre eigenen Pferde nicht richtig einschätzen können. Aussagen wie „Mein Pferd mag das Gebiss am liebsten" sind häufig darauf begründet, dass der Reiter sein Pferd nur damit gut im Zaum halten kann. Aufgrund der möglichen Schärfe einer Hebelarmzäumung erscheint dem Reiter dann beispielsweise dieses Gebiss besser, wenn das Pferd sich den Schmerzen beugt, die ihm durch unsachgemäße Handhabung der Zäumung zugefügt werden.

Es ist sicherlich nicht einfach, die Gefühle des Pferdes zu interpretieren, um Erkenntnis darüber zu erlangen, ob das ausgewählte Gebiss den Wünschen des Pferdes entgegenkommt. Anzeichen wie Kauen, Speichelfluss und Nachgiebigkeit stehen nicht unbedingt äquivalent für das richtige Gebiss. Übermäßiges Kauen kann Nervosität bedeuten, Speichelfluss ist nur die Folge davon und Nachgiebigkeit (eventuell Aufrollen) kann anzeigen, dass das Pferd nur den mit dem Gebiss erzeugten Schmerzen ausweicht. Man muss also viel genauer hinsehen, um derartige Anzeichen verstehen zu können.

Der Charakter des Pferdes im Allgemeinen sowie dessen Empfindsamkeit müssen demnach unmittelbar in die Auswahlkriterien mit einfließen. Ein eher zappeliges und nervöses Pferd ist beispielsweise mit einem ruhig im Maul liegenden Gebiss besser bedient als mit einem Gebiss, das zum Spielen und Kauen anregt. Somit wählt man eher eine in der Beweglichkeit eingeschränkte Billy-Allen-Trense als eine doppelt gebrochene Wassertrense. Andererseits gibt es aber auch Pferde, die die Möglichkeit, sich über das Gebiss abzureagieren, gerne nutzen, um ihre Überaktivität zu drosseln. Hier bieten sich beispielsweise Gebisse mit Kupferrollen an – im Prinzip das fast gegenteilige Konzept des vorigen Beispiels. Dadurch wird deutlich, dass die Individualität des jeweiligen Pferdes eine große Rolle spielt.

Dennoch können bestimmte Voraussetzungen die Gebissauswahl schon mal eingrenzen, da zunächst die Ausbildung des Pferdes von erheblicher Bedeutung ist.

Jungpferde in Ausbildung

Das junge, unerfahrene Pferd muss langsam an die Wirkungsweise eines Gebisses oder einer Zäumung herangeführt werden. Nicht selten sind Jungpferde neuen Dingen gegenüber misstrauisch. Um deren Skepsis zu zerstreuen, das Vertrauen des Jungtieres zu festigen und seine Sensibilität zu wahren, ist es wichtig, eine besonders milde Wirkungsweise zu wählen. Eine präzise Wirkung der Zäumung ist jedoch schon jetzt erforderlich, um Missverständnisse in der Verständigung zwischen Reiter und Pferd zu vermeiden.

Deshalb kommen Zäumungen wie das merothische Reithalfter oder die mechanische Hackamore grundsätzlich nicht in Frage. Das Sidepull hingegen ist mild und präzise genug, um eine gute Verständigung zwischen Reiter und Pferd aufzubauen. Bei etwas stürmischen Jungpferden oder bei überwiegender Ausbildung des Pferdes im Gelände kann das Sidepull mit eingearbeiteter Trense gute Dienste leisten. Auch das einfach gebrochene Trensengebiss wäre in diesem Fall eine gute Alternative. Für besonders sensible Jungpferde bietet sich die doppelt gebrochene Wassertrense zum Anreiten an. Reagiert das Pferd besser auf Einwirkungen auf die Zunge, ist die Billy-Allen-Trense das Mittel der Wahl.

Im Anfangsstadium des Einreitens kann sogar der Kappzaum feine und unmissverständliche Signale auf den Pferdekopf übertragen, den das Tier schon vom Anlongieren her kennt. Wenn ein Pferd also Neuem gegenüber besonders misstrauisch reagiert, kann das Anreiten in umschlossenem Bereich anfänglich mit Kappzaum erfolgen. Wenn Sattel und Reitergewicht routiniert akzeptiert werden, kann man schließlich zu einem dem Pferd angenehmen Trensengebiss übergehen.

Die direkte Einwirkungsmöglichkeit (ohne Hebelwirkung) des Reiters auf das Pferdemaul garantiert deutliche und unmissverständliche Signale, die auch von einem durchschnittlichen Freizeitreiter normalerweise problemlos dosiert werden können.

Pferde wechseln beginnend mit zweieinhalb Jahren nach und nach ihre Zähne. Mit fünf Jahren ist der Zahnwechsel abgeschlossen. Somit fällt die Zahnwechselzeit geradewegs in die Anreitphase, in der das Pferd üblicherweise das Gebiss kennen lernen soll. Dies kann dem Pferd Schwierigkeiten bereiten, denn der Zahnwechsel kann unangenehm

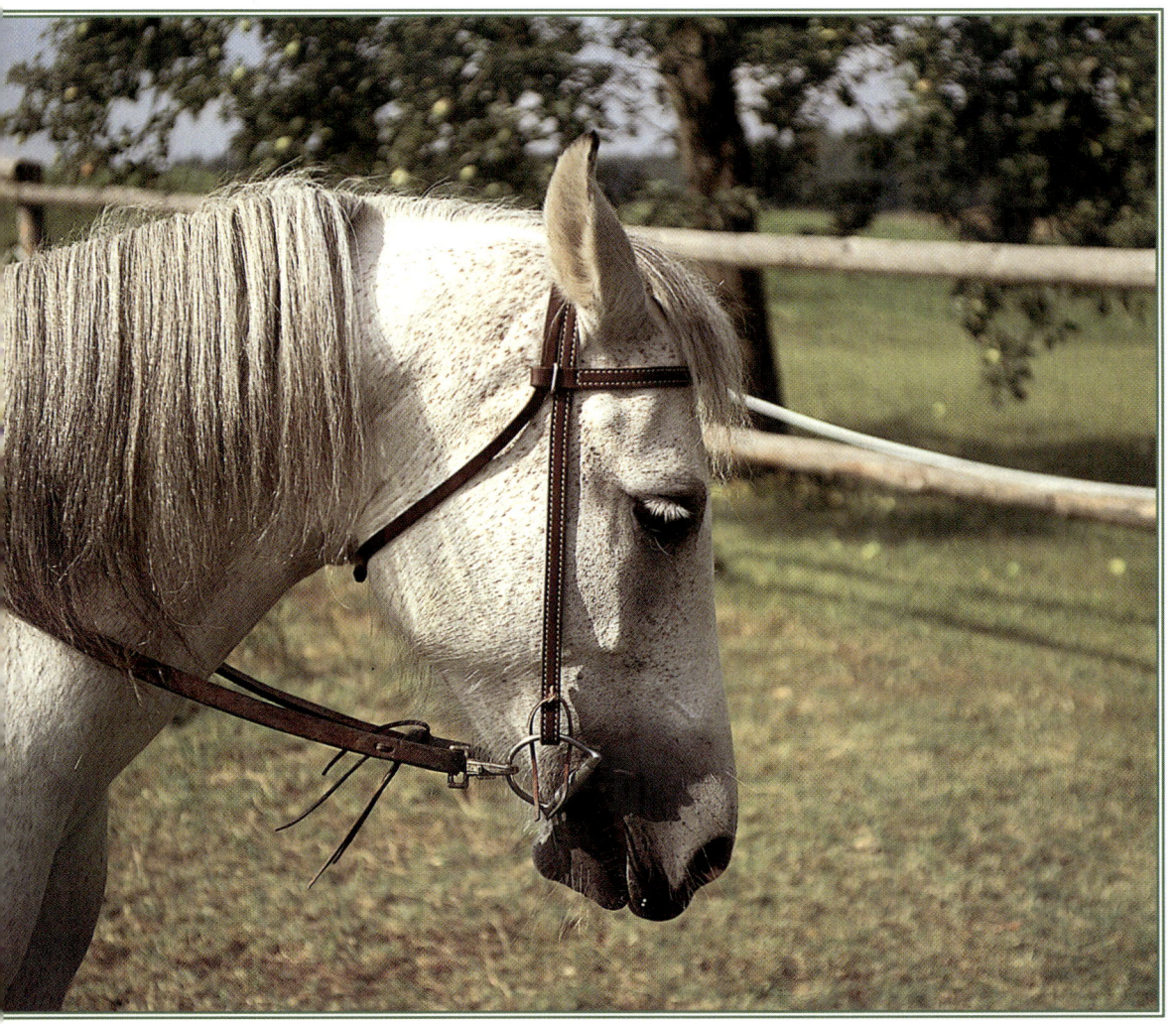

Ein gut angepasstes Trensengebiss ist eine gute Wahl zum Einreiten von Pferden, aber auch zum alltäglichen Gebrauch.

bis schmerzhaft sein. Die Gefahr, dass das Pferd die Zahnwechselschmerzen mit dem Gebiss in Verbindung bringt, ist groß. Es könnte das Vertrauen in das Kommunikationsmittel verlieren, auch wenn der Reiter die Trense vorsichtig handhabt. Das Gebiss kann aber auch tatsächlich Maulirritationen hervorrufen, insbesondere weil die Maulpartie während des Zahnwechsels noch empfindlicher sein kann als sie es sowieso schon ist.

Der Zahnwechsel kann bei jungen Pferden unangenehme Maulirritationen hervorrufen.

Aus diesem Grund wählen rücksichtsvolle Trainer während der Zahnwechselzeit – insbesondere für Pferde im Alter von vier Jahren – eine gebisslose Zäumungsvariante, um das Maul unangetastet zu lassen. Um dem Pferd den Sinn einer Zäumung zu verdeutlichen, ist auch hier wieder ein

Auswahlkriterien von Seiten des Pferdes

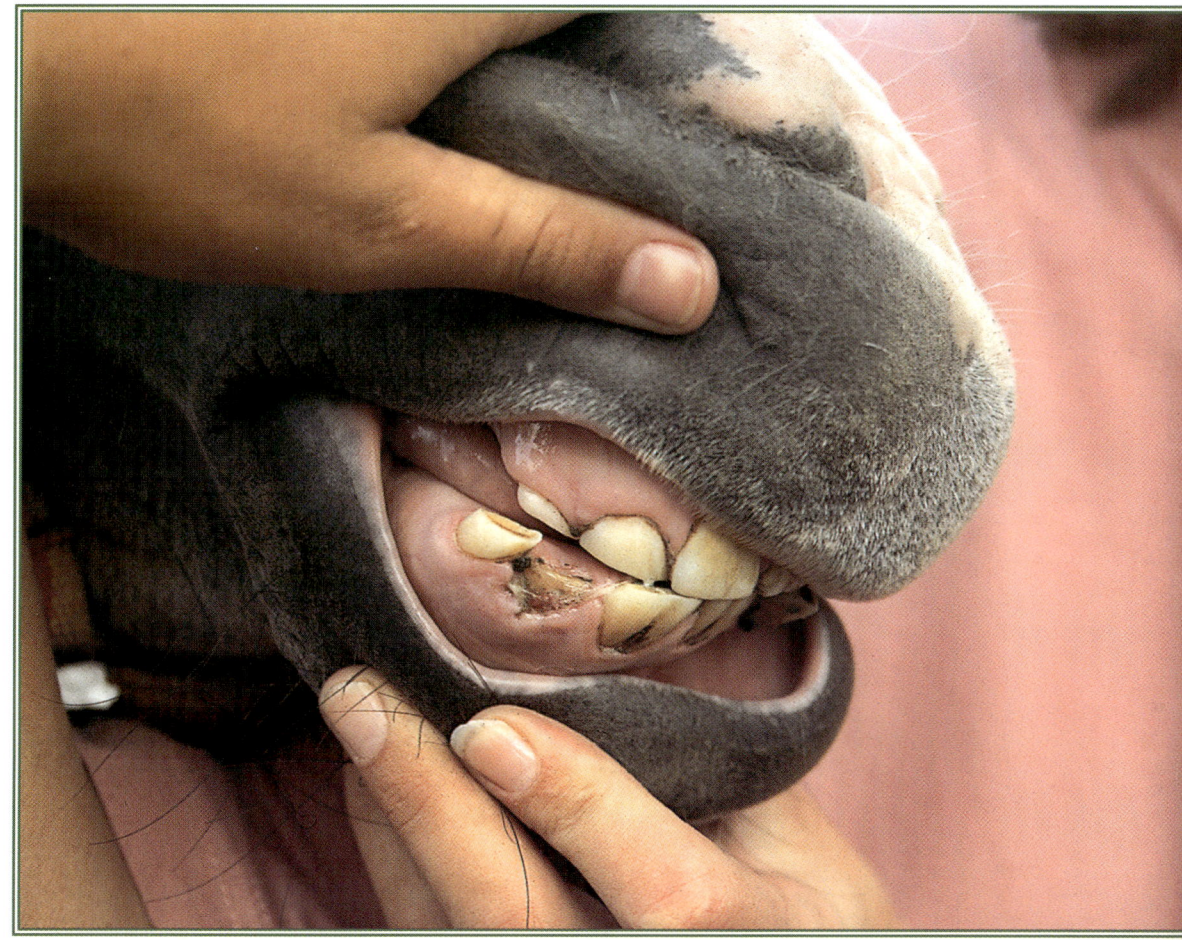

Das dreijährige Pferd befindet sich im Zahnwechsel. Dieser kann Schmerzen und Maulirritationen hervorrufen, die letztendlich zu Gebissproblemen führen können.

Instrument nötig, das präzise und unmissverständlich wirkt. Die Wahl fällt insbesondere bei Westernpferden auf die Bosal-Hackamore, die diese Voraussetzungen erfüllt. Sie kann jedoch auf Grund ihrer Konstruktion nur mit der „Pull-and-Slack-Methode" geritten werden, was einen ständig losen Zügel erforderlich macht und für die englische Ausbildung, in der die Pferde mit einer leichten Anlehnung geritten werden sollen, darum nicht geeignet ist.

Alternativ kann man aber auf das bewährte Sidepull zurückgreifen – je nach Voraussetzung mit oder ohne Gebiss. Die Anlehnung an das Gebiss kann das Pferd zwar mit der gebisslosen Sidepull-Variante nicht erreichen, doch ist ein leichter Kontakt mit dem Pferdekopf trotzdem möglich. Die Reittechnik muss vom Reiter aus also nicht zwingend verändert werden. Der spätere Übergang zur Trense ist über das Sidepull mit integriertem Trensengebiss geradezu ideal.

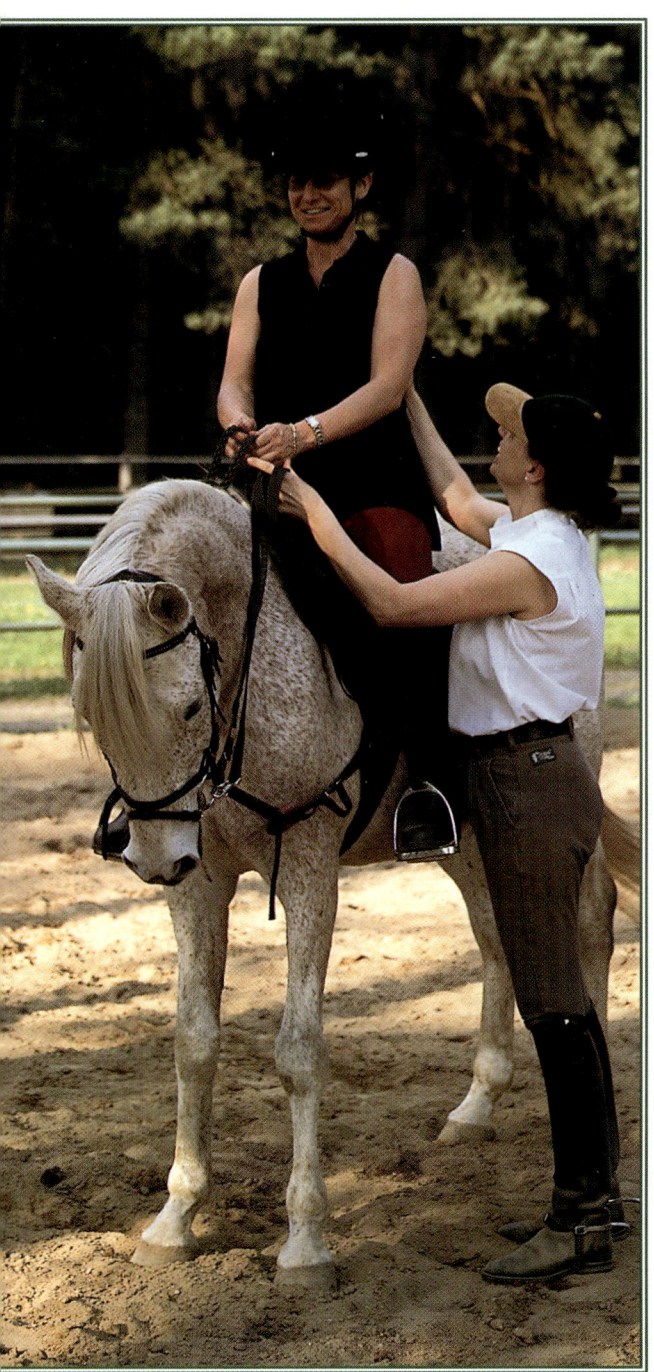

Eine gute Reiter-Ausbildung ist der beste Garant für ein zufriedenes Pferd sowie bestmögliche Sicherheit für Reiter und Pferd.

Freizeitpferde

Mehr als 90 Prozent aller Reiter verstehen sich als Freizeitreiter. In dieser Kategorie findet man den Turnierreiter, der den Reitsport in seiner Freizeit ausübt, den Freizeitreiter, der keine Turnierambitionen hat, sein Pferd aber trotzdem korrekt ausbilden möchte, und den „Geländefreizeitreiter", der, solange sein Pferd scheufrei im Gelände in jeder Gangart einigermaßen kontrollierbar geht, keinen Anlass sieht, sich oder sein Pferd weiter auszubilden. Das Bedürfnis nach Ausbildung ist nicht oder nur sehr geringfügig vorhanden, da der „Geländefreizeitreiter" seine Ziele mit dem Wunsch, nur im Gelände spazieren zu reiten, recht niedrig gesteckt hat. Sogar teils heftige Probleme wie Durchgehen, Pullen oder Kleben werden oft akzeptiert. Man sieht keinen Handlungsbedarf, diese Situation zu ändern.

Aus dieser Lage heraus ist es sehr schwer, diesen Freizeitreiter davon zu überzeugen, wie wichtig die Ausbildung von Reiter und Pferd ist, selbst nur, um die Gesundheit des Vierbeiners zu erhalten, aber auch um die Sicherheit für Reiter und Pferd zu verbessern. Die Zahl von Reitunfällen ist erschreckend hoch.

Sicherlich ist es nicht die Mehrheit der Reiter, die das Risiko geradezu herausfordern will, vielmehr ist es häufig Gedankenlosigkeit oder aber auch einfach nur Desinteresse, sich mit den Folgen einer ungenügenden Ausbildung zu beschäftigen. Fakt ist, dass der für den Reiter leichtere Weg von den meisten bevorzugt wird. Für das Pferd ist es in der Regel jedoch ein Leidensweg. Davon wiederum wollen viele Pferdebesitzer nichts wissen.

Wenn man sich nur die Gebissproblematik vor Augen führt, bedeutet der leichte Weg für den Reiter die Wahl eines entsprechend scharfen Gebisses, um das Pferd über die Schmerzeinwirkung kontrollieren zu können. Die Schutzbehauptung, dass dieses Gebiss der Sicherheit diene, kann man jedoch nicht so stehen lassen, da eine gute Ausbildung unanfechtbar die beste Sicherheit für Reiter und Pferd ist. Es spricht nichts dagegen, eine „Notbremse" über das Gebiss einzubauen, allerdings hat sie ihre Wirkung verfehlt, wenn sie nicht nur im Notfall, sondern laufend benötigt wird.

Jeder vernünftige Geländereiter, dessen Ambitionen nur dahin gehen, mit seinem Pferd am Sonntag auszureiten, ist verpflichtet, sich um eine entsprechende Ausbildung zu kümmern. Denn die Anforderungen sind selbst beim „Nur-Spazierenreiten" enorm, wenn man sich nicht der Tierquälerei schuldig machen und wenigstens minimale Sicherheitsanforderungen erfüllen will.

Die Grundausbildung des Pferdes beinhaltet unter anderem die Kontrollierbarkeit des Pferdes in allen drei Gangarten, die Stärkung des Rückens (Tragfähigkeit) und Aktivität der Hinterhand. All diese Dinge sind abhängig von einer gewissen Gymnastizierung des Pferdes. Das prädestinierte Gebiss für diese Grundlagen ist die Wassertrense, die auf Grund ihrer Wirkungsweise auf diese Anforderungen ausgelegt ist.

Gebisslose Zäumungen wie Bosal-Hackamore oder Sidepull können zwar auch hier gute Dienste leisten, doch muss deren Einsatz schon deshalb eingeschränkt bleiben, weil so manche Versicherung keinen Versicherungsschutz leistet, wenn man mit gebisslosen Zäumungen im Gelände unterwegs ist. Die Kontrolle des Pferdes sei mit gebisslosen Zäumungen nicht ausreichend, so die Begründung.

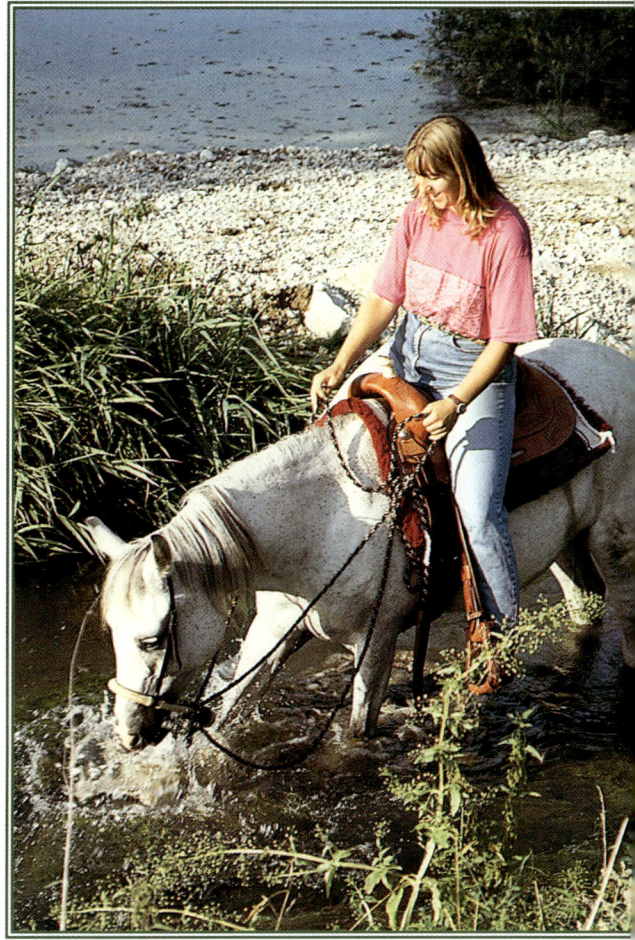

Das Reiten im Gelände mit gebisslosen Zäumungen kann versicherungstechnisch problematisch sein.

Bevor man mit einer gebisslosen Zäumung ins Gelände geht, sollte man abklären, ob dabei der Versicherungsschutz gewährleistet ist.

Ob ein Pferd mit einer gebisslosen Zäumung ausreichend kontrolliert werden kann, ist ohne Zweifel mitunter eine Frage der Ausbildung. Eine fundierte Ausbildung stellt beispielsweise schon mal die für gebisslose Zäumungen notwendige

Sensibilität sicher, sodass der Reiter auch in Notsituationen eine ausreichende Einwirkung auf sein Pferd hat.

Da es jedoch bei vielen Freizeitpferden gerade an dieser hoch qualifizierten Ausbildung mangelt, greifen ihre Reiter zu schärferen Gebissen, um sie noch kontrollieren zu können. Hebelarmgebisse jeglicher Art sind hier der Renner. Nun bezeichnen sich fast alle Freizeitreiter als Pferdeliebhaber und wollen deshalb selbstverständlich nur das Beste für ihr Pferd. Da die mögliche Schärfe eines Hebelarmgebisses durchaus bekannt ist, und gelegentlich sogar das Trensengebiss für nicht pferdegerecht gehalten wird, greifen viele Reiter aus falsch verstandener Tierliebe beispielsweise zur mechanischen Hackamore.

Die mechanische Hackamore – in all ihren Variationen – wirkt einerseits nur sehr ungenau auf den Pferdekopf ein (feine Kommunikation ist nicht möglich), andererseits ist sie bei unsachgemäßer Handhabung enorm scharf. Ist sie schließlich noch zu tief verschnallt, kann man dem Pferd damit mühelos das Nasenbein brechen. Diese Zäumung ist also alles andere als pferdefreundlich – auch nicht für Pferde des „Nur-Geländereiters".

Pauschal gesagt ist die beste Zäumung für das Geländepferd eine einfach oder doppelt gebrochene Wassertrense. Eventuell eignen sich auch ungebrochene Trensengebisse, da im Gelände hauptsächlich geradeaus geritten wird. Dabei darf man jedoch nicht vergessen, dass die Gymnastizierung auf dem Platz für die Ausbildung des Pferdes und damit seine Kontrollierbarkeit und Sensibilität von großer Bedeutung ist. Hierzu ist aber der Wechsel zu einem gebrochenen Gebiss ratsam.

Pferde mit hohem Ausbildungsstand und Turnierpferde

Gut bis exzellent ausgebildete Pferde findet man üblicherweise (selbstverständlich aber nicht nur) unter den Turnierpferden, die der Ausbildung schon auf Grund der Turnieranforderungen bedürfen. Das bedeutet jedoch nicht, dass die Geländeausbildung ausreichend ist (Scheufreiheit, Trittsicherheit). Durch die allgemein bessere Gymnastizierung des Turnierpferdes ist allerdings normalerweise die Sensibilität und somit die Kontrollierbarkeit des Pferdes gegeben, auch wenn die Tiere „draußen" oftmals heftiger werden und die geraden Linien des Geländes für ausgedehnte, flotte Galopps nur allzu gerne nutzen wollen.

Das Leistungspferd ist durch regelmäßiges Training ausdauernder und kraftvoller. Die leistungsorientierte Fütterung (erhöhte Kraftfutterrationen) tut ihr Übriges für temperamentvolle Kraftpakete, die einer konsequenten Führung bedürfen. Dennoch lassen sich diese Pferde auf Grund ihrer fundierten Ausbildung mit der Wassertrense problemlos im Gelände reiten.

Für das Training ist diese Zäumung ebenfalls das Mittel der Wahl, wobei für die Turnierausbildung nun auch schon zum Hebelarmgebiss übergegangen wird. Dies nicht, um schärfer auf das Pferd einwirken zu können, sondern um vielmehr noch präziser und feiner mit dem Tier zu kommunizieren. Dafür bedarf es selbstverständlich einer hervorragend ausgebildeten Reiterhand.

Die Hebelarmzäumung kann das ausgebildete Pferd – aber auch nur dieses – unterstützen, die Oberlinie zu dehnen, mit dem Genick nachzugeben und dabei den Rücken zu wölben. Sie fördert die Versammlungshaltung und lässt über die Hebelwirkung unsichtbare, da allerfeinste Einwirkungen über den Zügel zu.

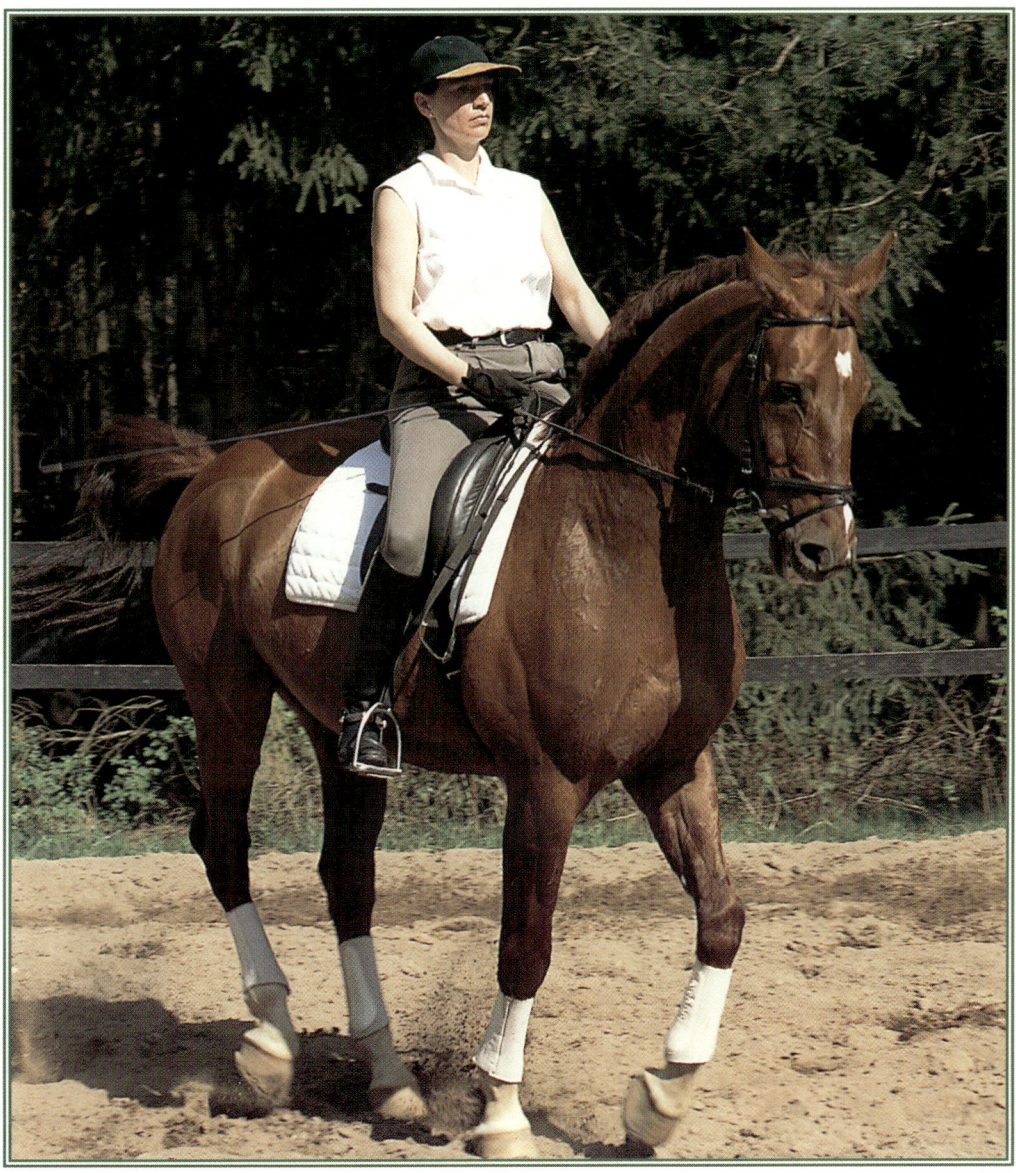

Turnierpferde genießen in der Regel eine gute Grundausbildung, die eine fundierte Gymnastizierung beinhaltet.

Der Dressurreiter jedoch hat den Wert der Trensenzäumung erkannt und will auch nach dem Umstieg auf die Hebelarmzäumung nicht darauf verzichten. So ist die klassische Kandare mit einer Unterlegtrense ausgestattet, womit dem Reiter die verschiedensten Nuancen von Hilfen über das Maul zur Verfügung stehen.

Wird ein ungenügend vorbereitetes Pferd mit einem Hebelarmgebiss gezäumt, kann die gewünschte Versammlung nicht erreicht werden.

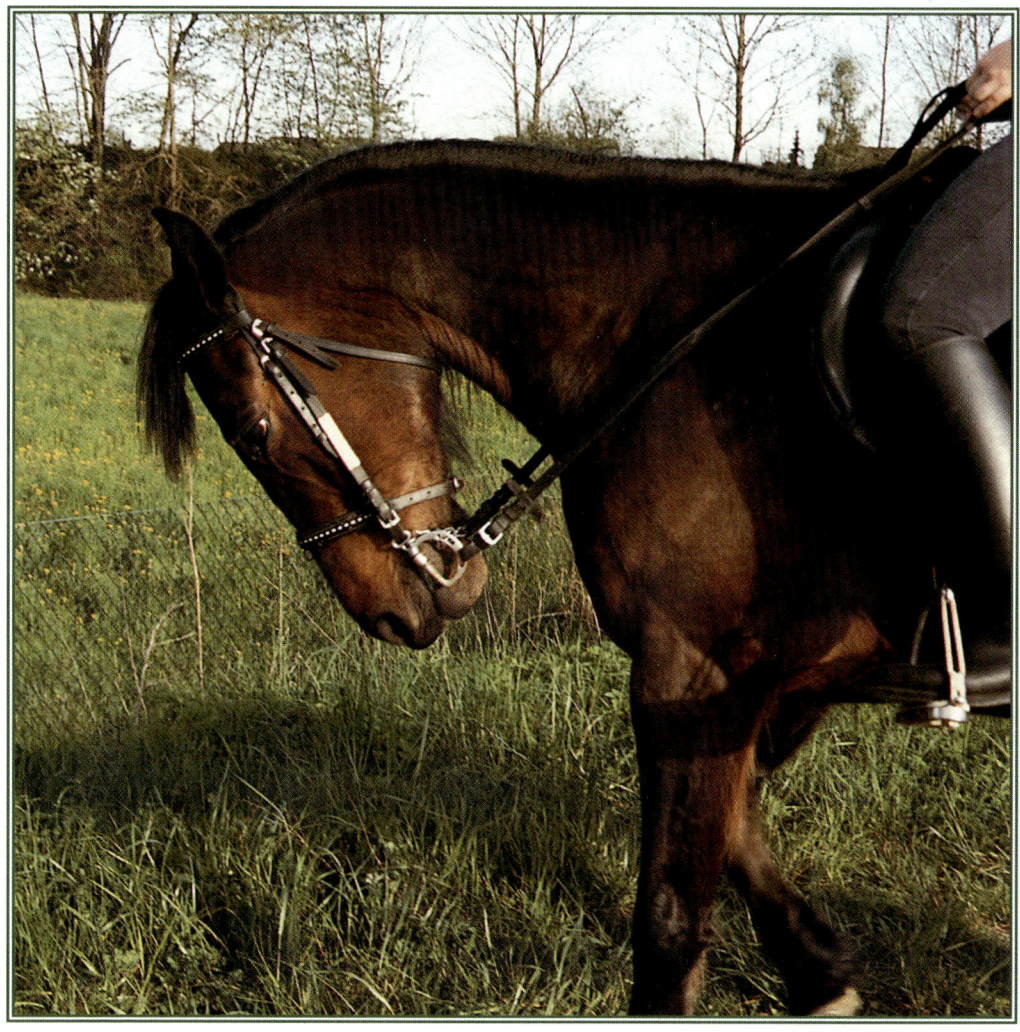

Unsachgemäß eingesetzte Hebelarmzäumungen (aber auch Trensengebisse) animieren das Pferd, sich der harten Einwirkung durch Aufrollen zu entziehen. Der Reiter verliert somit die Kontrolle über das Pferd.

Ein schwacher Rücken kann sich dennoch nicht aufwölben, auch wenn der Kopf des Pferdes über die Hebelwirkung zum Nachgeben gezwungen wird. Vielmehr wird das Pferd lernen, sich der starken Hebelkraft zu entziehen, indem es sich aufrollt und seine Nase dabei zur Brust nimmt.

Das gut ausgebildete Pferd ist sensibel genug, um mit jeder Zäumung zufrieden stellend geritten werden zu können. So kann das Pferd mit hohem Ausbildungsstand sowohl mit Trense als auch mit Hebelarmzäumung oder mit einer gebisslosen Zäumung jederzeit komplikationslos unter den Sattel genommen werden. Der Reiter wird jedoch die Zäumung für sein Pferd auswählen, die der jeweiligen Situation angepasst ist.

Der Reiter im Visier

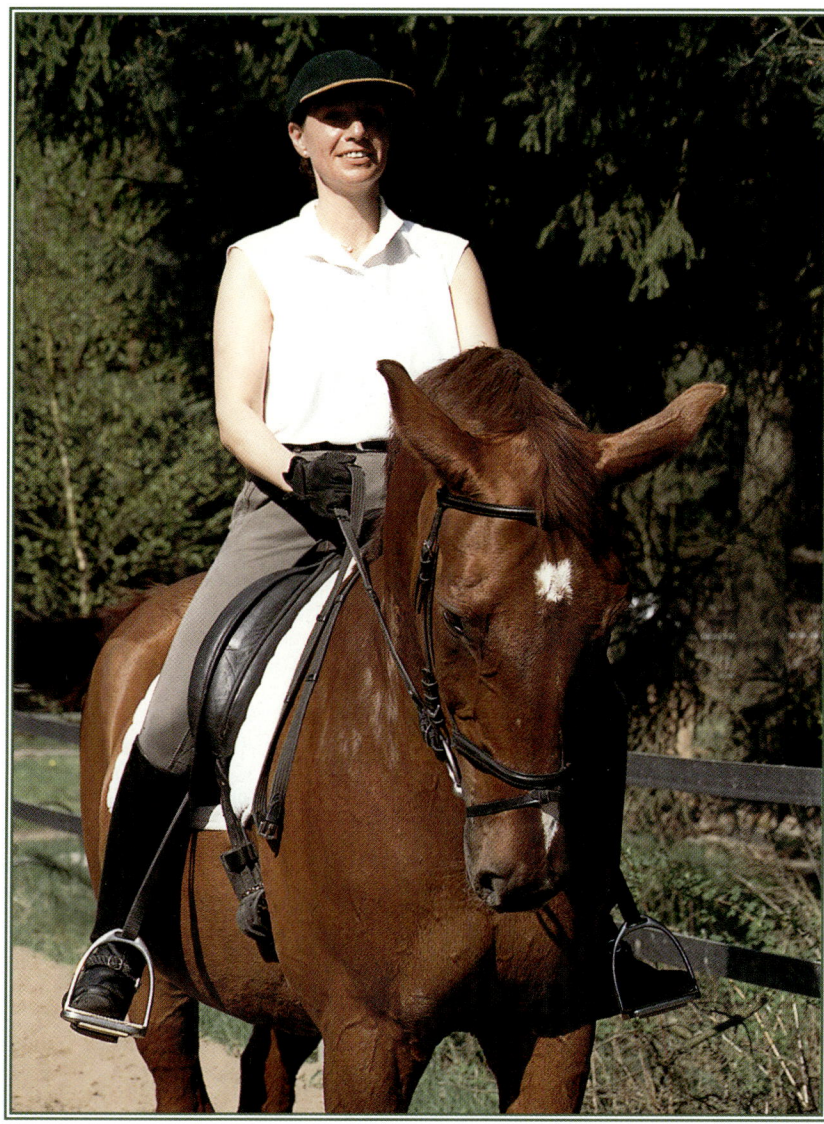

Reiter und Pferd stellen eine Einheit dar und sind nicht strikt voneinander trennbar: So wie der Reiter auf sein Pferd einwirkt, wird das Tier schließlich gehen.

DER REITER IM VISIER

Reiter und Pferd sind zwei Komponenten, die nicht strikt trennbar sind. Deshalb wurde im vorigen Abschnitt bereits auf die Ausbildung des Reiters hingewiesen. Das Pferd wird sich im Laufe der Zeit immer dem Niveau des jeweiligen Reiters anpassen. Ein guter Reiter fördert die Qualitäten des Pferdes, sodass dieses rittiger wird. Hingegen wird ein mittelmäßiger oder schlechter Reiter abstumpfend auf das Pferd einwirken. Das Ergebnis ist ein unsensibles, steifes Reittier, das schwieriger zu kontrollieren ist, weil die Verständigung unzureichend ist.

Deshalb gilt folgender Merksatz: Ausbildungsmängel können niemals über ein Gebiss oder eine bestimmte Zäumung ausgeglichen werden! Die Zäumung dient nur als Mittel zum Zweck. Der Zweck ist die Verständigung mit dem Pferd. Wenn die Signale jedoch nicht korrekt auf das Pferd übertragen werden können, erfolgt auch nicht die gewünschte Reaktion. Somit kann keine Kommunikation zustande kommen.

> *Ein Gebiss oder eine Zäumung kann keine Ausbildungsmängel – weder beim Pferd noch beim Reiter – ausgleichen.*

Zäumungen können aber die Verständigung unterstützen, wenn sie zweckmäßig gewählt sind und richtig gehandhabt werden. Die richtige Handhabung ist eine Technik, die der Reiter zuerst mühsam erlernen muss. Hierzu bedarf es einer gehörigen Portion an Gefühl, Verständnis und Pferdeverstand. Um eine fundierte Ausbildung kommt der Reiter also nicht herum.

Vom Anfänger bis zum Profi

Es ist nur verständlich, dass es einem Anfänger nicht möglich ist, in seinen ersten Reitstunden so feinfühlig mit dem Zügel umzugehen wie es ein professioneller Reiter zu tun vermag. Die Schwierigkeiten, die ein Anfänger hat, sich überhaupt im Sattel halten zu können, führen dazu, dass er sich instinktiv mit den Händen festzuhalten sucht. Wenn der Reiter die Zügel in Händen hält, ist es eine logische Folge, dass er daran Halt sucht, um nicht vom Pferd zu fallen.

Bei diesen Versuchen, die Balance im Sattel zu halten, bringt der Anfänger teilweise fast sein ganzes Körpergewicht über die Hände auf den Zügel und somit aufs Pferdemaul. Diese enorme Krafteinwirkung hat eine abstumpfende Auswirkung auf das Pferdemaul.

Normalerweise würde das Pferd versuchen, sich gegen den schmerzhaften Zügelzug zu wehren, indem es den Kopf hochwirft oder das Maul aufsperrt. Der Reitschüler verliert hierbei einen Teil seiner Einwirkung, deshalb setzen viele Reitschulen Ausbinder und Sperrhalfter ein, damit der Anfänger sein Pferd trotz der unsachgemäßen Einwirkung nach wie vor unter Kontrolle halten kann.

Erst wenn der Sitz mit fortgeschrittener Ausbildung gefestigt ist, verliert der Zügel nach und nach die Bedeutung als „Rettungsseil" und der Reiter lernt die wahre Bedeutung der Zügelhilfen kennen. Leider jedoch sind bis dahin die meisten Pferde bereits derart abgestumpft, dass eine feinfühlige Handhabung des Gebisses keine Reaktion mehr hervorruft. Die harte Hand muss also bleiben, um das Pferd noch lenken zu können. Wenn dem Reiter dann die Arbeit zu viel wird, das heißt, wenn er zu viel Kraft aufwenden muss, wählt er letztendlich ein schärferes Gebiss (mit Hebelwirkung), um beim Pferd „durchzukommen".

Diesen Weg haben sehr viele Reiter beschritten und kommen von ihrer harten Hand kaum mehr los, weil Reiter und Pferd aus diesem Teufelskreis nicht mehr heraus kommen. Es wird deutlich, dass der Sitz des Reiters unmittelbar mit der Handhabung der Zügel in Relation steht. Erst wenn der Reiter zügelunabhängig sitzen kann, sich also freihändig ohne Balanceschwierigkeiten in jeder Gangart des Pferdes im Sattel halten kann und gelernt hat, die Bewegungen des Pferdes mühelos mit dem Becken auszugleichen, darf er die Zügel in die Hand bekommen.

Die Ausbildung des Reiters an der Longe müsste deshalb wesentlich länger dauern als viele Reitschulen sie praktizieren. Meist dürfen Anfänger nach zehn Longenstunden bereits in der Abteilung mitreiten. Doch nach zehn Stunden kann kein Rei-

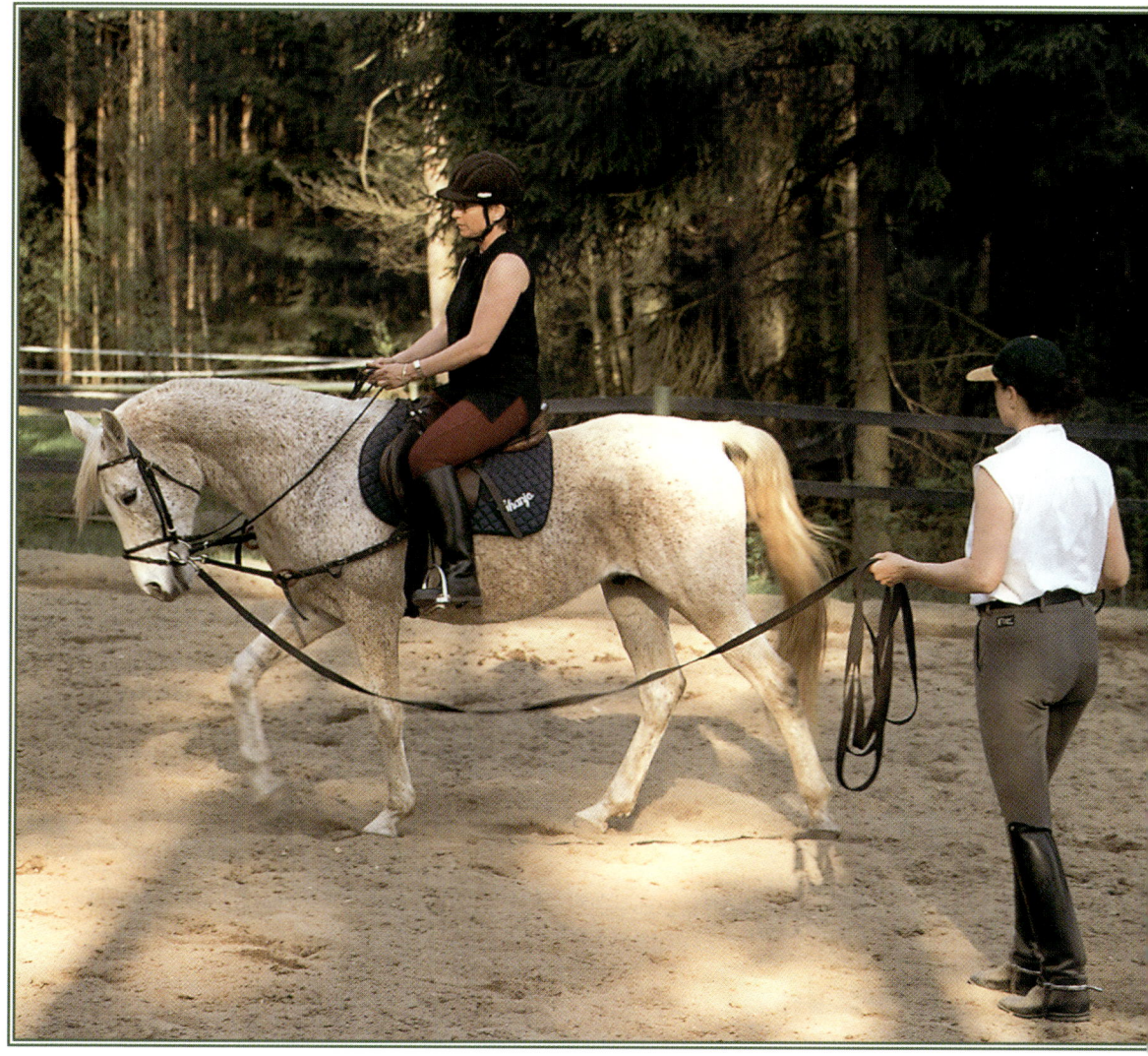

Die Schulung an der Longe muss so lange aufrecht erhalten werden, bis der Schüler in allen drei Grundgangarten zügelunabhängig sitzen kann.

ter seinen Sitz auf eine Weise vervollkommnen, dass zügelunabhängiges Reiten möglich ist.

Dass wirtschaftliche Faktoren dagegen sprechen, die Schulung an der Longe länger aufrecht zu erhalten, ist verständlich. Auch der Reiter verliert häufig zu früh die Geduld und will Fortschritte sehen, indem er in der Gruppe mitreiten, die Zügel selbst in die Hand nehmen darf und letztendlich auch schon mal seinen Spaß im Gelände haben will.

Eine Reitschule, die ihre Schüler ein halbes Jahr lang an der Longe schulen möchte, wird kaum überleben können, weil die Reitschüler abwandern. Diese Problematik besteht, doch jeder

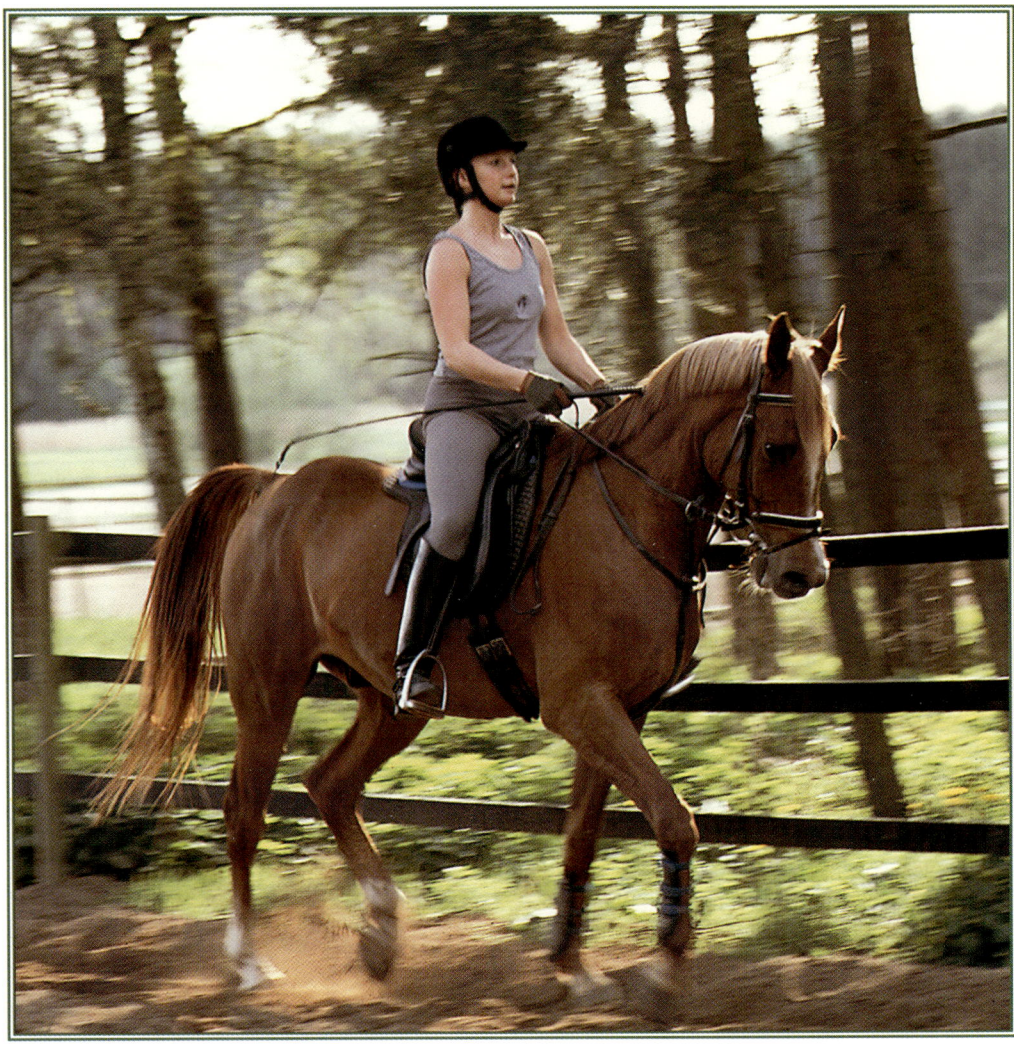

Die Verwendung einer Trense ist kein Argument, die Schulung der Reiterhand zu vernachlässigen.

einzelne Reiter muss sich im Klaren darüber sein, dass der spätere reiterliche Erfolg (und selbstverständlich die Gesundheit des Pferdes) von seinem Bestreben abhängt, sich entsprechend schulen zu lassen. Dass sich selbst Profireiter an der Longe von einem Kollegen im Sitz korrigieren lassen, ist mittlerweile normal. Denn je besser der Sitz, desto weicher die Hand!

Obwohl der Schaden in Grenzen gehalten werden kann, soll nicht die Wahl eines milden Gebisses oder einer sanften gebisslosen Zäumung dazu verleiten, den Zügel gedankenlos zu handhaben. Eine harte Hand an einer milden Zäumung kann ein Pferd ebenso abstumpfen und zwar in der Regel so, dass das Pferd mit der sanften Zäumung nicht mehr kontrollierbar wird.

Ein mildes Gebiss ist also kein Freibrief, seine Hand nicht zu schulen!

Ein Hebelarmgebiss hingegen darf grundsätzlich nur von einem weit fortgeschrittenen Reiter verwendet werden. Es ist schlichtweg Tierquälerei, wenn eine schlecht geschulte Hand ein scharf wirkendes Gebiss bedient.

Da jeder Reiter eine bestimmte Zeit benötigt, bis seine Ausbildung so weit fortgeschritten ist, dass er verantwortungsvoll mit dem Zügel umgehen kann, ist es seine Pflicht gegenüber jedem Pferd, nur mit mildem Gebiss zu reiten und seine reiterlichen Künste kontinuierlich schulen zu lassen. Als Basis für Anfänger und mittelmäßige Reiter kommt also nur ein Trensengebiss in Betracht, als gebisslose Zäumung ist das Sidepull empfehlenswert.

DER EINFLUSS VON FORM, MATERIAL UND GEWICHT

Wie unschwer anhand der zahlreichen Variationen von Gebissformen und -materialien zu erkennen ist, ist Trense nicht gleich Trense. Allein die Unterscheidung von einfach, doppelt oder ungebrochener Trense sagt nicht alles über Wirkung und Einfluss des Gebisses auf das Pferdemaul aus.

Neben dieser grundsätzlichen Unterscheidung muss man weit mehr Überlegungen über Material, Form und Gewicht anstellen, um das geeignete Mundstück für sein Pferd auszuwählen.

So manche Fehleinschätzung über die Wirkungsweise eines Gebisses bringt unbefriedigende Ergebnisse in der Handhabung. Allerdings darf man sich nicht von einer vermeintlichen Zufriedenheit des Pferdes täuschen lassen, die durch kaschierende Auswirkungen bestimmter Gebissmaterialien hervorgerufen wurde.

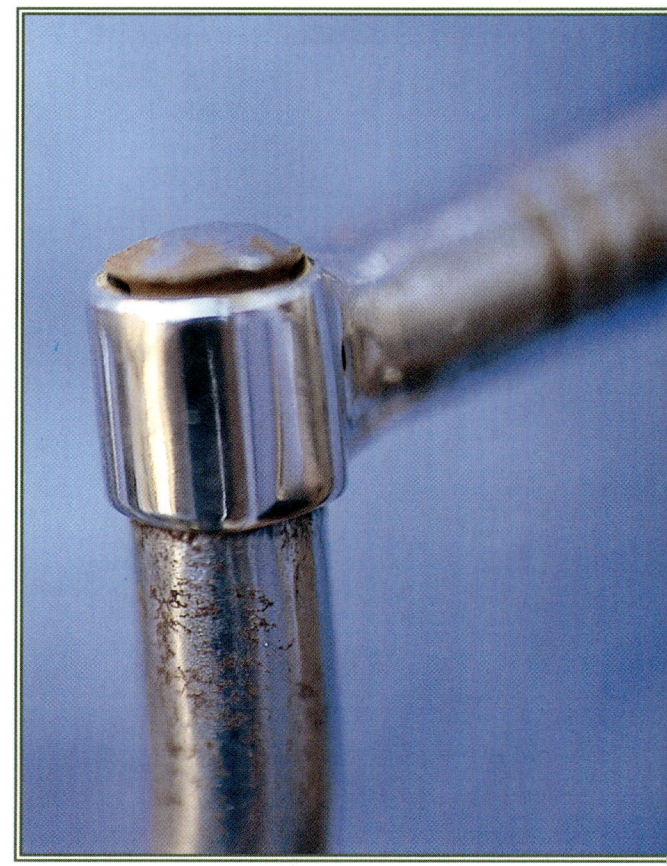

Alle Gebisse sind regelmäßig auf scharfkantige Teile zu untersuchen, die das Pferd im Maul verletzen könnten.

Geschmacksnoten

Gebisse sind im Handel aus verschiedensten Materialien oder auch Material-Kombinationen erhältlich. Sicherstellen sollte man vor allem, dass das Gebiss keine Verletzungen im Maul verursachen kann. Bei billigen Gebissen kann es vorkommen, dass durch maschinelle oder unsaubere Herstellung scharfe Kanten und Ecken vorhanden sind, die im Maul des Pferdes schließlich wie ein Rasiermesser wirken. Aber auch sauber verarbeitete Gebisse können nach häufigem Gebrauch scharfe Kanten entwickeln, insbesondere rostende Eisengebisse.

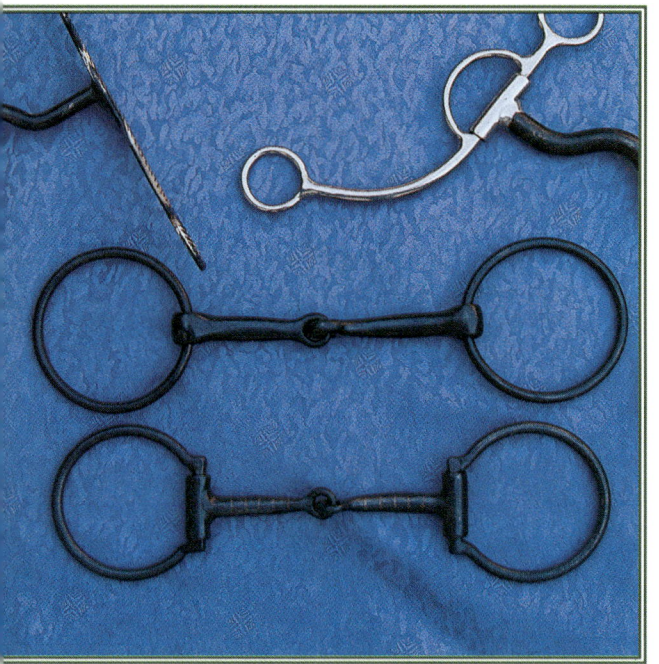

Rostende Eisengebisse sind gegen vorzeitiges Rosten schwarz brüniert.

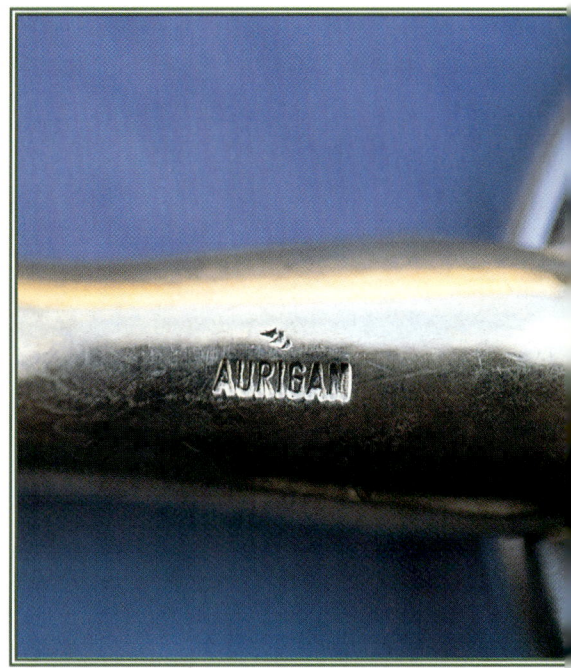

Aurigangebisse haben einen Kupferanteil von 85 Prozent.

Die auf dem Markt als „sweet iron" angebotenen Eisengebisse haben eine spezielle Legierung mit hohem Kohlenstoffanteil. Da Eisen bei Kontakt mit Feuchtigkeit zu rosten beginnt, werden die Gebisse vom Hersteller brüniert, um sie vor vorzeitigem Rosten zu schützen. Hierzu werden die Gebisse in heißem Öl gebadet, wodurch sie eine dunkelblaue bis schwarze Farbe erhalten. Eine chemische Brünierung kann beim Pferd toxische oder allergische Reaktionen auslösen, wenn noch Restbestandteile von Chemikalien am Gebiss haften. Anzeichen hierfür können geschwollene Maulwinkel bei Verwendung eines neuen Gebisses sein. Deshalb sollte man brünierte Gebisse einige Tage lang zunächst bei feuchter Luft (beispielsweise im Regen) liegen lassen, bis das Eisen zu rosten beginnt. Brüniert werden die Gebisse ohnehin hauptsächlich zu optischen Zwecken, denn angerostete Teile sehen unschön aus und lassen sich deshalb schwer verkaufen.

Materialien wie Eisen (Rost), Kupfer, Aurigan (85 Prozent Kupferanteil) oder Argentan (60 Prozent Kupferanteil) wirken durch ihren süßlichen Geschmack speichelfördernd. Da Kupfer ein sehr weiches Material ist, können Gebisse nicht aus reinem Kupfer gefertigt werden, denn sie würden den Belastungen nicht standhalten. Deshalb wird Kupfer entweder mit anderen Materialien gemischt (Argentan, Aurigan) oder als Einlage beziehungsweise Rollen in Edelstahlgebisse oder Gebisse anderer Materialien eingearbeitet.

Manche Experten sind auch der Meinung, dass gerade die Kombination verschiedener Materialien für eine bessere Speichelproduktion verantwortlich ist, da es zwischen den einzelnen Metallen zu minimalen Spannungen kommt. Das Einspeicheln des

Der Einfluss von Form, Material und Gewicht

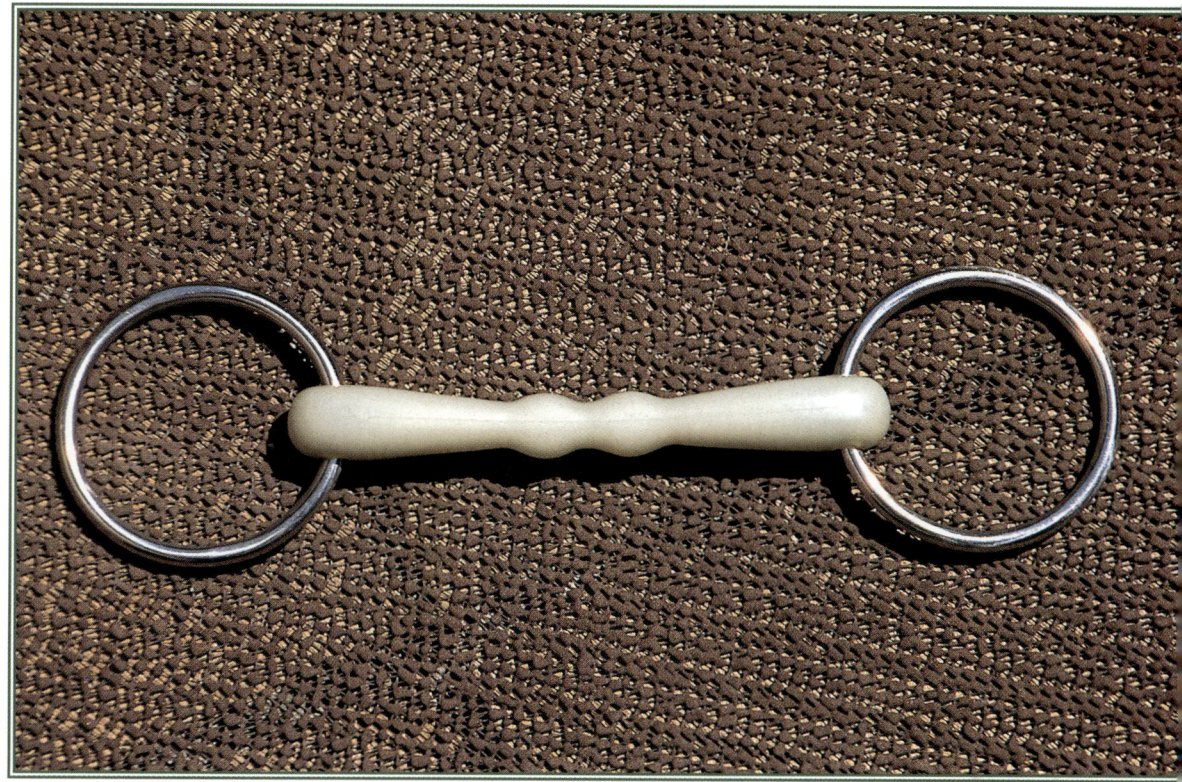

Eine Form einer ungebrochenen Nathe-Trense, die leicht flexibel ist. Es gibt sie auch in Apfel- oder Minzgeschmack

Gebisses ist für eine weiche Verbindung und eine sanfte Handhabung wichtig. Darum fällt die Wahl der Reiter häufig auf Gebisse, die den Speichelfluss fördern. Mundstücke aus Eisen und Kupfer unterstützen den Speichelfluss. Gebisse aus Leder, Aluminium, Edelstahl, Gummi oder Chromlegierungen erzeugen ein eher trockenes Maul.

Das Nathe-Gebiss ist aus Kunststoff, es gleitet gut im Pferdemaul und animiert zum Kauen. Die Gebisse gibt es sogar mit Apfel- oder Minzgeschmack, der das Pferd zum Kauen anregen soll. Ein Metallkern verhindert ein Durchkauen des Gebisses und sichert die notwendige Stabilität.

Es gibt auch Trensen, deren Metallkern anstatt des Kunststoffs mit Gummi ummantelt ist. Dabei unterscheidet man Weich- und Hartgummi-Trensen. Das Material ist ähnlich wie Kunststoff relativ mild, dennoch wirkt es wie Radiergummi, wenn das Maul nicht gut eingespeichelt ist.

Das Gebissmaterial ist aber nicht grundlegend entscheidend dafür, ob ein Pferd Speichel produziert oder nicht. Es kann höchstens eine minimale Unterstützung sein. Vielmehr sollte man sich vor Augen führen, dass sowohl beim Menschen als auch beim Pferd ein trockener Mund ein Anzeichen für Angst oder Stress ist. Angst- und Fluchtreaktionen benötigen keine Speichelproduktion, aber es wird Adrenalin ausgeschüttet,

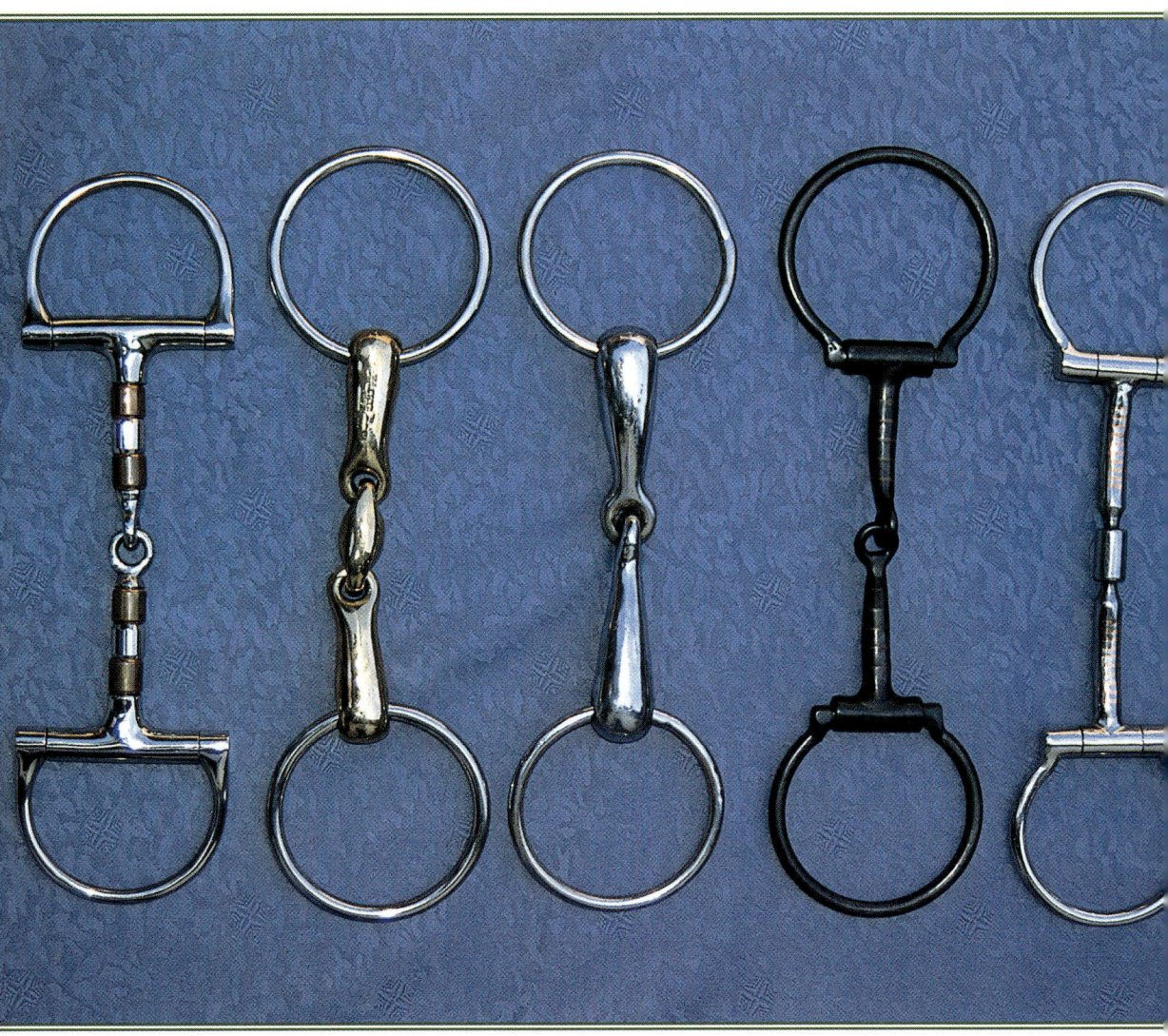

Verschiedene Materialien von Trensengebissen; von links nach rechts: Edelstahl mit Kupferrollen, Aurigan, Edelstahl (nicht rostend), Eisen (brüniert, rostend), Sweet Iron (rostend) mit Kupfereinlagen

wobei sämtliche Energie in die Muskulatur und Nerven geleitet wird. Ist das Pferd in einer mentalen Verfassung, die Anspannung, Angst und Stress hervorruft, wird es keinen Speichel produzieren. Eine Speichelproduktion findet jedoch im entspannten Zustand, beispielsweise bei einem fressenden Pferd, statt. Um die Speichelproduktion anzuregen, ist es deshalb wichtiger, auf eine entspannte mentale Verfassung des Pferdes zu achten als auf ein bestimmtes Speichel produzierendes Gebissmaterial.

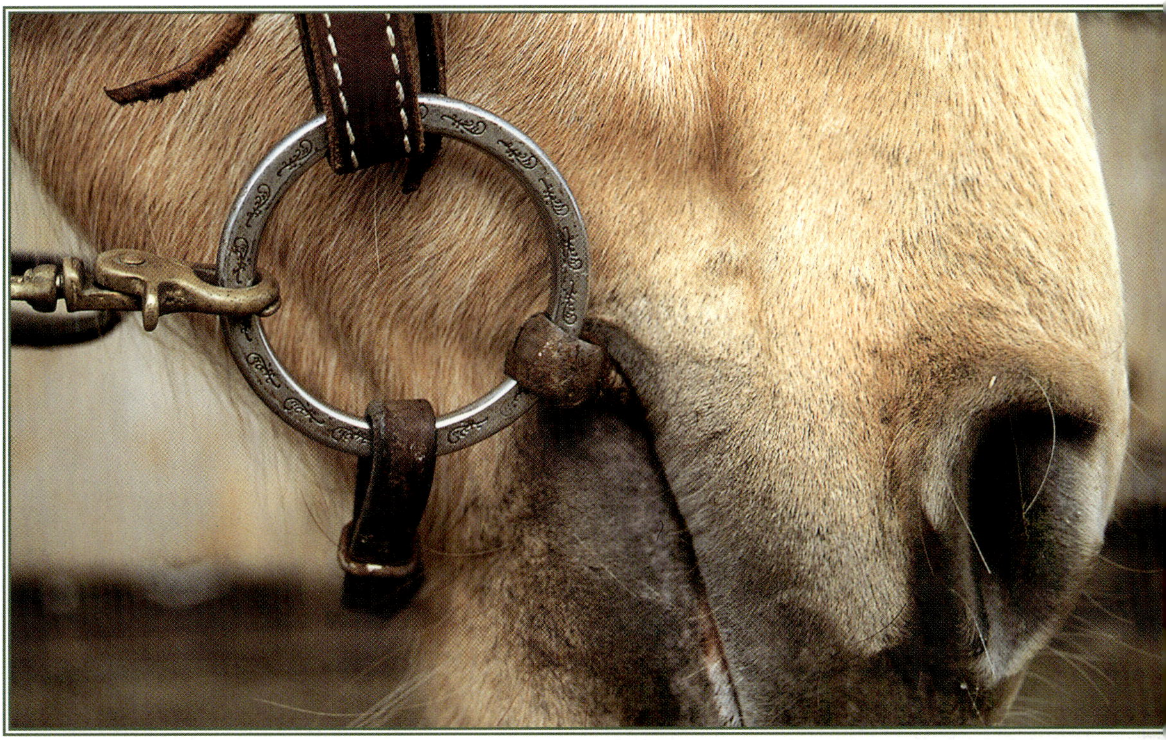

Der Einfluss von Form, Material und Gewicht

Verspannte Pferde speicheln auch solche Gebisse, die die Speichelproduktion anregen sollen (zum Beispiel rostende Mundstücke), nicht genügend ein.

Entspannung ist die Voraussetzung dafür, Speichel zu produzieren.

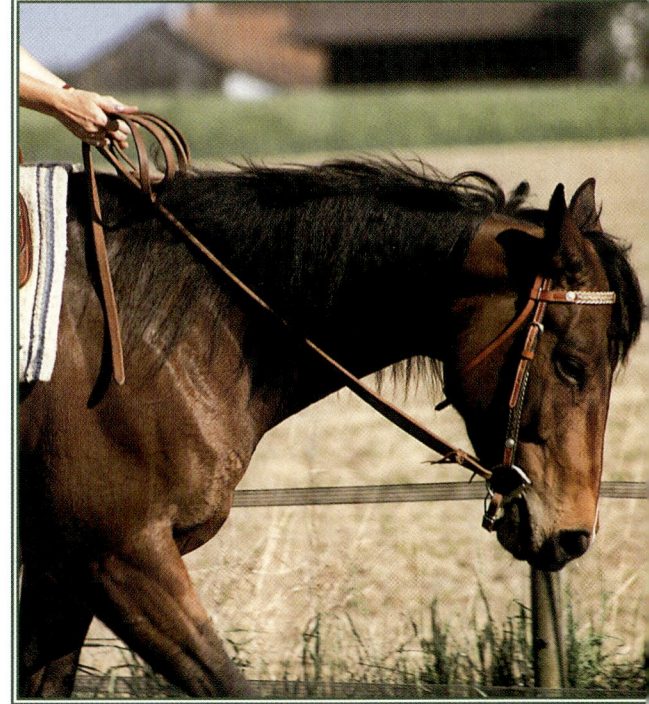

Ein (unkorrekt angefasstes) Gebiss, das dem Pferd Anlass zu Aufregung, Angst oder Stress gibt, ist ungeeignet, ein feuchtes Maul zu fördern, ungeachtet dessen, ob es sich bei dem Mundstück um ein speichelförderndes Gebissmaterial handelt!

Ein kleiner Materialüberblick

Material	Beschreibung
Eisen (Iron, Sweet Iron)	Dauerhaft rostend, muss daher regelmäßig auf scharfe Kanten kontrolliert werden. Brünierte Gebisse sind bläulich bis schwarz und werden auf diese Weise vor vorzeitigem Rosten geschützt.
Kupfer (Copper)	Sehr weich, deshalb meist nur als Gebisseinlage verwendet. Fördert auf Grund seines Geschmacks oder einer Spannungswechselwirkung mit anderen Materialien den Speichelfluss.
Aurigan	Speziallegierung aus Kupfer (85 Prozent), Zink und Silizium. Zeigt sogar ein besseres Oxidationsverhalten als reines Kupfer und ist nickelfrei (Nickel kann Allergien auslösen).
Argentan (German Silver)	Auch bekannt als Neusilber. Legierung mit Kupfer (60 Prozent), Nickel und Zink. Kann auch Spuren von Blei, Zinn und anderen Materialien enthalten.
Messing	Kupferlegierung in Verbindung mit Zink in unterschiedlichen Anteilen.
Edelstahl (Stainless Steel)	Geschmacklich neutrale Legierung mit Zusätzen von Chrom, Nickel und anderen Materialien.
Gummi	Wirkt in einem trockenen Maul wie Radiergummi, deshalb nur für Pferde geeignet, die grundsätzlich gut einspeicheln. Weiches Material, das leicht durchgekaut und mit den Jahren spröde wird. Es gibt Gebisse aus Hart- und Weichgummi.
Leder	Sehr pflegeintensiv, aber bei guter Pflege sehr weich und passt sich der jeweiligen Maulform perfekt an.
Kunststoff	Glattes Material, das weniger Feuchtigkeit bindet als Gummi. Kann Kautätigkeit fördern.

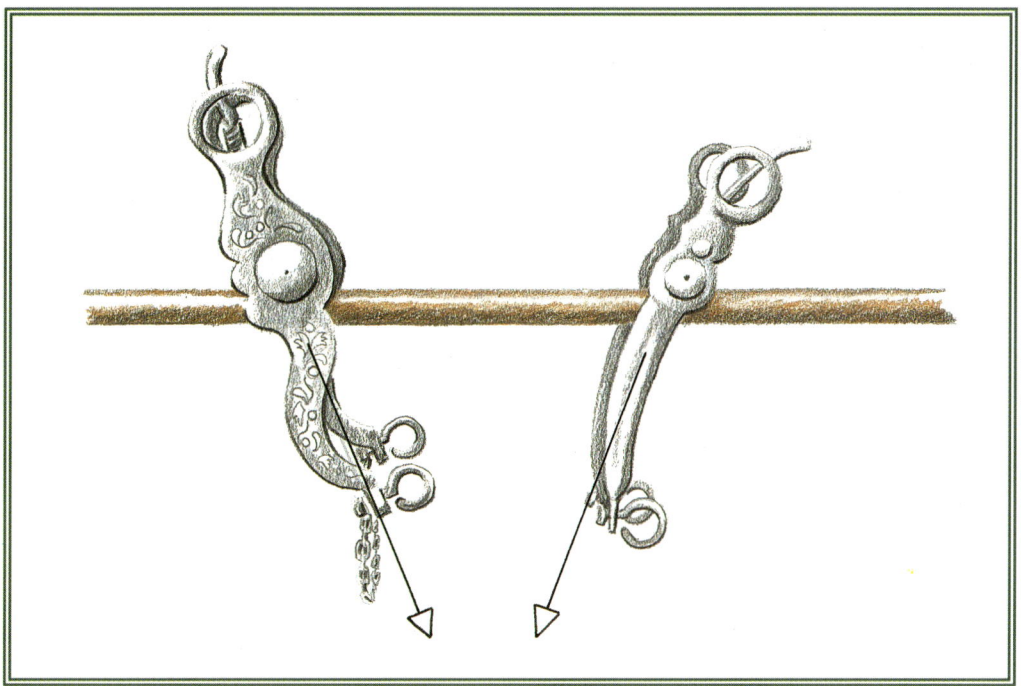

Die Balance des Gebisses beeinflusst die Kopfhaltung des Pferdes.

DIE PRÄZISION EINES GEBISSES

Mit Hilfe eines Gebisses oder einer Zäumung will man Signale auf das Pferd übertragen, die es verstehen und befolgen soll. Je besser ein Pferd auf eine Aufforderung vorbereitet werden kann, bevor es zum direkten Kontakt kommt, desto sensibler kann man das Pferdemaul erhalten. Denn dadurch erhält man die Möglichkeit, das Pferd durch ein bestimmtes Zeichen zu bitten, bevor man die gewünschte Reaktion mit Druck durchsetzt. Das Pferd erhält die Chance zu gehorchen und wird dadurch zur aktiven Mitarbeit animiert.

Einige Gebissarten gewährleisten die Übertragung von derart präzisen Signalen auf den Pferdekopf. Folgende Faktoren beeinflussen das Potenzial der Signaleinwirkung:

- Länge der Hebelarme
- Feststehende oder lose Trensenringe
- Drehbare oder fixe Hebelarme
- Das Verhältnis von Ober- und Unterbaum
- Die Form der Schenkel
- Das Gewicht und die Balance des Gebisses
- Mundstücksform
- Bei Hebelarmgebissen: Verschnallung der Kinnkette

Im Kapitel über Form und Wirkung der einzelnen Gebisse und Zäumungen wurden die Auswirkungen von Mundstücksformen, flexiblen oder festen Hebelarmen, Verhältnis von Ober- und Unterbaum und Länge der Hebelarme schon angesprochen. Bekannt ist demnach auch, dass zurückgebogene Hebelarme trotz ihrer größeren Gesamtlänge im Gegensatz zu geraden Hebelarmen

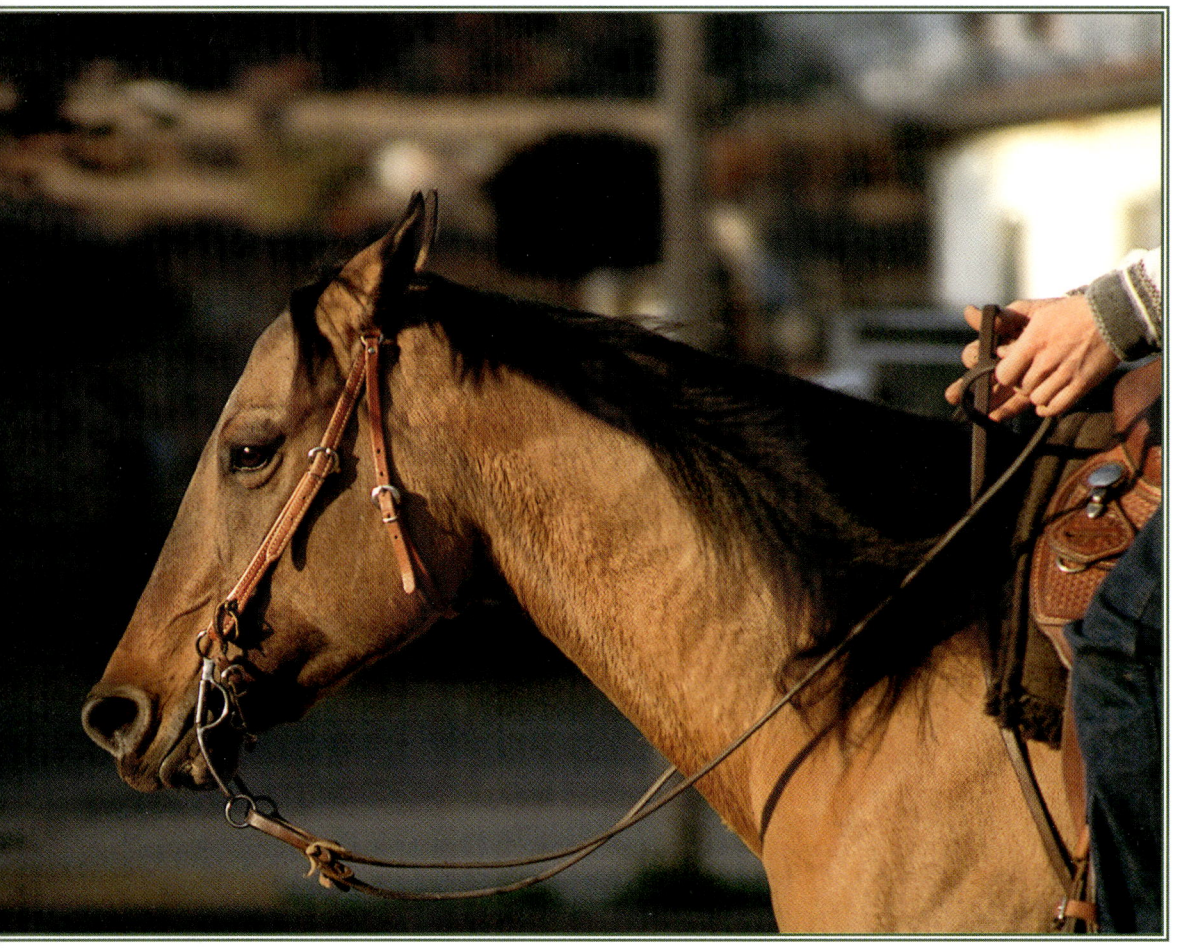

Zurückgebogene Hebelarme verringern die Kraftübertragung auf das Pferdemaul und wirken verzögernd.

dieselbe Hebelwirkung haben, wenn deren direkter Abstand vom Drehpunkt (Mundstück) zum Schenkelende gleich lang ist.

Insbesondere so genannte „Grazer Bits" mit stark zurückgebogenen Schenkeln gelten deshalb auch als milde Hebelarmgebisse. Häufig werden diese Bits jedoch eingesetzt, um die Pferde mit Gebiss grasen lassen zu können (daher auch der Name), ohne dass die Hebelarme dabei im Weg sind. Ein anderer Grund für die Wahl eines Gebisses mit zurückgebogenen Schenkeln ist häufig,
dass die Pferde die Schenkel nicht mit den Lippen greifen können.

Greifen wir nochmals das Beispiel der im Prinzip gleich scharf wirkenden Hebelarmgebisse mit einerseits geraden, aber kürzeren Schenkeln, andererseits zurückgebogenen, dafür aber längeren Hebelarmen auf. Bei näherer Betrachtung fällt auf, dass das Gebiss mit den längeren Schenkeln bei gleichem Kraftaufwand einen weiteren Weg benötigt, bis derselbe Druck im Maul ankommt wie bei dem Gebiss mit kurzen Schenkeln. Man spricht davon, dass das Gebiss verzögert beziehungsweise langsamer reagiert. Damit wird das Pferd auf den bevorstehenden Kontakt vorbereitet beziehungsweise gewarnt und kann frühzeitig auf die Anfrage oder Forderung des Reiters reagieren. Zudem verzeiht ein solches Gebiss eher einen Reiterfehler, womit es insbesondere auch für den Reiter geeignet ist, der erstmals mit einem Hebelarmgebiss arbeitet.

Gerade Schenkel sind also extrem „schnell" – sie übertragen den erzeugten Druck der Reiterhand sofort und unmittelbar auf das Pferdemaul. Deshalb sollten diese Gebisse auch nur absoluten Profis vorbehalten bleiben.

Hebelarmgebisse mit zurückgebogenen Schenkeln verzögern die Auswirkungen eines Zügelsignals und geben somit dem Pferd mehr Zeit für die entsprechende Reaktion.

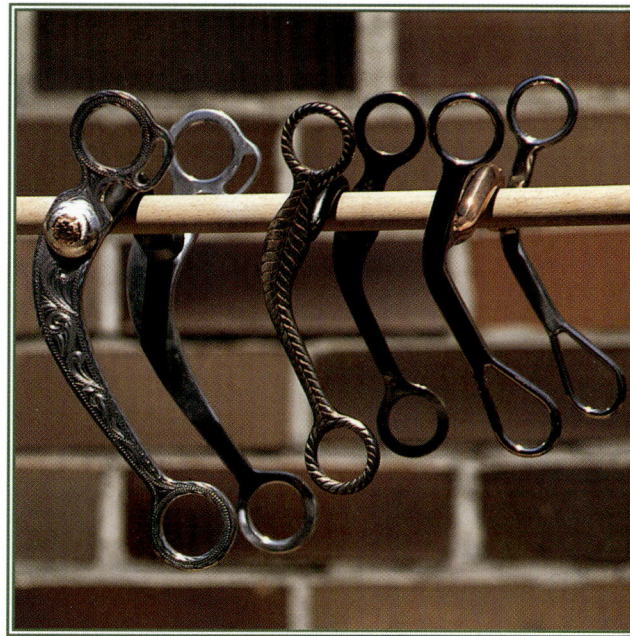

Wenn man sie auf einer Holzstange aufhängt, kann man beurteilen, wie die Gebisse ausbalanciert sind.

Entscheidend für die Auswahl eines Gebisses für bestimmte Zwecke sind auch Gewicht und Balance. Diese Faktoren sind nicht zu unterschätzen, da sie – was insbesondere für den Turnierreiter wichtig ist – die Kopf- und damit auch die Körperhaltung des Pferdes erheblich beeinflussen.

Jedes Gebiss hat ein bestimmtes Gewicht, das auf den Pferdekopf einwirkt. Bei Hebelarmgebissen, die möglicherweise noch große Ornamente und Verzierungen an den Schenkeln aufweisen und zusätzliche Kupferrollen oder Spieler am Mundstück haben, ist das Gesamtgewicht wesentlich höher als bei dünnen, einfachen Hebelarmgebissen. Trensengebisse haben schon wegen der fehlenden Hebelarme in der Regel ein geringeres Eigengewicht.

Je schwerer ein Gebiss, desto wichtiger ist die richtige Balance. Das Gewicht der linken und rechten Hälfte eines Gebisses sollte gleich sein, da sonst eine schiefe Kopfhaltung provoziert werden würde. Muskelverspannungen und damit Bewegungseinschränkung mit möglicher Widersetzlichkeit wären die Folge. Legt man das (ungebrochene) Gebiss an der Mitte des Mundstücks auf den Zeigefinger, lässt sich die Balance des Gebisses ausloten. Für präzisere Messungen eignet sich eine Holzstange. Nun wird deutlich, ob sich das Gebiss zu einer Seite neigt oder ausbalanciert bleibt.

Neben der seitlichen Balance pendelt sich das Hebelarmgebiss auch in seiner Längsachse ein. Entweder schwenken die Hebelarme nach vorne, nach hinten oder bleiben lotrecht. Die Balance des Gebisses ist wichtig für die Einwirkung auf den Pferdekopf. Sinnvoll ist es, ein Gebiss zu wählen, dessen Ausrichtung sich der natürlichen Kopfhaltung des Pferdes anpasst. Dieses Gebiss zeigt in seiner Balance mit den Hebelarmen nach vorne,

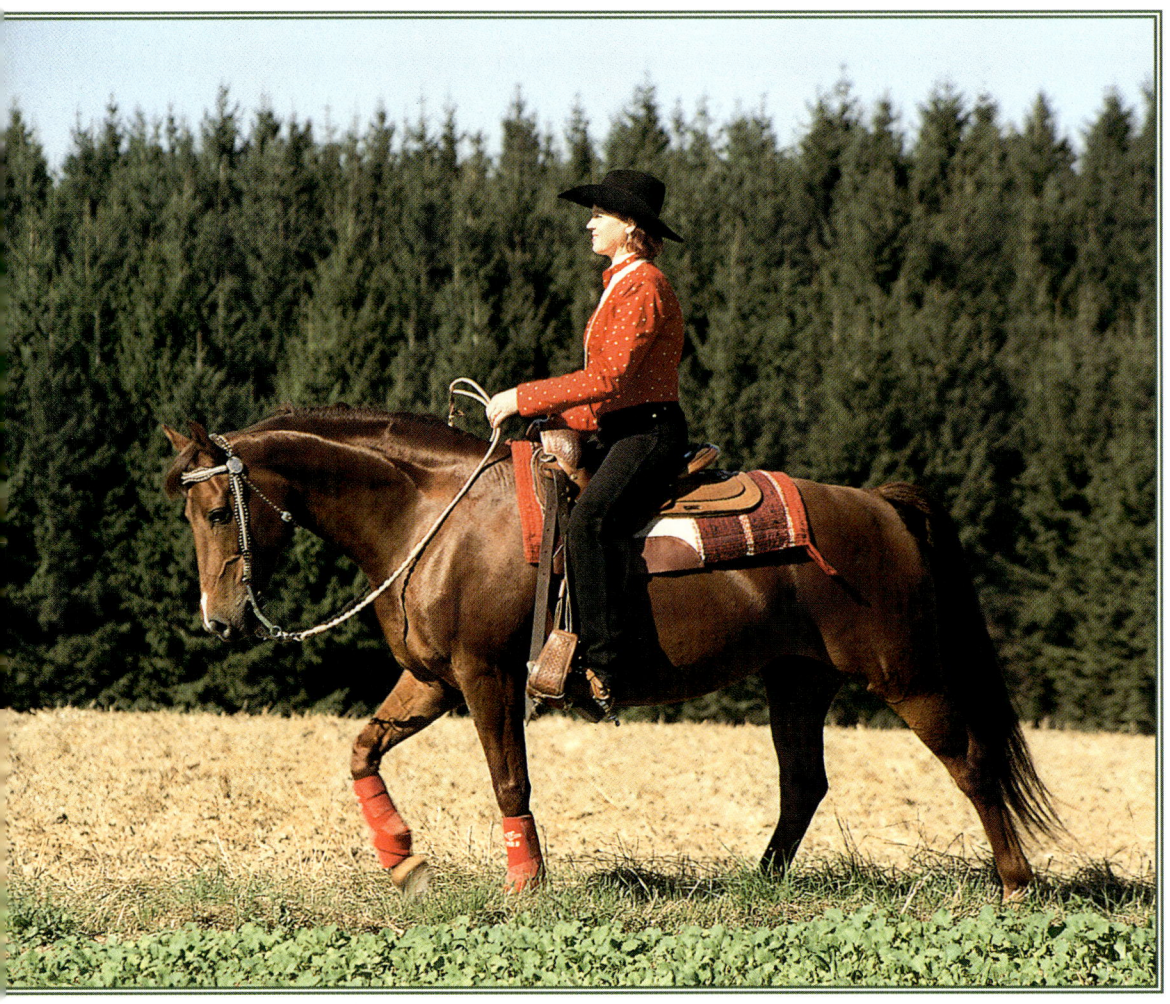

Ein rückwärts ausgerichtetes Gebiss fördert den "Head Set".

während die Oberarme demzufolge nach hinten fallen. Damit liegt das Gebiss ruhig und ausbalanciert im Maul, wenn das Pferd seine natürliche Haltung einnimmt. Dies gewährleistet auch eine präzise Einwirkung, sobald die Zügel angenommen werden. Bei losem Zügel verhält sich das Gebiss jedoch neutral. Es stört das Pferd auf Grund seiner ausbalancierten Lage im Maul nicht.

Gebisse, deren Unterschenkel in ihrer natürlichen Balance nach hinten zeigen, stellen sich im Maul auf, sodass immer Druck auf den Gaumen erfolgt, auch ohne dass der Reiter den Zügel annimmt. Durch diese Gebisse wird die Beizäumung gefördert, die Wirkung kann aber nicht aufgehoben werden. Somit ist es dem Reiter unmöglich, das Pferd durch Nachgeben der Zügelhand zu belohnen, wenn es dem Gebissdruck ausweicht. Außerdem tendieren die Pferde dazu, sich aufzurollen, wenn man ein nach rückwärts ausgerichtetes Gebiss wählt. Damit kann sich das Pferd

Die Präzision eines Gebisses

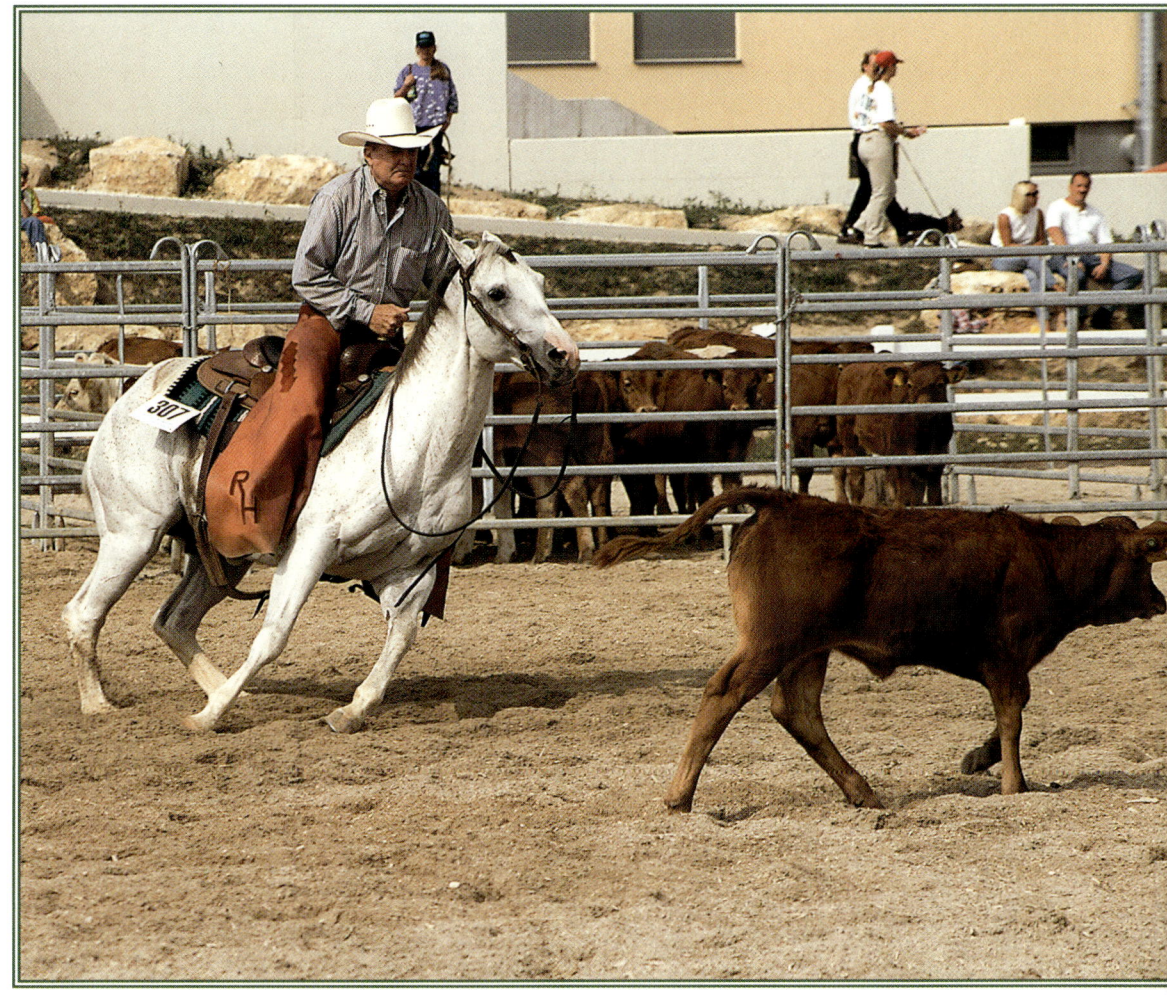

Die Balance des Gebisses beeinflusst die Kopfhaltung des Pferdes. Im Cutting wählt man ein nach vorne ausgerichtetes Gebiss, das dem Pferd erleichtert, die Nase nach vorne zu nehmen.

der Kontrolle des Reiters entziehen, wenn es sich hinter dem Gebiss versteckt.

Vorteil des vorwärts ausgerichteten Gebisses ist, dass der Reiter den Druck jederzeit vollständig lösen kann. Das Pferd kann durch Neutralität des Gebisses belohnt werden. Zudem reagiert das Bit deutlich und sofort beim Annehmen der Zügel – eine präzise Einwirkung ist gewährleistet.

Die richtige Wahl des Gebisses hängt in diesem Zusammenhang vor allem vom Einsatz des Pferdes ab. Insbesondere bei Turnierpferden sollte man auf die ideale Balance des Gebisses achten. Da bei (klassisch gerittenen) Dressurpferden der anstehende Zügel ständig einen gewissen Druck auf das Pferdemaul ausübt, kann der Zügeldruck mit einem rückwärts gerichteten Gebiss verringert werden. Wichtiger erscheint jedoch die Balance des Gebisses für Pferde, die am losen Zügel vorgestellt werden. Dies deshalb, weil der Einfluss über den Zügel nicht dauernd erfolgt und die

Gebissbalance somit mehr an Bedeutung gewinnt. Für ein in der Pleasure-Disziplin vorgestelltes Pferd kann darum ein rückwärts oder lotrecht ausbalanciertes Gebiss vorteilhaft sein, um ein gutes „Head set" am losen Zügel zu erreichen. Reining- und Cuttingreiter hingegen entscheiden sich lieber für ein vorwärts ausgerichtetes Gebiss, damit die Zügeleinwirkung präziser und schneller erfolgen kann. Außerdem ist die Kopfhaltung in diesen Disziplinen nicht in der Form relevant wie beispielsweise in der Pleasure-Klasse. Im Cutting muss das Pferd auf Grund der notwendigen Balance im Kopf und Hals frei bleiben und seine Nase nach vorne nehmen können. Darum ist ein auf die natürlichen Kopfhaltung ausgerichtetes Gebiss vorteilhafter.

KLEINE CHECKLISTE FÜR DIE AUSWAHL DES GEBISSES:

1. Welchen Ausbildungsstand hat das Pferd?
2. Welchen Ausbildungsstand hat der Reiter?
3. Wofür wird das Pferd eingesetzt (Disziplin)?
4. Hat das Pferd irgend ein bestimmtes Problem (Zähne, Kopfform)?
5. Welche Vorlieben hat das Pferd bezüglich Material oder Einwirkung?
6. Ist das korrekte Anpassen der Zäumung gewährleistet?
7. Sind die Feinheiten abgecheckt worden (Balance, Gewicht)?

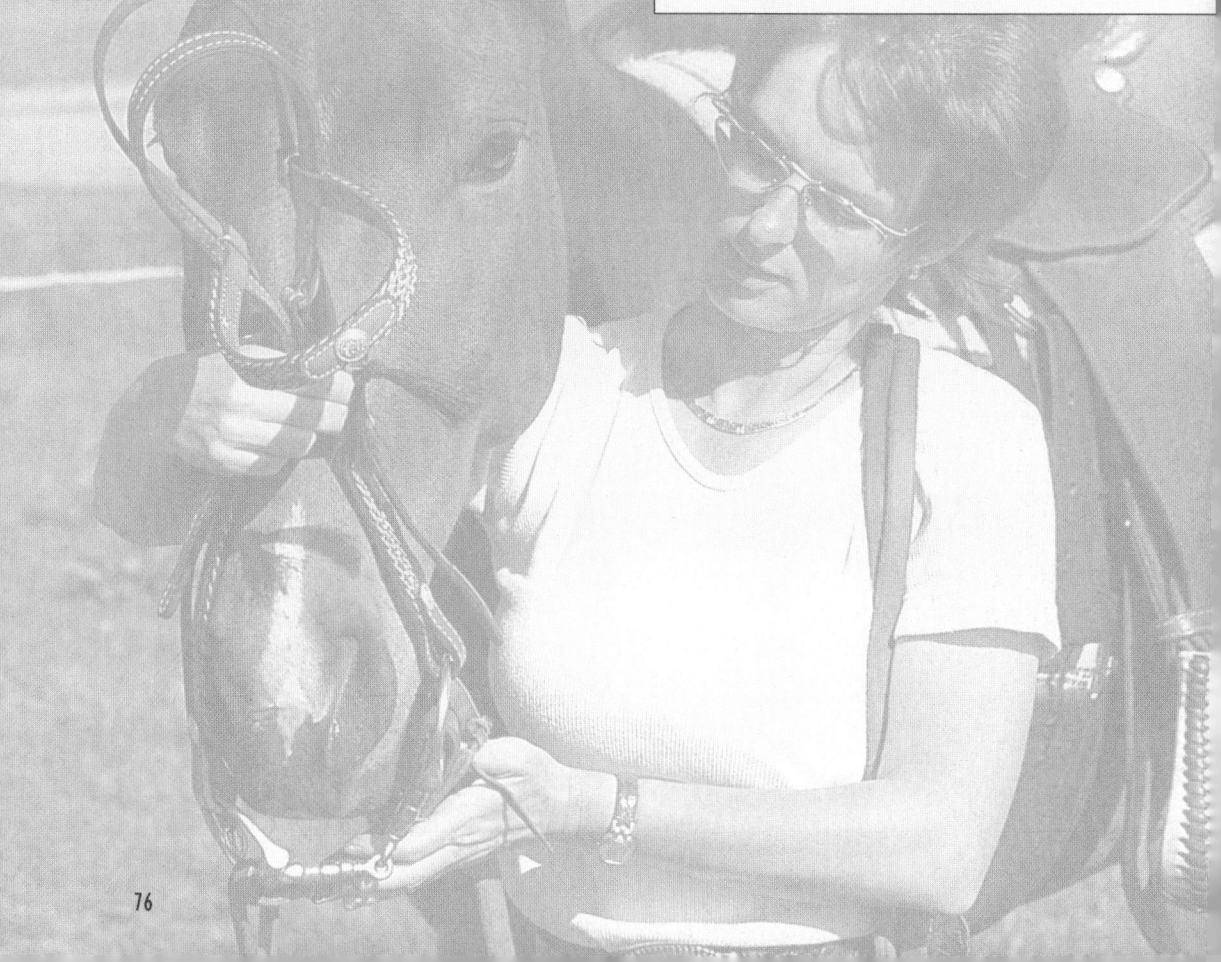

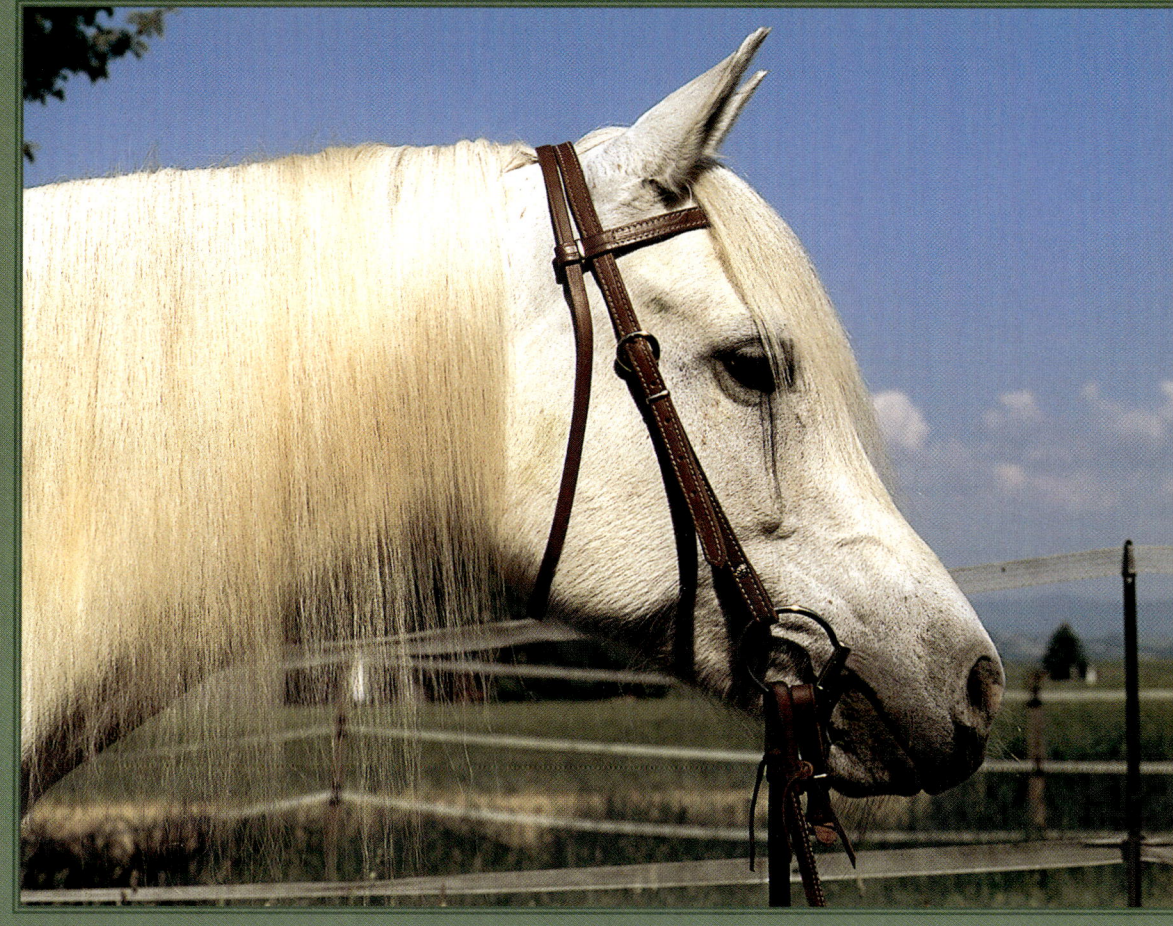

Die Passform des Gebisses ist entscheidend für eine exakte Wirkungsweise.

WIE ANGEGOSSEN

Die Wirkung und Handhabung eines Gebisses oder einer Zäumung ist davon abhängig, wie es am Pferdekopf zu liegen kommt. Alle Gebisse sind über das Zaumzeug am Kopf des Pferdes fixiert. Ob Gebiss, Kopfstück oder gebisslose Zäumung, die korrekte Anpassung von allen Teilen des Zaumzeugs ist nicht nur für den Tragekomfort wichtig, sondern auch für die Einwirkung. Deshalb genügt es nicht, sich darüber Gedanken zu machen, welches Gebiss man wählt, es ist auch erforderlich, das richtige Kopfstück, die entsprechenden Zügel und eine eventuell sinnvolle Zusatzausrüstung zu verwenden. Weiter muss das gesamte Zubehör, das mit zur Zäumung des Pferdes zählt, sauber und exakt angepasst werden. Scharfkantige Mundstücke, die Lefzen einzwickende Gebissringe, scheuernde Stirnriemen oder zu nah am Auge liegende Backenstücke sind ungeeignet, um mit dem Pferd eine sensible

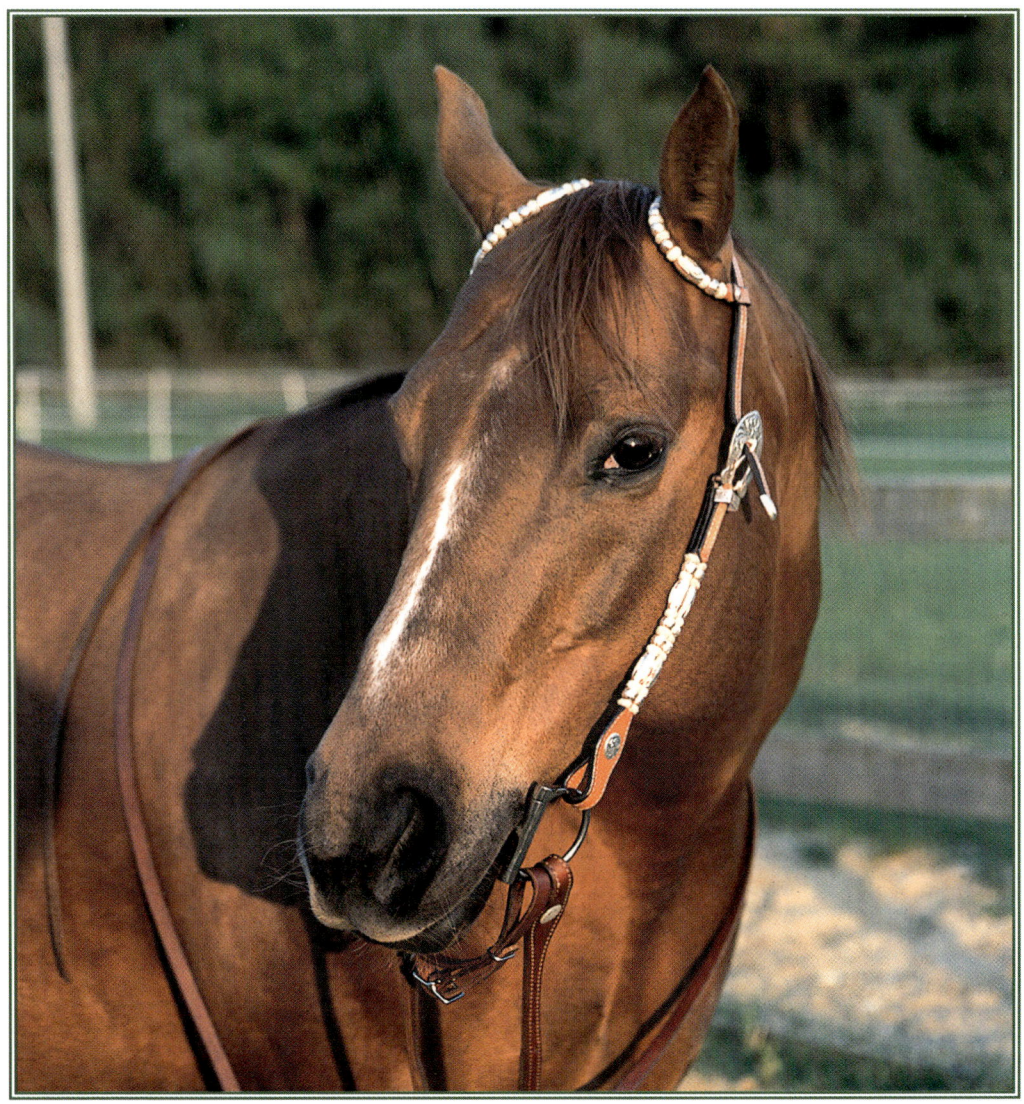

Ein mit Silberornamenten verziertes Doppel-Einohrzaumzeug

Kommunikation über den Zügel aufzubauen. Vielmehr bereiten solche Dinge dem Tier Unbehagen oder Schmerzen und stören die Verständigung zwischen Reiter und Pferd.

Vor dem korrekten Anpassen einer Zäumung muss also überlegt werden, welches Kopfstück für das jeweilige Pferd am günstigsten ist.

DAS KOPFSTÜCK

Die einfachste Form eines Kopfstücks ist ein Riemen, der von einem Gebissring über das Genick des Pferdes bis zum anderen Gebissring verläuft. Damit wird die hauptsächliche Funktion des Kopfgestells deutlich: Die Fixierung des Gebisses

Das Kopfstück

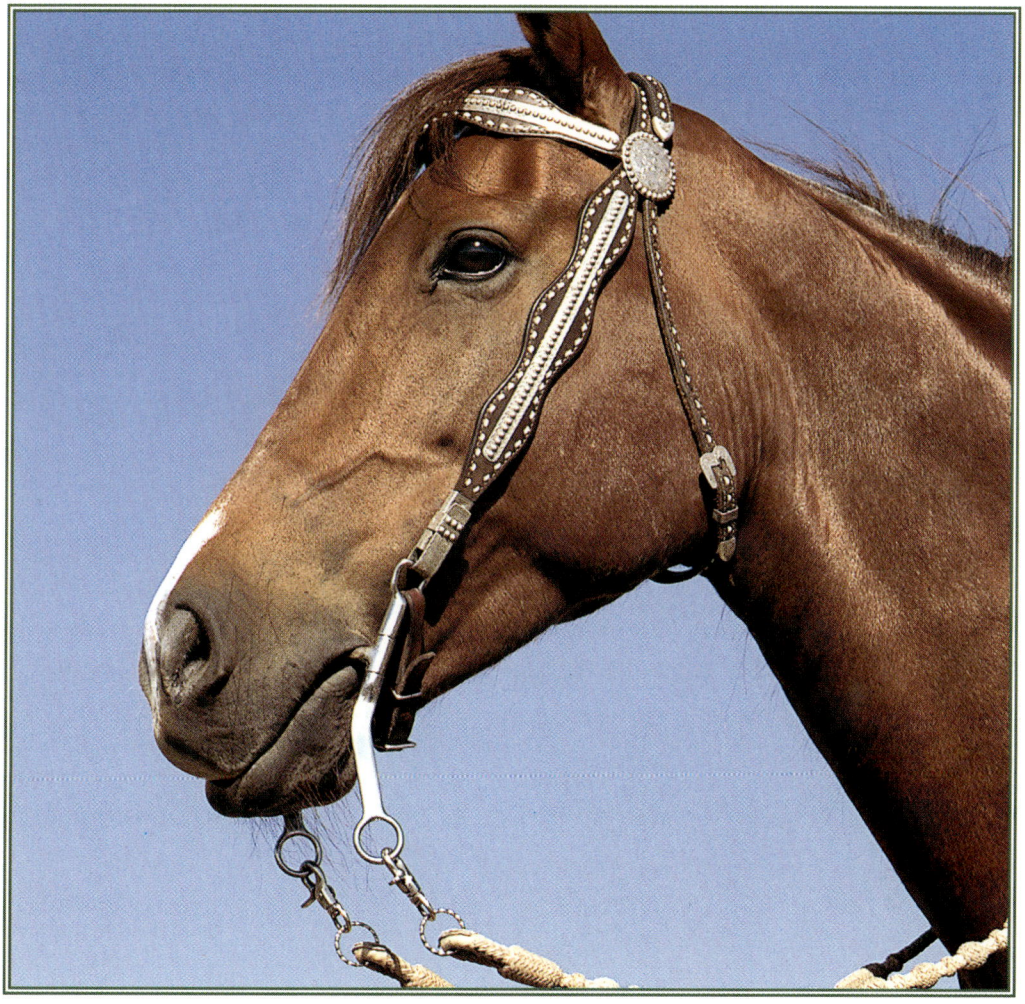

Ein Showzaumzeug in der Stirnriemenausführung

im Pferdemaul. Auch eine gebisslose Zäumung muss über ein Kopfgestell fixiert werden.

Das Kopfstück variiert vom einfachen Lederriemen bis hin zum silberbeschlagenen oder rohhautumflochtenen Kopfgestell verziert mit Quasten oder Beschlägen und ausgestattet mit zusätzlichem Reithalfter, Kehl- und Stirnriemen. Wie viel Leder man am Kopf des Pferdes benötigt, hängt wie bei der Auswahl des jeweiligen Gebisses auch davon ab, in welchem Ausbildungsstadium sich

Pferd und Reiter befinden und welchem Einsatz das Pferd dient.

Gewisse Sicherheitsaspekte sind ebenso zu berücksichtigen wie die notwendigen und sinnvollen Einwirkungen jeglicher Lederriemchen am Pferdekopf. Nach der Auswahl des entsprechenden Instruments muss man auf die korrekte Anpassung des Kopfgestells samt Zubehör bedacht sein, um das Gebiss so zu fixieren, dass eine perfekte Verständigung möglich ist.

Handhabung von Zäumungen und Gebissen

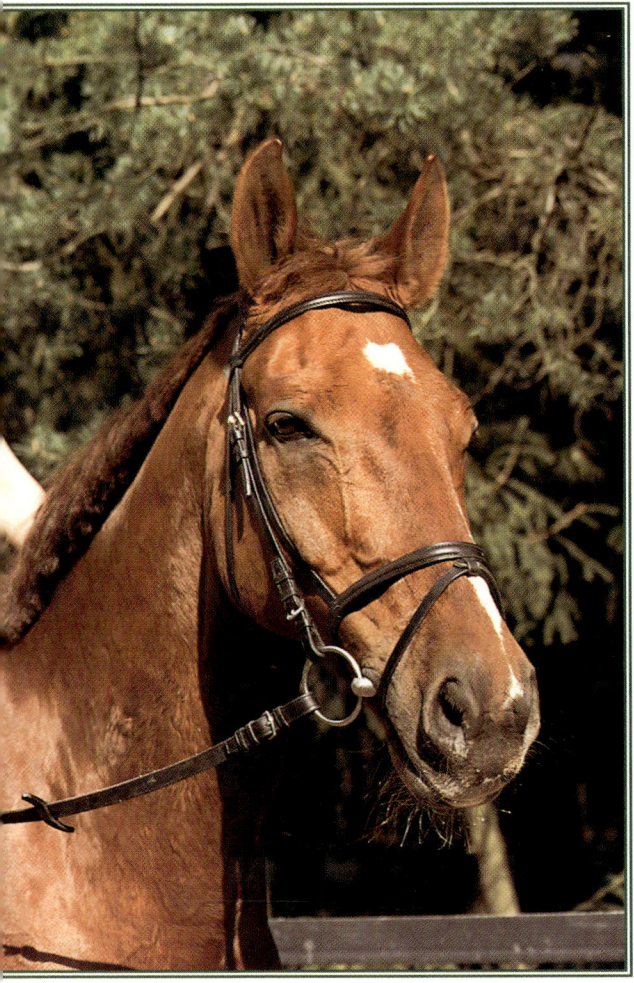

Ein Englischzaum mit kombiniertem Reithalfter

Trensen- und konventionelle Zaumzeuge

Je nach Reitweise haben sich verschiedene Standard-Kopfgestelle etabliert. Der am häufigsten benutzte Zaum für konventionell gerittene Pferde besteht aus einem Genickriemen, der über die Backenstücke zu den Gebissringen verläuft und das Gebiss in Position hält. Des Weiteren verhindert ein Stirnriemen, dass das Kopfstück zu weit nach hinten auf den Hals rutscht. Ein locker verschnallter Kehlriemen sorgt dafür, dass sich das Pferd das Kopfstück nicht über die Ohren abstreifen kann. Zur Grundausstattung eines Kopfgestells gehört schließlich noch ein eingeschnalltes Reithalfter, das aus einem weiteren (beziehungsweise mit dem Zaum kombinierten) Genickriemen und einem Nasenriemen besteht, der – je nach Ausführung höher oder tiefer liegend – das Pferdemaul und die Nase umschließt.

> *Reithalfter sind zusätzliche Hilfsmittel und sollten nicht fest im Kopfgestell integriert sein, sondern einen variablen Einsatz ermöglichen.*

Eigentlich sollte das Reithalfter nicht als Standard-Ausrüstung zum Zaum gehören, da es die Wirkung des Gebisses beeinflusst. Es handelt sich somit um ein Hilfsmittel, das man mit einem Hilfszügel vergleichen kann.

Das Reithalfter verhindert, dass das Pferd sein Maul öffnen kann. Damit ist es dem Tier nicht möglich, mit dem Unterkiefer dem Gebissdruck auszuweichen, in dem es sein Maul öffnet, sondern es ist gezwungen, im Genick nachzugeben. Neben den reittechnischen Auswirkungen gewährleistet das Reithalfter, dass das Gebiss besser im Maul fixiert bleibt, da das Pferd nicht in der Lage ist, sein Maul entsprechend zu öffnen. Somit lässt sich verhindern, dass das Gebiss durch das Maul gezogen wird, wenn der Reiter einseitig am Zügel zieht.

Man unterscheidet verschiedene Formen von Reithaltern, wobei die englischen, die hannoverschen und die kombinierten Reithalfter am gebräuchlichsten sind.

Das englische Reithalfter wird knapp unterhalb der Jochbeinleiste verschnallt und verläuft unter den Backenstücken liegend um die Pferde-

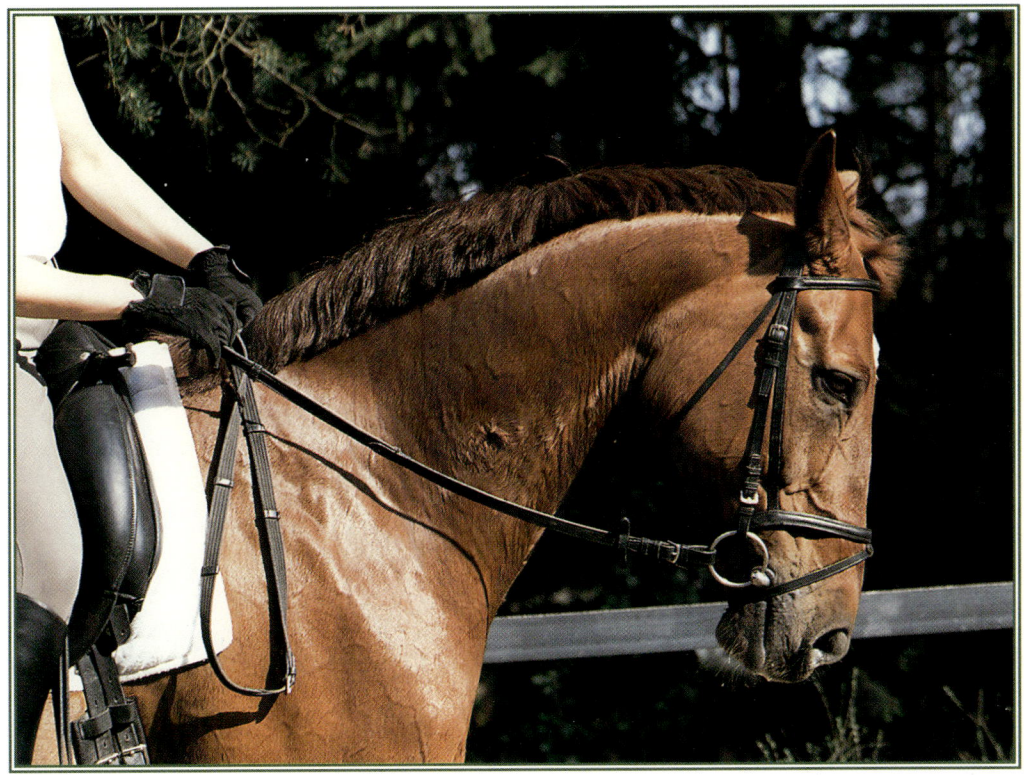

Die Jochbeinleiste sollte vom Backenriemen und vom Nasenriemen des Reithalfters verschont bleiben, da sonst Scheuerstellen entstehen könnten.

nase. Das hannoversche Reithalfter hingegen liegt tiefer auf der Pferdenase – etwa zwei bis drei Finger breit über den Nüstern – und wird über die Gebissringe verschnallt. Da das hannoversche Reithalfter auf Grund seiner Lage die Atmung (Aufblähen der Nüstern) einschränkt, greifen viele Reiter zum kombinierten Reithalfter. Wie der Name schon sagt, kombiniert dieses Reithalfter die englische und hannoversche Version miteinander. Dabei wird der Nasenriemen des hannoverschen Reithalfters am englischen Reithalfter fixiert und damit höher auf der Nase platziert.

Man kennt auch noch das mexikanische Reithalfter, das ähnlich wie das kombinierte aus zwei Riemen besteht, die sich auf dem Nasenrücken kreuzen und dort punktuell Druck ausüben.

Relativ selten sieht man das Bügelreithalfter, eine Abwandlung des hannoverschen Reithalfters, bei dem sich der Nasenriemen über einen Bügel um den Gebissring herum teilt und in zwei Kinnriemen ausläuft. Alle fünf genannten Reithalfter sind auf Turnieren laut LPO zulässig.

Normalerweise handelt es sich bei Englischzäumen um schwarz gefärbtes, oft nur einfach gelegtes Leder in meist drei verschiedenen Kopfgrößen. Es gibt sie in Pony-, Vollblut- und Warmblutgröße, wobei alle Zäume mit Hilfe von Schnallen in ihrer Größe weiter verstellbar sind.

So kann das Gebiss in beliebiger Höhe eingestellt und das Kopfstück ziemlich gut der Größe des Pferdekopfes angepasst werden.

Die Lederqualität von Englischzäumen ist nicht immer befriedigend. Man sollte zumindest auf doppelt gelegtes Leder achten, damit am Pferdekopf keine raue Lederseite zu liegen kommt, die an empfindlichen Köpfen zu Scheuerwunden führen kann. Schlechte Lederqualität wird außerdem schnell brüchig und kann leicht reißen.

Beim Anpassen des Zaums sollte man ein besonderes Augenmerk auf den Stirnriemenansatz legen, damit das Ohr nicht eingezwängt wird. Die Länge des Stirnriemens muss der Kopfgröße des Pferdes entsprechen. Bei zu kurzen Riemen drücken die Lederteile gegen die empfindliche Ohrbasis, zu lange Stirnriemen haben zu viel Spielraum und gewährleisten nicht den notwendigen Sitz des Zaumzeugs.

Der Kehlriemen muss locker verschnallt werden können – etwa zwei bis drei Finger sollte man zwischen Pferdekehle und Riemen schieben können.

Das Backenteil sollte ein gutes Stück hinter der Jochbeinleiste verlaufen, insbesondere ist darauf auch beim Backenriemen des Reithalfters zu achten. Die Lage der Jochbeinleiste ist auch von den anatomischen Strukturen des Pferdes abhängig. Doch dieser knöcherne Vorsprung ist sehr empfindlich, da die darüber liegende Haut nicht mit Muskelfleisch unterpolstert ist. Deshalb kann es gerade in diesem Bereich zu unangenehmen Scheuerstellen kommen.

Backenriemen, die über der Jochbeinleiste zu liegen kommen, gefährden auch das Auge des Pferdes. Die Haut um das Auge ist ebenfalls sehr empfindlich, sodass Scheuerstellen durch das Zaumzeug auftreten können.

Westernbridles

Das Zaumzeug des Westernreiters erfüllt ebenfalls die Funktion, das Gebiss im Maul des Pferdes zu fixieren. Das Genickstück mit Backenteilen ist auch hier obligatorisch. Allerdings müssen dem Zaumzeug nicht unbedingt ein Kehlriemen und Stirnriemen angehören. Jedenfalls wird auf ein Reithalfter in der Regel verzichtet, das gegebenenfalls jedoch als Zusatzausrüstung separat verschnallt werden kann. Hier unterscheidet man dann amerikanische Reithalfter, die mit den englischen Reithalftern vergleichbar, jedoch dünner (rundgenäht) sind und somit schärfer wirken, und so genannte „Mouth Shutter", die – ähnlich den hannoverschen Reithalftern – über die Gebissringe verschnallt werden. Reithalfter sind in Westernturnierdisziplinen generell nicht erlaubt.

Für einen einfachen Trensenzaum wählt man als Standardzaumzeug die Ausführung mit Kehlriemen und Stirnriemen. Gängig sind auch Einohrzäume, wobei der Stirnriemen auf eine Weise abgeändert worden ist, dass er nur ein Ohr umschließt. Einohrzäume sind auf möglichst wenig Leder ausgerichtet, sodass man in der Regel auch auf einen Kehlriemen verzichtet. Es gibt auch Einohrzäume, die mit zwei Ohrschlaufen ausgestattet sind, sodass beide Ohren einzeln mit einem Lederriemen umschlossen werden. So lange das Zaumzeug gut sitzt, ist es Geschmackssache, ob man sich für einen Stirnriemenzaum oder ein Einohrkopfstück entschließt.

Einohrzäume gibt es mit festen oder flexiblen (verschiebbaren) Ohrschlaufen. Zu bevorzugen sind Einohrkopfstücke mit verschiebbaren Ohrschlaufen, weil sie besser dem Pferdekopf angepasst werden können. Die Gefahr, dass Einohrzäume – ob mit flexiblen oder festen Ohrschlaufen – an der Ohrbasis scheuern, ist aber stets vorhanden, sodass empfindliche Pferde mit einem Stirn-

Das Kopfstück

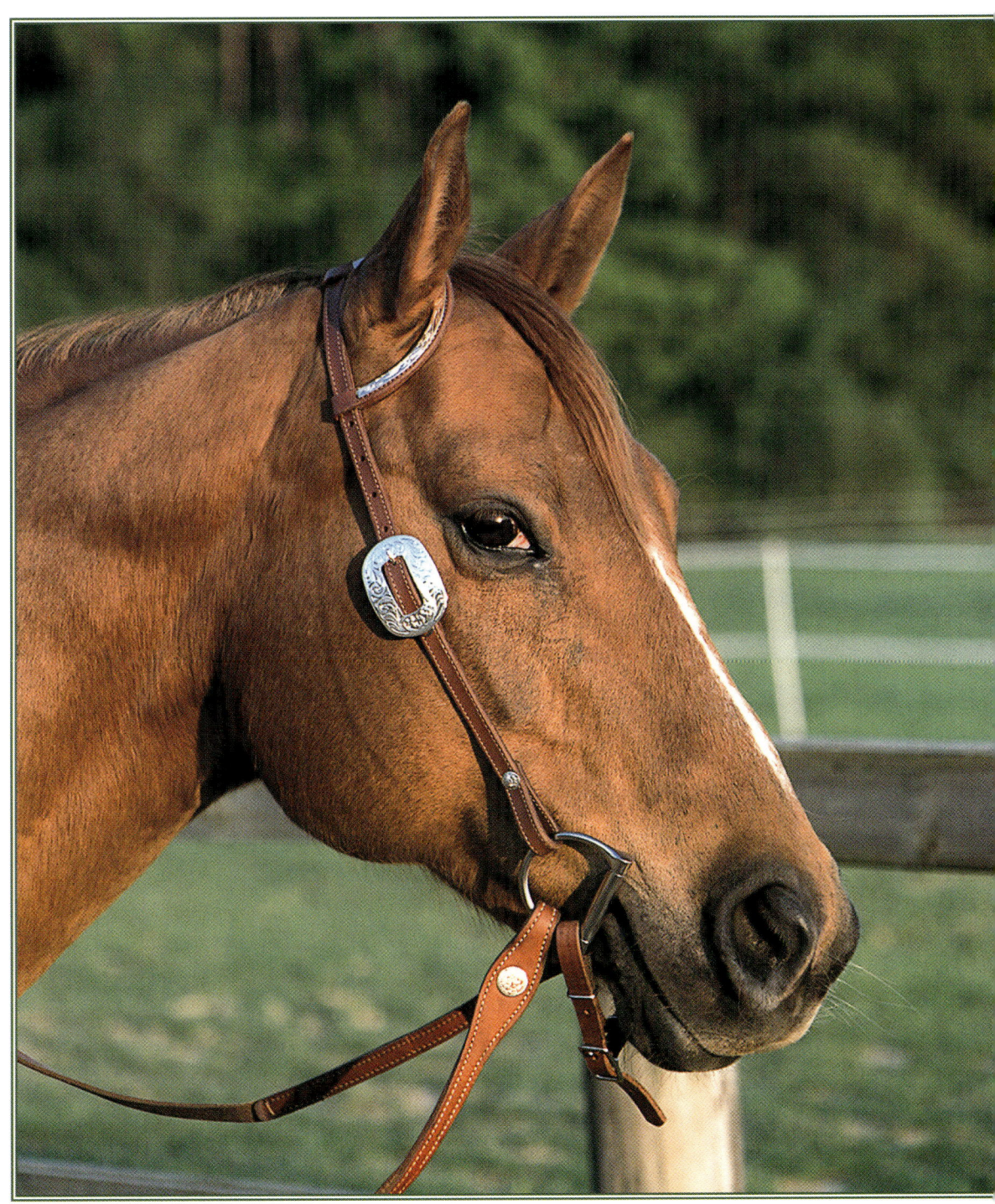

Bei diesem Standard-Einohrzaum wird auch auf einen Kehlriemen verzichtet.

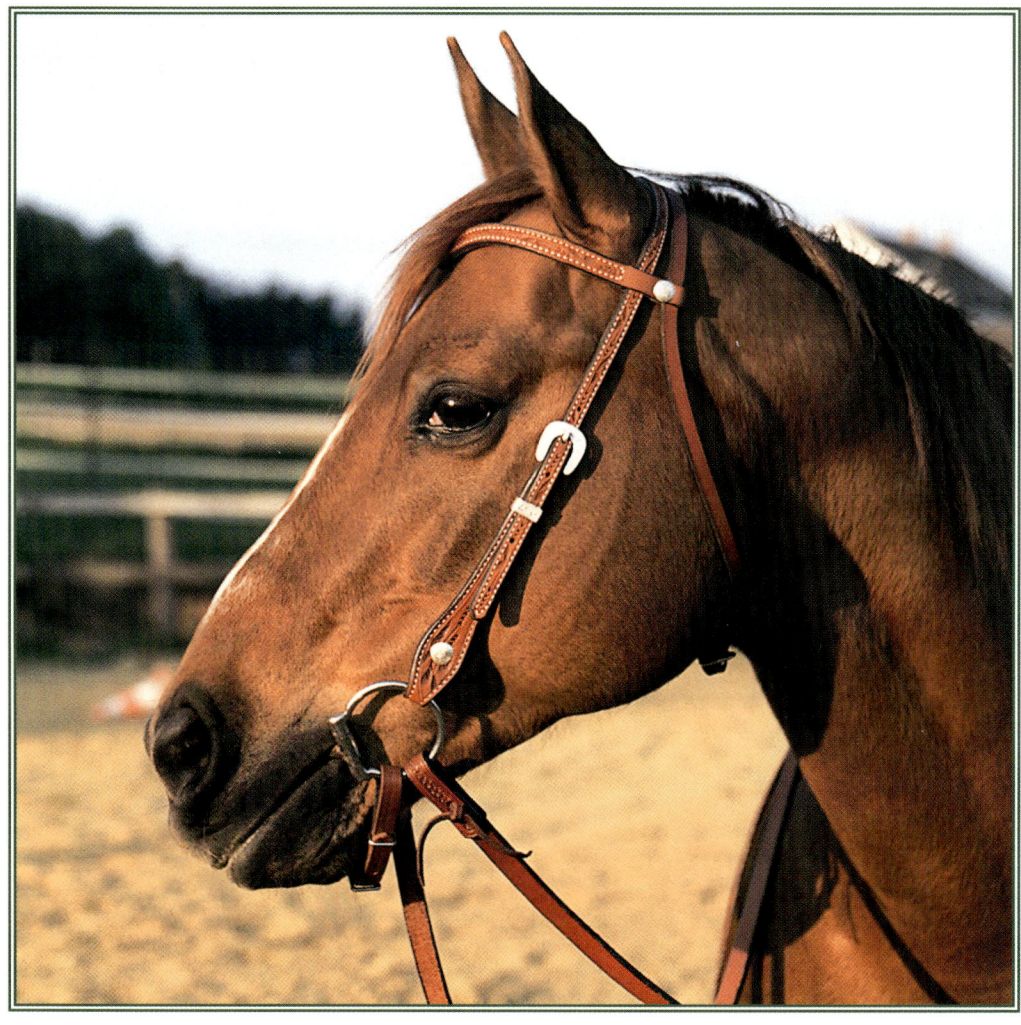

Ein einfacher Western-Stirnriemenzaum

riemenzaum oft besser beraten sind. Auch der fehlende Kehlriemen kann zum Problem werden, da sich das Pferd das Kopfstück eher abschütteln oder abstreifen kann.

Die Westernreitindustrie ist auf gute Qualität bedacht, so findet man kaum gefärbtes Leder (das meist auch von minderer Qualität ist), sondern lediglich helles oder dunkel geöltes. Qualitätsvolle Kopfstücke sind immer doppelt gelegt und mit der rauen Lederseite gegeneinander vernäht. Die Passform kann mit einer, oft auch mit zwei Schnallen am linken und rechten Backenteil eingestellt werden.

Da in den meisten Fällen auf ein Reithalfter verzichtet wird, hat das Pferd die Möglichkeit, das Maul zu öffnen, wobei nun die Gefahr besteht, die Trense durch das Maul zu ziehen. Deshalb gehört zur Standardausrüstung eines Trensenzaums ein locker verschnallter Kinnriemen (in der Regel aus Leder), der das Durchziehen des Gebisses durch

Das Kopfstück

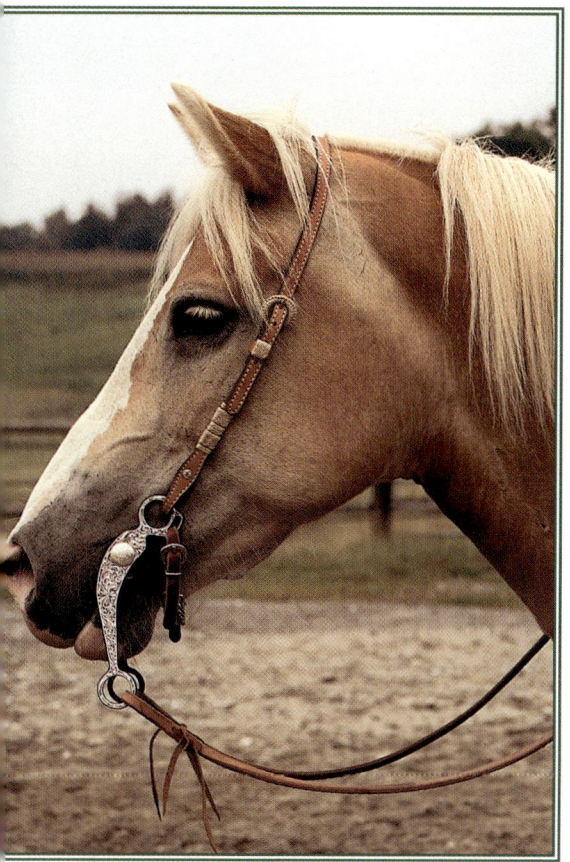

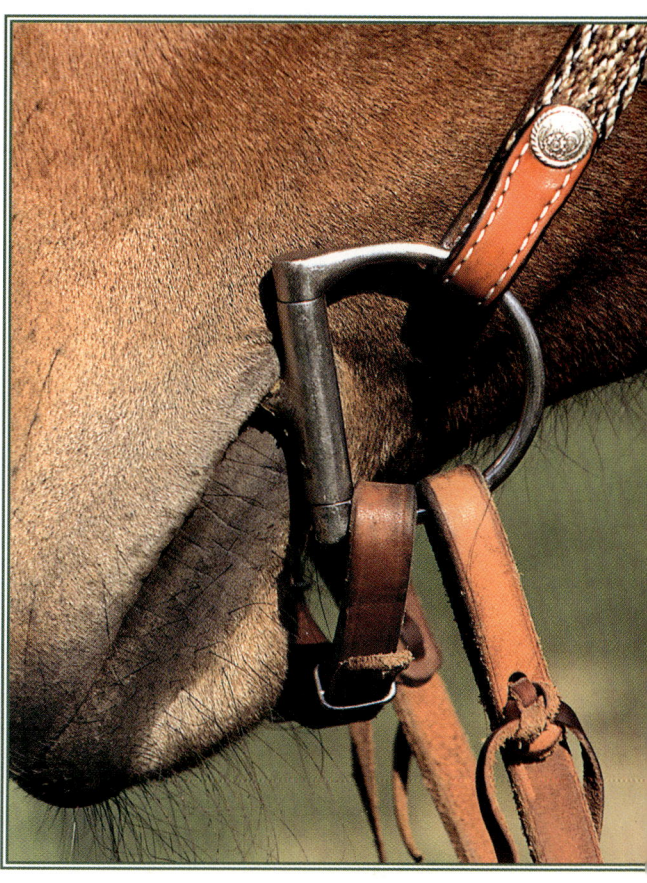

Beim Hebelarmgebiss hat der Kinnriemen beziehungsweise die Kinnkette eine wichtige Funktion. Er bringt über die Hebelwirkung Druck auf das Kinn des Pferdes.

Beim Trensengebiss darf der Kinnriemen aus Leder ebenfalls nicht fehlen. Er verhindert das Durchziehen des Gebisses durchs Pferdemaul, da in der Regel ohne Reithalfter geritten wird

das Pferdemaul verhindert. Leider muss man diesen Kinnriemen extra dazu kaufen, sodass mancher Freizeitreiter darauf verzichtet. Dabei sollte der Kinnriemen aus Sicherheitsgründen nicht fehlen.

Bei einem Zaum, in den ein Hebelarmgebiss eingeschnallt ist, ist ein Kinnriemen oder eine Kinnkette für die Funktion des Gebisses sowieso notwendig. Dieser Kinnriemen muss dann so eng verschnallt werden, dass das Hebelarmgebiss weder strotzt noch durchfällt. Wenn ein bis zwei Finger zwischen Kinnriemen und Pferdekinn Platz haben, erreicht man die optimale Hebelwirkung, die ansetzt, sobald der Hebelarm auf Grund der Zügeleinwirkung die lotrechte Linie nach hinten überschreitet.

Entscheidet man sich, mit Bosal-Hackamore zu reiten, wird man feststellen, dass der Backenriemen am Rohhaut-Nasenteil sehr weit vorne angebracht ist. Dies ist für die Balance des Bosals notwendig, damit der Bosalknopf unterhalb des Pferdekinns nicht nach oben kippt, wenn der Zügel locker ist. Wenn jedoch der Backenriemen dazu tendiert, das Auge zu berühren, sollte man einen

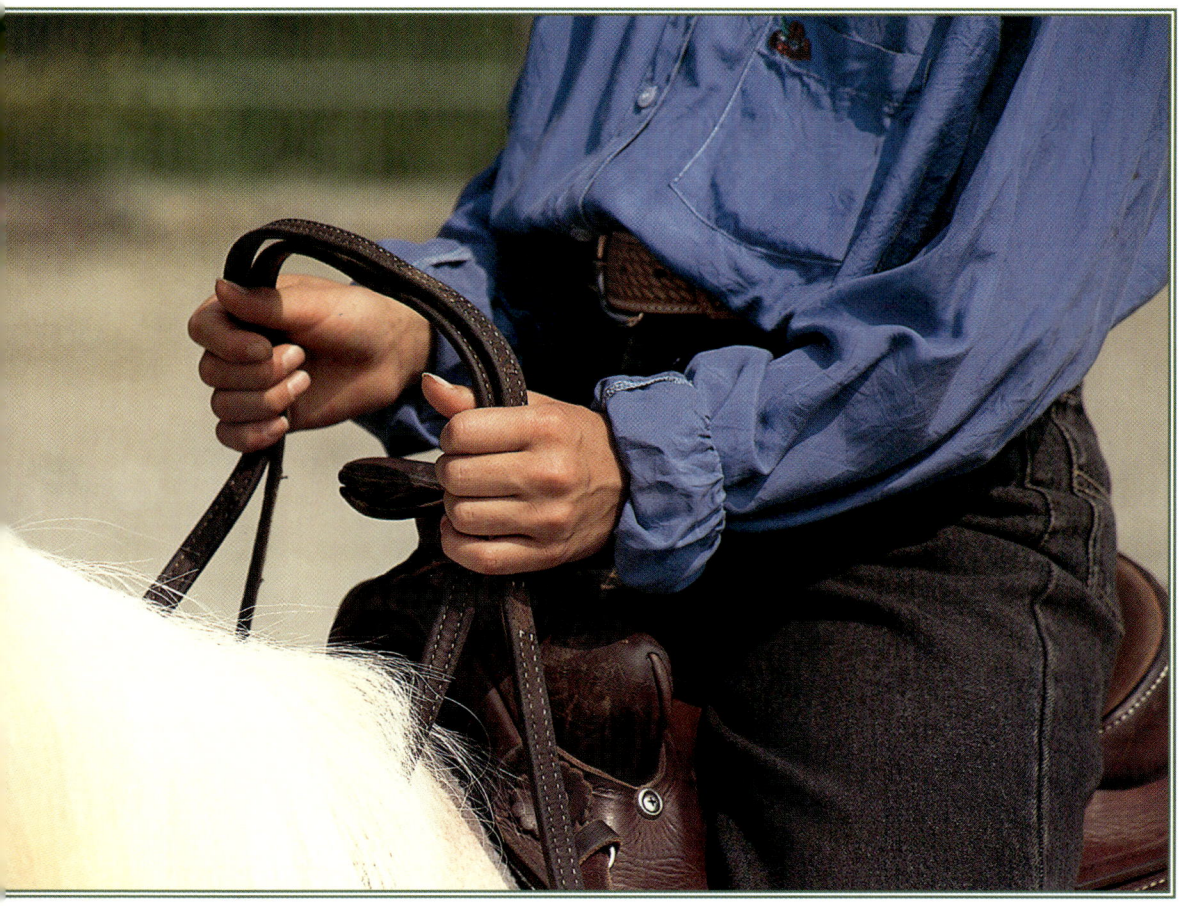

Die Zügel sollten nur so dick sein, dass sie bequem gehandhabt werden können. In Kinderhände gehören darum auch schmälere Zügel, weil sie dicke Zügel nur schlecht greifen können.

Zusatzriemen um die Backen des Pferdes verschnallen, der das Backenstück leicht umlenkt und verhindert, dass das Auge beziehungsweise die empfindlichen Bereiche um das Auge verletzt werden können. Zum Bosal-Zaum gehört übrigens traditionell kein Stirn- und Kehlriemen. Manchmal kommt aber der so genannte Fiador zum Einsatz, ein Kehlriemen, der mit dem Bosal-Knoten verbunden wird, um zu verhindern, dass der Knoten zu weit absinkt und gegen das Kinn des Pferdes schlägt.

DIE ZÜGEL

Der Zügel stellt die Verbindung von der Reiterhand zum Gebiss dar. Die Beschaffenheit der Zügel beeinflusst die Übertragung der Einwirkung durch den Reiter. Außerdem wird der Zügel selbst zur Hilfenübermittlung eingesetzt, ohne dass dabei das Gebiss eine Rolle spielt.

Der Zügel kann eine verwahrende Funktion zur Begrenzung der Schulter und des Halses übernehmen, aber auch direkten Druck auf den Pferdehals

Die Zügel

ausüben und somit ein Signal übermitteln. Deshalb sind die Zügelart, das Material und das Gewicht wichtige Kriterien für die Auswahl der Zügel.

Außerdem soll die Handhabung der Zügel einfach und bequem sein, damit der Reiter differenzierte Zügelimpulse geben kann. Der Zügel muss in seiner Breite der Größe der Reiterhand anpasst sein. Zarte und kleine Kinder- oder Frauenhände haben es schwer, dicke und breite Zügel zu fassen und feinfühlig damit umzugehen. Deshalb ist es für diese Personengruppe besser, dünnere Zügel zu wählen. Große Männerhände haben dagegen oftmals mit schmalen Zügeln Probleme. Jeder muss also selbst probieren, welche Zügel einem gut in der Hand liegen.

Das Material ist ebenfalls nicht unerheblich für die Handhabung der Zügel. Es sollte entsprechend griffig sein, sodass die Zügel auch bei Regenwetter oder wenn sie durch den Pferdeschweiß nass geworden sind nicht aus der Hand rutschen. Wenn man sich für Lederzügel entscheidet, sollte man deshalb auf gute Qualität achten. Bei qualitativ guten Lederzügeln ist zu berücksichtigen, dass diese in ungebrauchtem Zustand noch recht starr sein können, im Laufe der Zeit aber weich und geschmeidig werden. Schlechtes Leder bleibt steif und wird sehr rutschig, wenn es feucht ist.

Das Zügelgewicht spielt für die Einwirkung eine große Rolle. Gerade bei Reitweisen und Zäumungen, die eine lose Zügelführung verlangen, ist es empfehlenswert, eher schwere Zügel zu wählen. Zügel mit hohem Eigengewicht bleiben auch bei lockerer Zügelführung in jeder Gangart ruhig hängen, während leichte Zügel zu sehr schlenkern. Dies wirkt nicht nur unruhig, sondern kann das Pferd auch stören sowie ungewollte Impulse auf das Gebiss übertragen.

Es gibt zwei verschiedene Grundarten von Zügeln: Geschlossene Zügel und offene (geteilte) Zügel. Die Zügelform beeinflusst auch die Handhabung und Zügelhaltung.

> *Schwere Zügel hängen ruhiger und können bei loser Zügelführung die Stöße unruhiger Hände zumindest geringfügig abmildern.*

Wenn man diese Dinge mit in Betracht zieht, ist die Materialwahl fast nur noch Geschmackssache. Ob Nylon, Leder, Rohhaut oder Tierhaar, dem Reiter bleiben alle Möglichkeiten offen.

Geschlossene Zügelarten

Bei vielen konventionellen Zäumen ist ein geschlossener Gurtzügel Standard. Dieser ist meist mit Lederstegen ausgestattet, womit der Zügel gut

Romal Reins sind geschlossene Westernzügel, die einhändig geritten werden. Das Zügelende wird von der zweiten Hand gehalten.

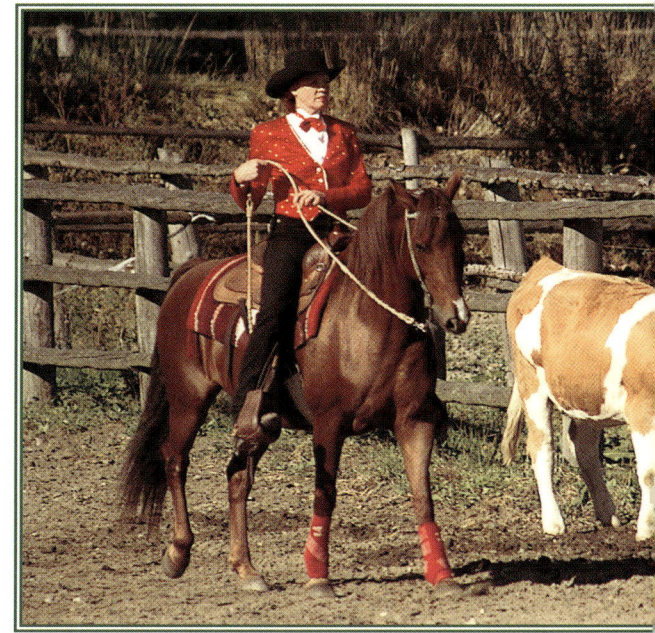

in der Hand liegt und gleichmäßig abgelängt werden kann.

Geschlossene Zügel haben den Vorteil, dass sie nicht vom Hals rutschen können und das Pferd auf den Zügel treten kann. Bei herabgenommenen Zügeln allerdings besteht die Gefahr, dass das Pferd in die Zügelschlaufe tritt und darin hängen bleibt, wenn man nicht aufpasst.

Eine Sonderform eines geschlossenen Zügels ist der von den Westernreitern benutzte Romal Zügel, bei dem sich die beiden Zügel am Widerrist des Pferdes vereinen und zu einer verlängerten Peitsche auslaufen. Dieser Zügel ist nur einhändig zu bedienen, wobei die zweite Hand das Zügelende hält. Aus diesem Grund wird dieser Zügel nur in Verbindung mit einem Hebelarmgebiss, das einhändig geritten wird, verwendet. Meist ist der Romal Zügel aus Rohhaut gefertigt und wird überwiegend für Showzwecke eingesetzt.

Offene Zügel

Zwei einzelne Zügel, die nicht miteinander verbunden sind, nennt man offene Zügel oder Split Reins. Das jeweilige Ende des Zügels hängt auf der gegenüberliegenden Seite herab, sodass sich die Zügel über dem Widerrist kreuzen. Der Reiter nimmt beide Zügel in jede Hand, wodurch die so genannte Zügelbrücke zwischen den Händen entsteht. Man benötigt etwas Übung, um mit offenen Zügeln geschickt umzugehen und sie entsprechend abzulängen.

Die Zügel sollten so lang sein, dass sie nicht vom Pferdehals rutschen. Zu lange Zügel hingegen könnten den Boden berühren. Dann besteht die Gefahr, dass das Pferd auf den Zügel tritt. Die ideale Länge von Split Reins ist je nach Pferdegröße (und Halslänge) unterschiedlich. Bei aufgenommenen Zügeln sollten die Enden in etwa bis zum Vorderfußwurzelgelenk reichen.

Der Vorteil von offenen Zügeln liegt auf der Hand: Sie müssen nicht über den Pferdekopf gezogen werden, wenn man sie zum Führen gebrauchen will. Die geteilten Zügel verleiten aber auch dazu, nur einen Zügel vom Hals zu nehmen, um das Pferd zu führen. Wenn dann der zweite Zügel während des Führens vom Hals rutscht, kann das Tier auf den Zügel treten und sich im Maul verletzen. Man sollte sich also angewöhnen, zum Führen immer beide Zügel vom Pferdehals zu nehmen.

DIE VERSCHNALLUNG VON ZÄUMUNGEN UND GEBISSEN

Es genügt nicht, ein geeignetes Gebiss mit der entsprechenden Wirkungsweise zu wählen, um eine optimale Kommunikationsform über die Zügel mit dem Pferd zu erreichen. Das beste Gebiss ist wertlos, wenn es dem Pferd nicht passt. Wenn feststeht, welche Art von Gebiss oder Zäumung verwendet werden soll und man sich auch über das Mundstückmaterial sowie die Form einig geworden ist, geht man nun an die Anpassung des Gebisses.

Hierbei müssen bestimmte Kriterien beachtet werden, denn das Pferd muss sich beim Tragen der Zäumung wohl fühlen. Jeder störende Faktor kann zu Problemen führen.

Die Lage des Gebisses im Maul

Bevor man sich Gedanken über die Lage des Gebisses im Pferdemaul machen kann, muss man zunächst einmal wissen, wie es im Pferdemaul eigentlich aussieht. Viele Reiter haben sich mit dem Innenleben des Pferdemauls noch nicht beschäftigt, somit kann das Verständnis, wie und wo ein Gebiss einwirkt, nicht vorhanden sein.

Die Verschnallung von Zäumungen und Gebissen

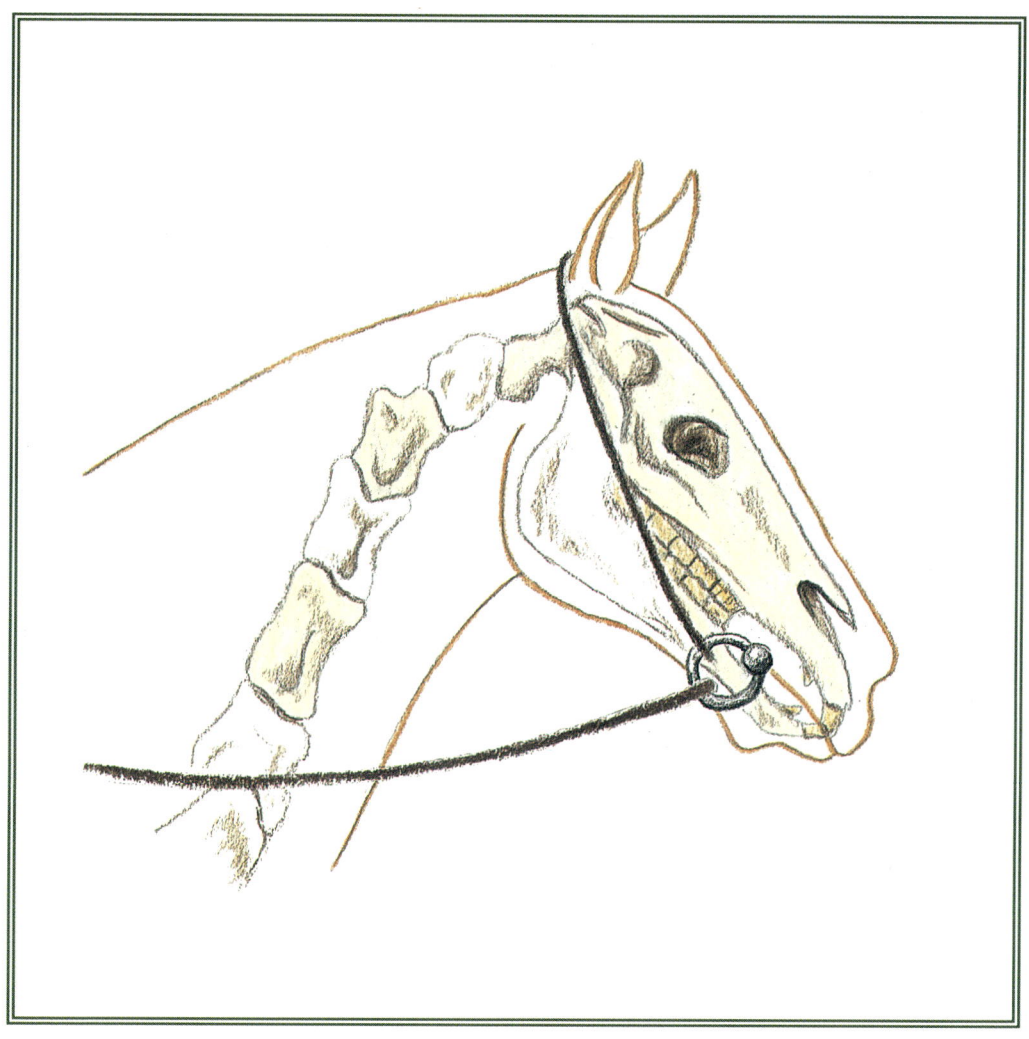

Das Gebiss liegt in der zahnlosen Lücke im Pferdemaul.

Stuten haben normalerweise 36 Zähne, Hengste und Wallache weisen vier zusätzliche so genannte Hakenzähne, knapp hinter den Schneidezähnen, auf, sodass man hier 40 Zähne zählt. Doch keine Regel ohne Ausnahme: Stuten können gelegentlich auch Hengstzähne bekommen. Damit noch nicht genug: Manchmal bekommen Pferde weitere Zähne, die als Wolfszähne bezeichnet werden. Sie sitzen im Zahnzwischenraum von Schneide- und Backenzähnen, der etwa (je nach Pferd) zehn Zentimeter groß ist. Wolfszähne liegen meist knapp vor den Backenzähnen. Sie brechen nicht immer durchs Zahnfleisch, können aber so oder so problematisch sein, vor allem dann, wenn sie dort liegen, wo das Gebiss im Maul positioniert ist. Kommt das Gebiss mit einem Wolfszahn in Konflikt, sind Irritationen vorprogrammiert. Das Pferd kann Schmerzen

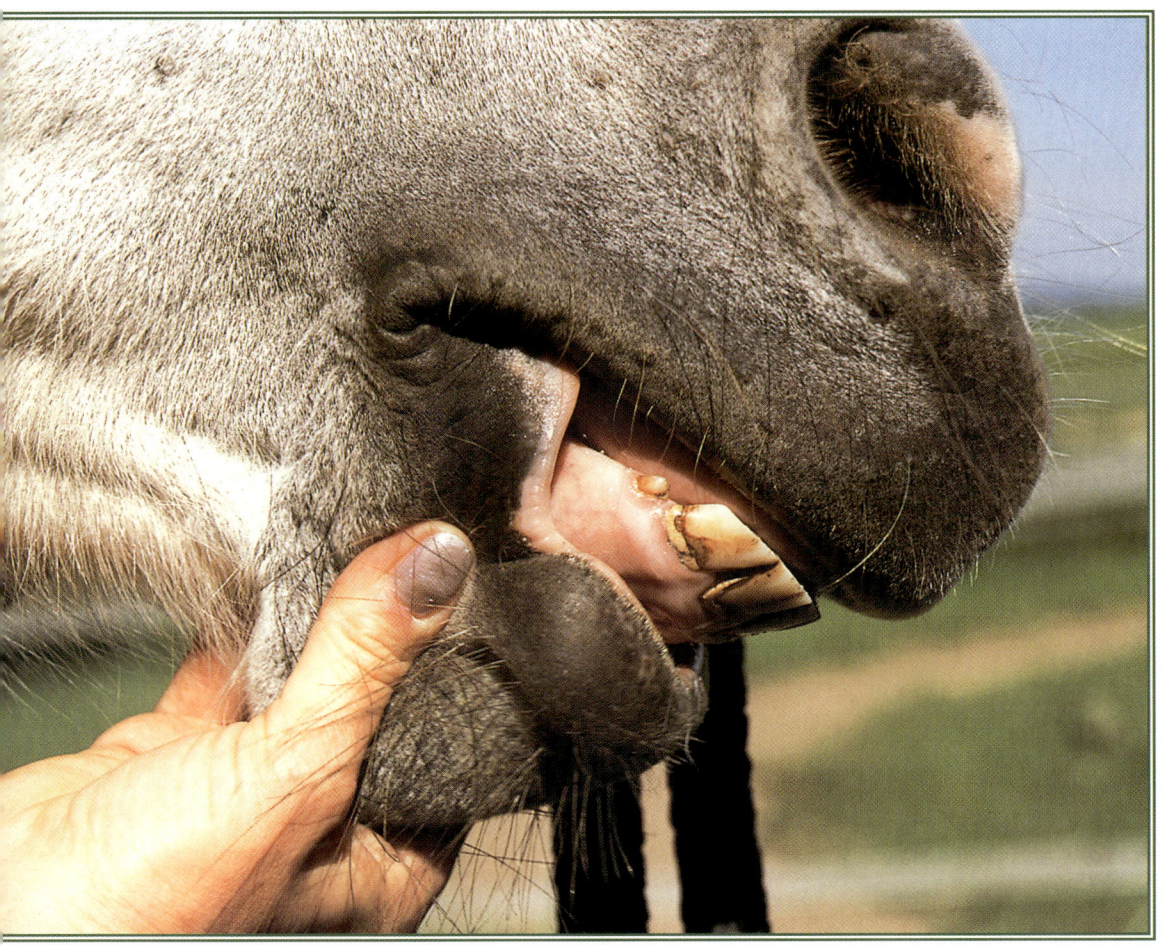

Haken- und Wolfszähne können Maulirritationen hervorrufen. Dieser kleine Zusatzzahn bei einer Stute irritiert zum Glück nicht, da er knapp hinter den Schneidezähnen sitzt und nicht entzündet ist.

haben, die sich beispielsweise durch Kopfschlagen äußern können. Möglicherweise muss der Tierarzt einen störenden Wolfszahn operativ entfernen.

Die zahnlose Maulpartie zwischen Schneide- und Backenzähnen besteht aus dem Unterkieferknochen, der nur mit einer zarten Schleimhaut überzogen ist.

Auf dem Unterkiefer ruht die Zunge, ein sehr flexibler, dicker Muskel, der den größten Teil des Maulraums einnimmt. Bei geschlossenem Maul bleiben dabei kaum Freiräume übrig.

Das Gebiss liegt im Bereich der zahnlosen Maulpartie und über der Zunge. Je dicker die Zunge ist, desto besser kann das Pferd das Gebiss abpolstern und den Druck auf die Laden verringern. Es ist aber individuell verschieden, wie groß die Zunge im Vergleich zum gesamten Maul ist und wie empfindlich die Zunge im Gegensatz zu den Laden ist. Man muss also ganz speziell ent-

Die Verschnallung von Zäumungen und Gebissen

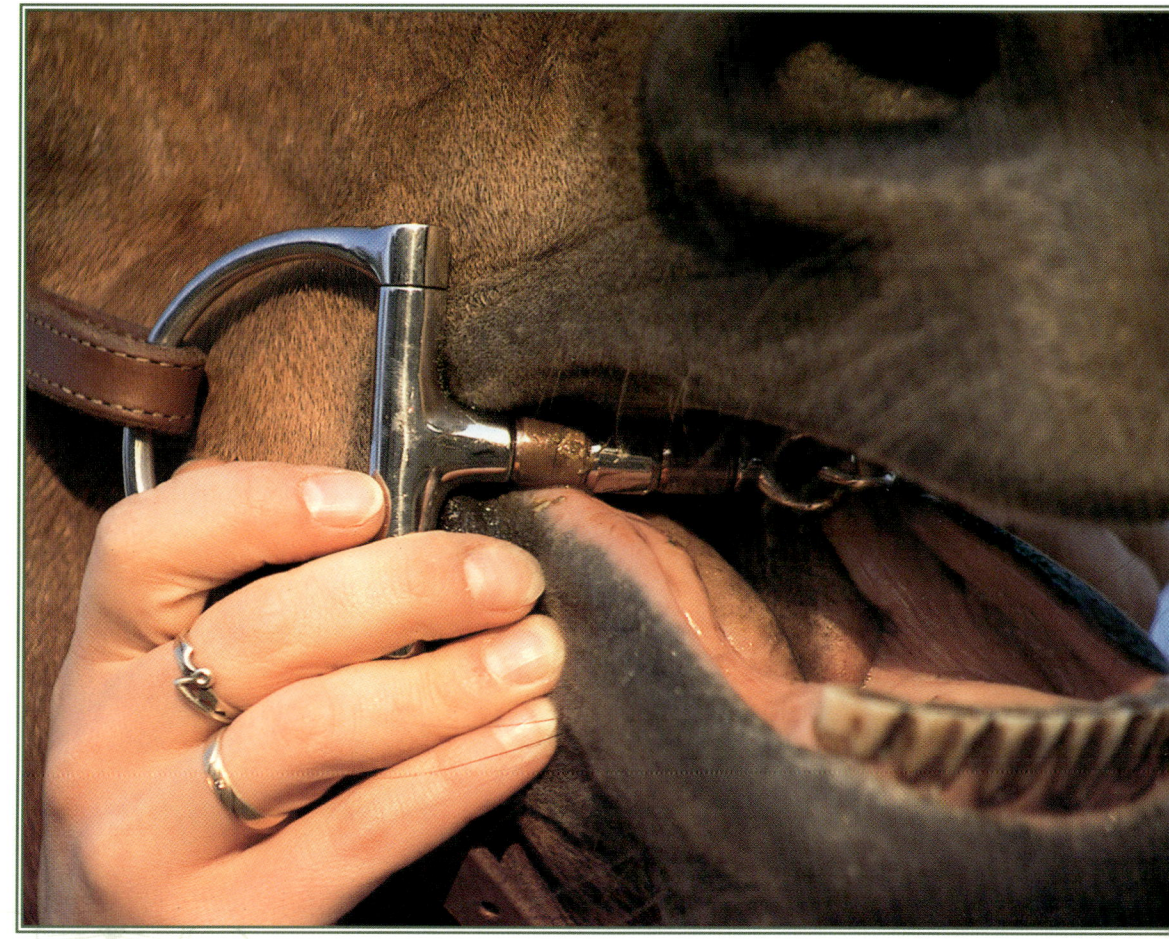

Das Gebiss liegt im zahnlosen Zwischenraum von Backen- und Schneidezähnen.

scheiden, ob man ein Gebiss wählt, das mehr Druck auf die Laden (größere Zungenfreiheit) oder die Zunge erzeugt.

Wenn man ein Pferd mit einem neuen Gebiss ausstattet, sollte man den Vierbeiner dazu veranlassen, das Maul zu öffnen, um die Lage des Gebisses im Maul zu überprüfen. Die unterschiedlichen Größenverhältnisse der Maulstrukturen machen eine spezifische Anpassung erforderlich.

Andererseits kann man durch die jeweilige Verschnallung des Gebisses die Lage des Mundstücks im Maul des Pferdes variieren. In der Regel soll das Gebiss so hoch verschnallt werden, dass die Maulwinkel leicht angehoben werden. Es entsteht dabei eine Falte im Maulwinkel. Tendiert das Pferd dazu, die Zunge übers Gebiss zu nehmen, kann es helfen, das Gebiss etwas höher zu verschnallen (zwei Falten). Diese Möglichkeit nimmt man ebenfalls gerne wahr, wenn sich junge Pfer-

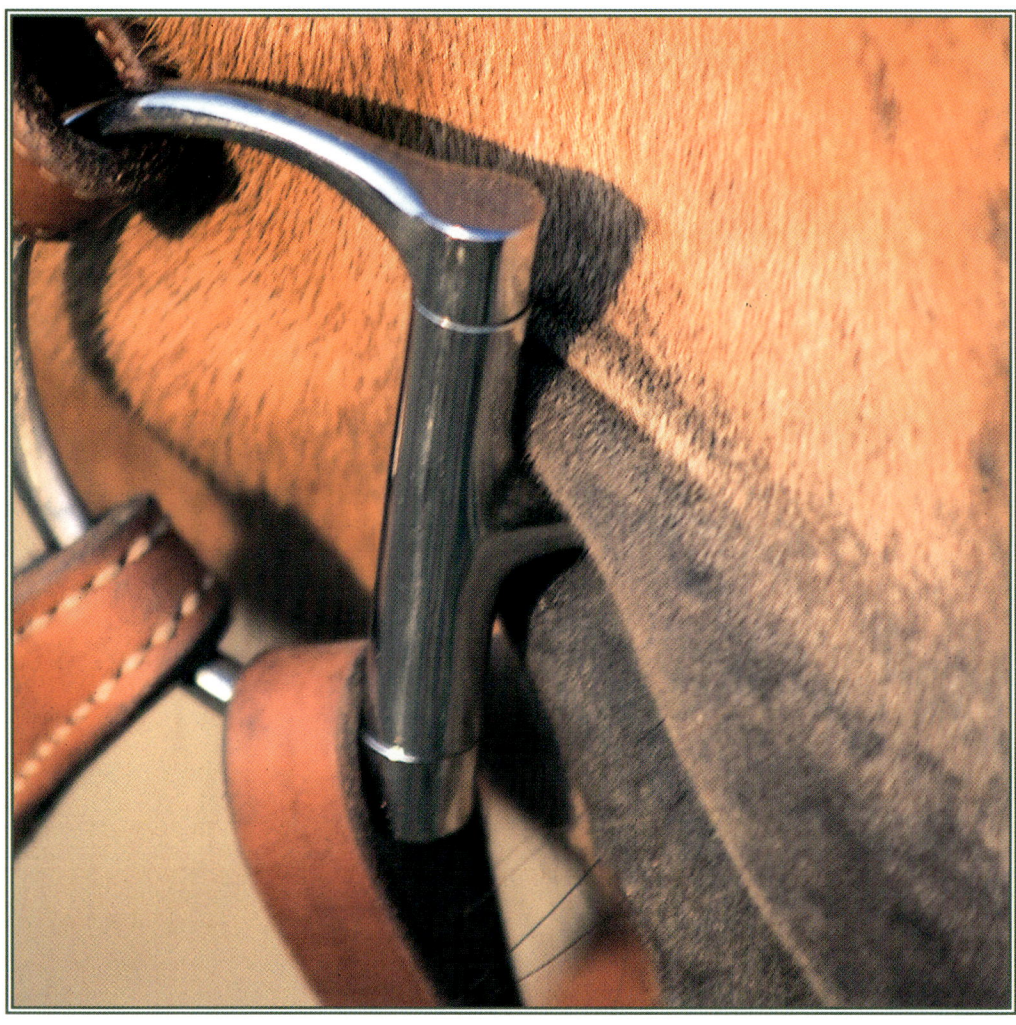

Das Gebiss sollte so hoch im Maul verschnallt werden, dass die Maulwinkel ein bis zwei Falten werfen.

de ans Gebiss gewöhnen sollen. Das Gebiss liegt dabei ruhiger, was gerade bei nervösen Pferden, die übermäßig kauen oder mit der Zunge spielen, einen positiven Effekt haben kann.

Andererseits lockert man das Gebiss etwas, wenn das Pferd zum Einspeicheln (Kauen) angeregt werden soll. Dies kann bei Pferden helfen, die das Gebiss zu statisch tragen und schlecht einspeicheln. Allerdings darf man das Gebiss nicht zu locker einschnallen, da das Mundstück sonst gegen die Schneidezähne schlagen könnte und eine präzise Kommunikation auf Grund der labilen Lage nicht mehr möglich ist. Bei manch locker verschnalltem Gebiss versuchen die Pferde, das Mundstück mit der Zunge in die richtige Lage nach oben zu schieben. Daraus kann sich eine unruhige Maultätigkeit entwickeln, die sich sogar bis zum Kopfschlagen steigern kann.

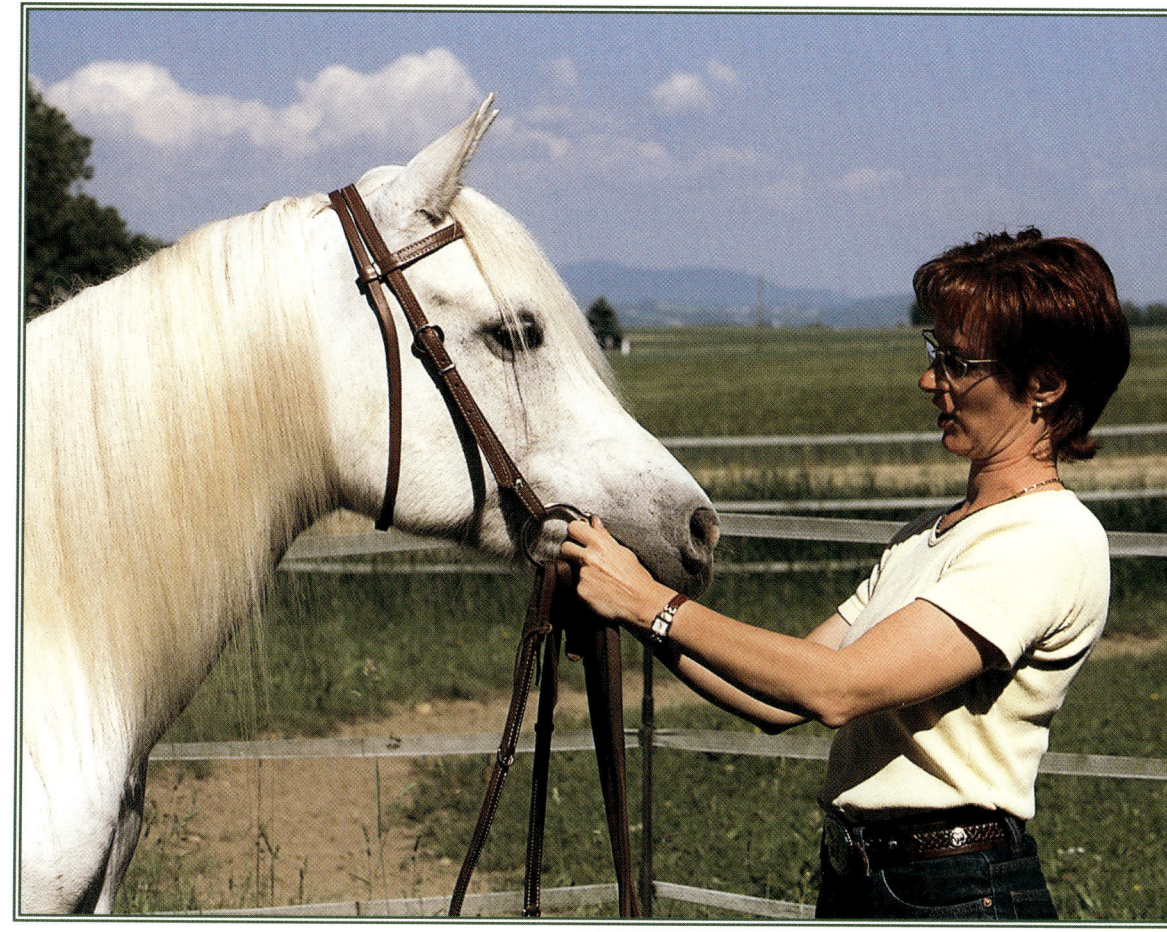

Die Gebissbreite muss ebenfalls an das jeweilige Pferdemaul angepasst werden.

Die Beurteilung des Mundstücks

Da die Maulform von Pferden sehr unterschiedlich sein kann, muss man das Gebiss daran anpassen. Zunächst ermittelt man die Breite des Pferdemauls, um nicht schon im Reitsportgeschäft ratlos dazustehen und über die richtige Gebissbreite zu rätseln. Die Breite des Gebisses (lichte Mundstücksweite) kann von neun Zentimetern bis an die 16 Zentimeter variieren. Die meisten Pferde benötigen Mundstücksbreiten von 11,5 Zentimetern (Ponyrassen), 12,5 Zentimetern (Vollblüter, Quarter Horses, Araber und dergleichen) und 13,5 bis 14,5 Zentimetern (Warmblüter). Diese Richtwerte sind natürlich nicht für alle Pferde jeweiliger Rasse gültig.

Am besten ist es, sich ein Gebiss zunächst auszuleihen (was seriöse Reitsportgeschäfte auch gerne machen), um die Passform überprüfen zu können. Wenn die Maulwinkel bei geschlossenem Maul nicht eingezwängt werden, das Mundstück aber auch nicht mehr als etwa drei Millimeter zu beiden Seiten herausragt, ist das Gebiss passend.

Handhabung von Zäumungen und Gebissen

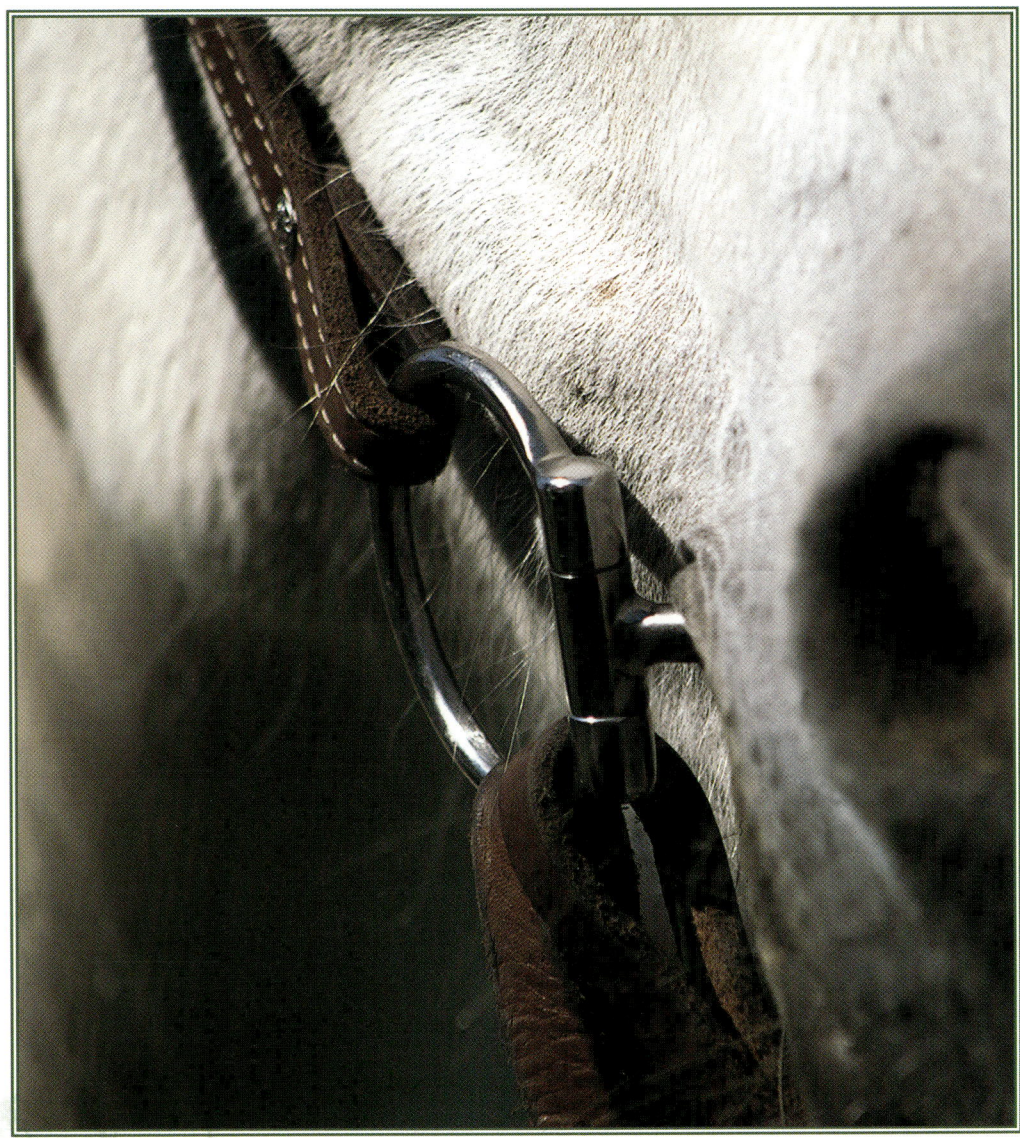

Das Gebiss sollte das Maul nicht einzwängen, das Mundstück soll aber auch nicht mehr als etwa drei Millimeter auf beiden Seiten des Pferdemauls herausragen.

Die Dicke des Mundstücks soll der Maulform gerecht werden. Die mildere Wirkung durch die größere Auflagefläche von dicken Gebissen ist gegenüber der korrekten Anpassung ans Pferdemaul zweitrangig.

Zu wenig Beachtung wird der richtigen Mundstücksdicke geschenkt, die ebenfalls der Maulform entsprechend ausgewählt werden muss. Zwar stimmt die Theorie, dass ein dickes Gebiss durch seine größere Auflagefläche allgemein mil-

Die Verschnallung von Zäumungen und Gebissen

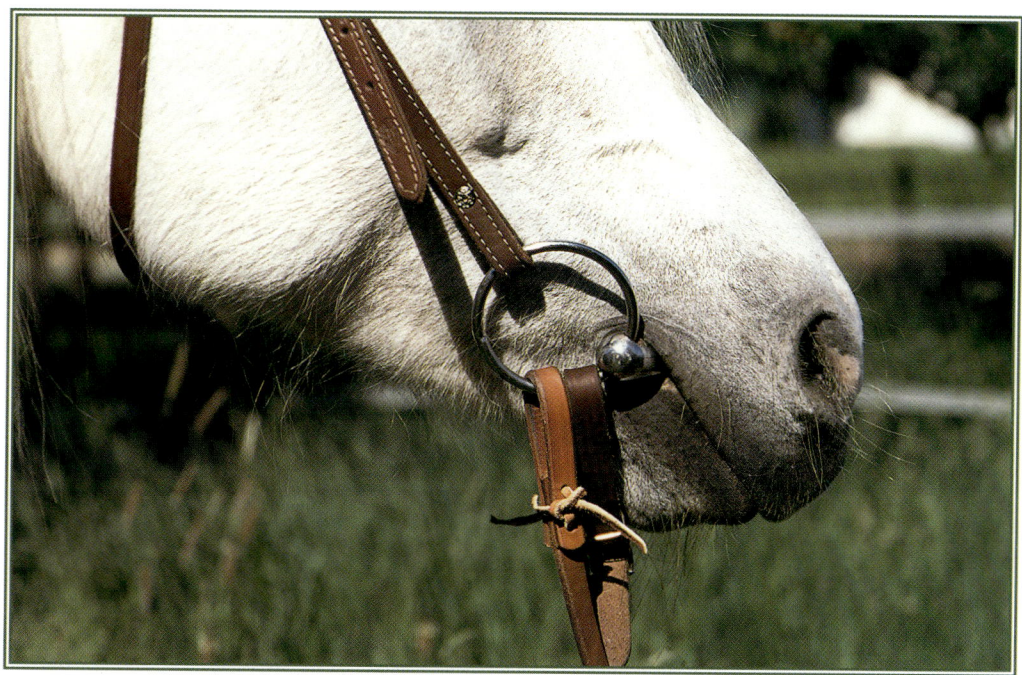

Dieses Mundstück ist viel zu dick für das zarte Arabermäulchen.
Die Stute hat Schwierigkeiten, das Maul zu schließen.

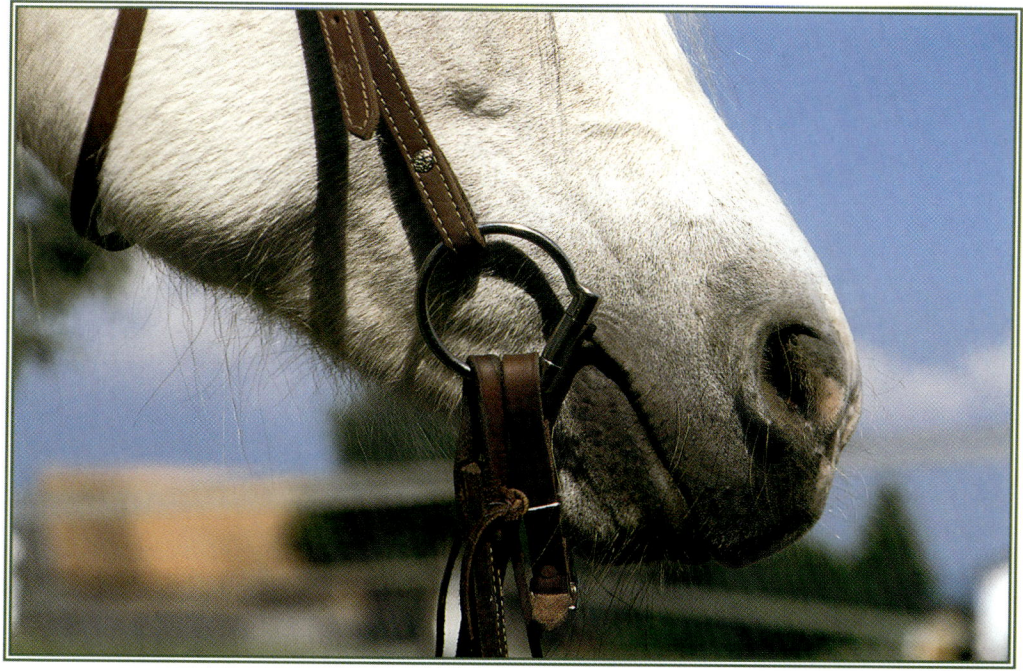

Eine dünnere Trense fügt sich wesentlich besser in das Maul ein.

der wirkt als ein dünnes Mundstück, jedoch erscheint diese Betrachtungsweise zweitrangig, wenn deutlich wird, dass ein passendes Gebiss eine bessere Verständigungsebene schafft. Somit sind deutlichere (grobe) Handeinwirkungen überflüssig und das Maul wird sensibler erhalten. Das bedeutet letztendlich, dass ein Pferd mit einer kurzen Maulspalte (Abstand von den Lippen zum Maulwinkel) ein dünneres Gebiss tragen sollte, während das Pferd mit großem Maul ein dickeres Mundstück verträgt. Verpasst man einem Pferd mit kurzer Maulspalte ein dickes Mundstück, kann es sein Maul nicht vollständig schließen und wird das Gebiss wie einen lästigen Fremdkörper mit sich herumtragen. Das Gebiss ist dann richtig gewählt, wenn es sich geschmeidig in die Maulhöhle einbetten lässt.

DAS ANPASSEN VON GEBISSLOSEN ZÄUMUNGEN

Was für Gebisse gilt, kann man auch auf gebisslose Zäumungen übertragen: Sie müssen korrekt angepasst sein, um präzise auf den Pferdekopf einwirken zu können.

Ein klassisches Beispiel für die Notwendigkeit, jede Zäumung entsprechend anzupassen, ist die Verwendung der Bosal-Hackamore. Das Bosal muss vor dem ersten Gebrauch der Kopfform angeglichen werden, damit das Pferd keine Scheuerwunden – meist am Kinn oder an den Wangen – davonträgt. Hierzu wird das tropfenförmige Bosal einige Monate lang eingespannt, um es der Pferdekopfform anzupassen. Die Verformung des Bosal erfolgt, indem man die Schenkel auseinander presst, das Nasenteil aber in seiner ursprünglichen Form erhält. Damit ist das Bosal zum Gebrauch vorgeformt. Es muss jedoch zwischendurch immer

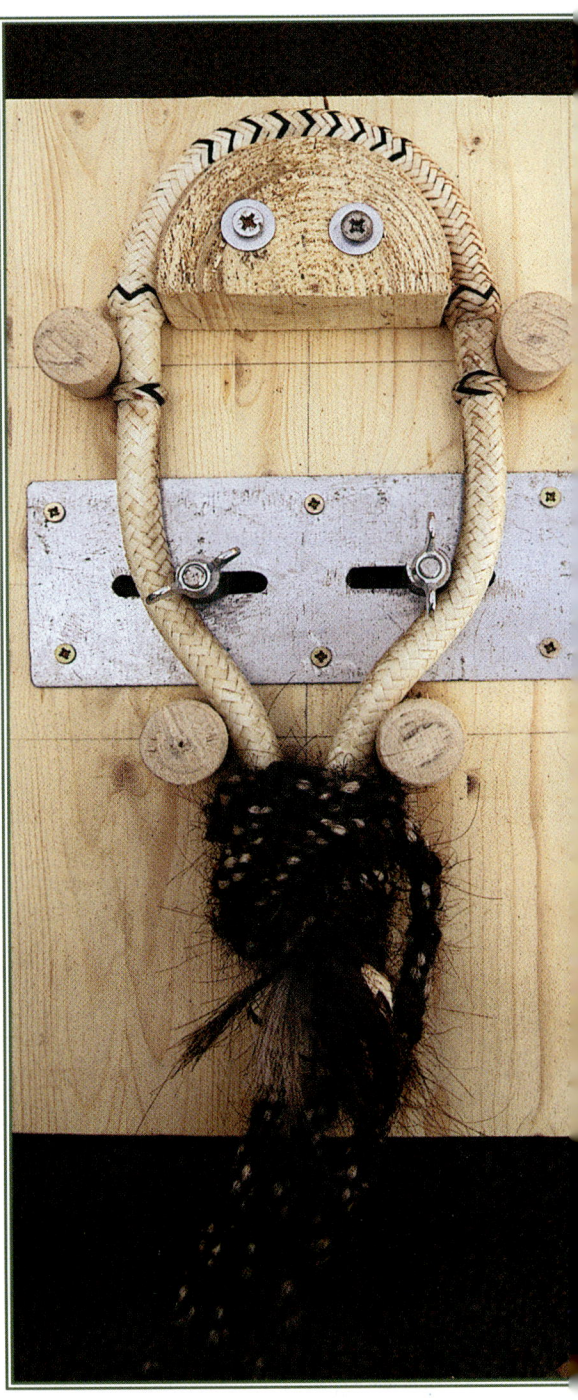

Das Bosal muss zunächst der Kopfform des Pferdes entsprechend vorgeformt werden. Die Einspannvorrichtung ist Marke „Eigenbau" und kann individuell verstellt werden.

Das Anpassen von gebisslosen Zäumungen

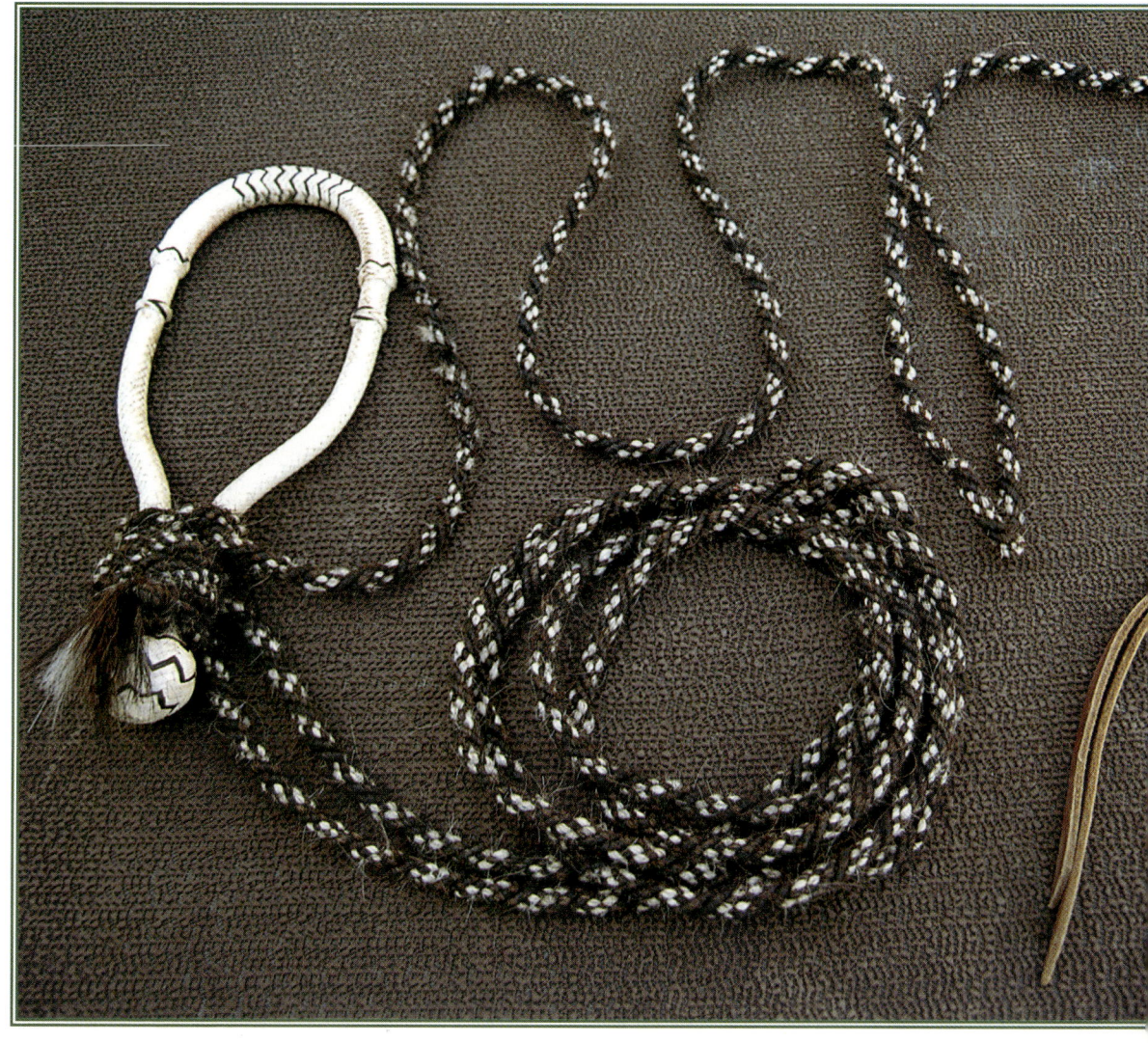

Erst nach einigen Monaten ist das Bosal fertig zum Gebrauch vorgeformt.

wieder mal in die Einspannvorrichtung eingesetzt werden, damit es seine Form nicht aufgibt.

Auch die Größe und Dicke des Bosals muss dem jeweiligen Pferdekopf gemäß ausgesucht werden. Wenn all diese Anforderungen erfüllt sind, muss die gebisslose Zäumung nur noch richtig verschnallt werden. Grundsätzlich müssen alle gebisslosen Zäumungen, die überwiegend über die Nase einwirken, hoch genug auf dem Nasenrücken liegen. Bei zu tiefer Lage wäre die Atmung des Tieres behindert. Außerdem würde der Nasenteil auf den empfindlichen Knorpelvorsprung des Nasenbeins drücken. Mit der mechanischen Hackamore (vielfache Kraftübertragung durch Hebelarmwirkung) ist es deshalb auch ohne weiteres möglich, dem Pferd das Nasenbein zu brechen.

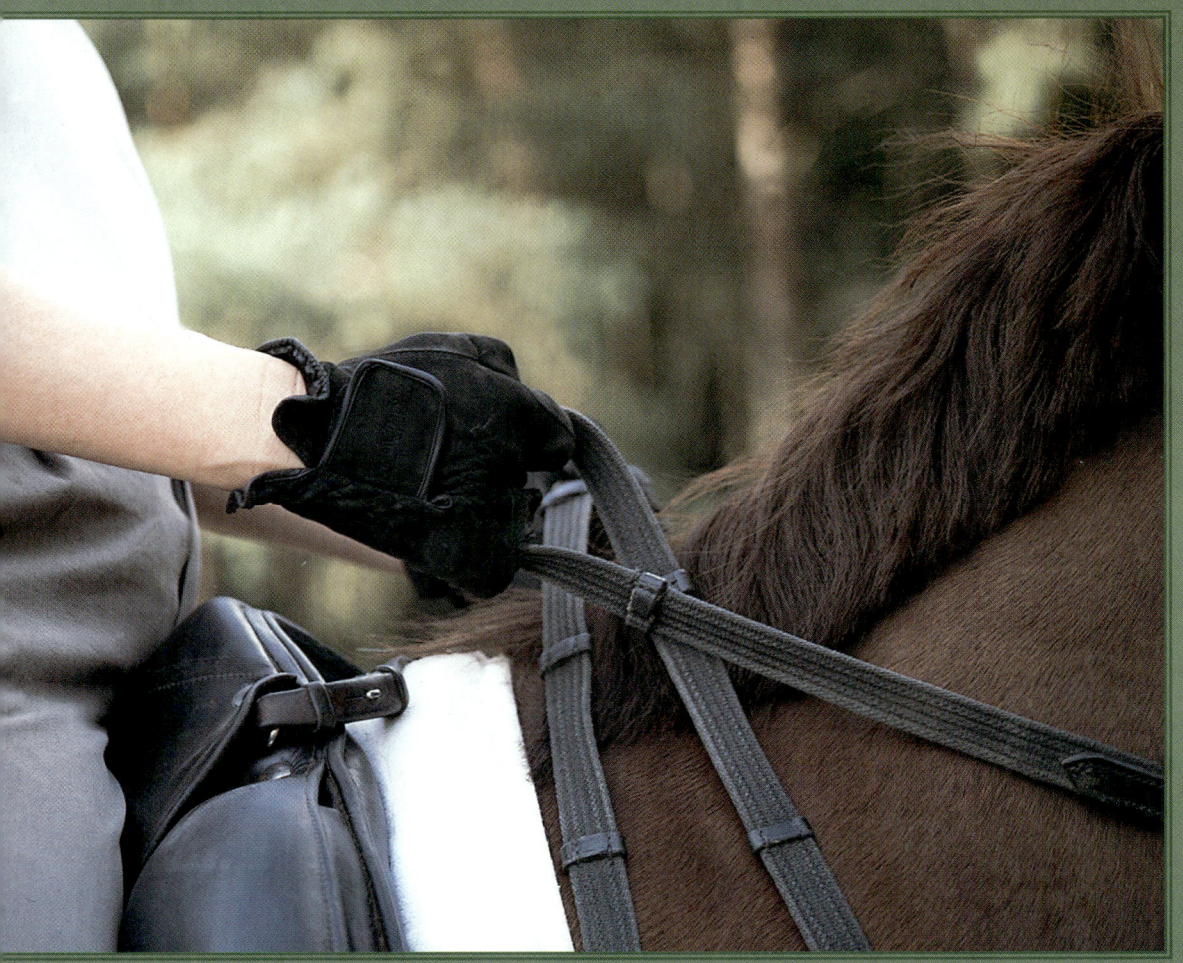

Das sanfteste Gebiss kann zum Martyrium für das Pferd werden, wenn die Reiterhand nicht genügend geschult ist.

DIE SCHULUNG DER REITERHAND

Was nützt dem Reiter ein hervorragend ausbalanciertes und angepasstes Gebiss, wenn er nicht damit umgehen kann? Letztendlich ist es der Reiter, der die Zäumung bedient. Er ist dafür verantwortlich, was schließlich im Pferdemaul ankommt und wie sich die Wirkung des Gebisses entfaltet. Leider suchen die meisten Reiter zwar immer nach dem richtigen Gebiss für ihr Pferd, selten aber machen sie sich über ihre eigene Hand Gedanken, ob diese auch geeignet ist, ein bestimmtes Gebiss zu bedienen. Als Alibifunktion werden (oft nur vermeintlich) milde Gebisse und Zäumungen gewählt, um dem lieben Pferd ja nicht zu schaden. Es ist eben einfacher, in den Laden zu gehen und ein (pferdefreundliches) Gebiss zu kaufen als sich in vielen Reitstunden abzumühen, eine ruhigere Hand zu schulen. Dabei

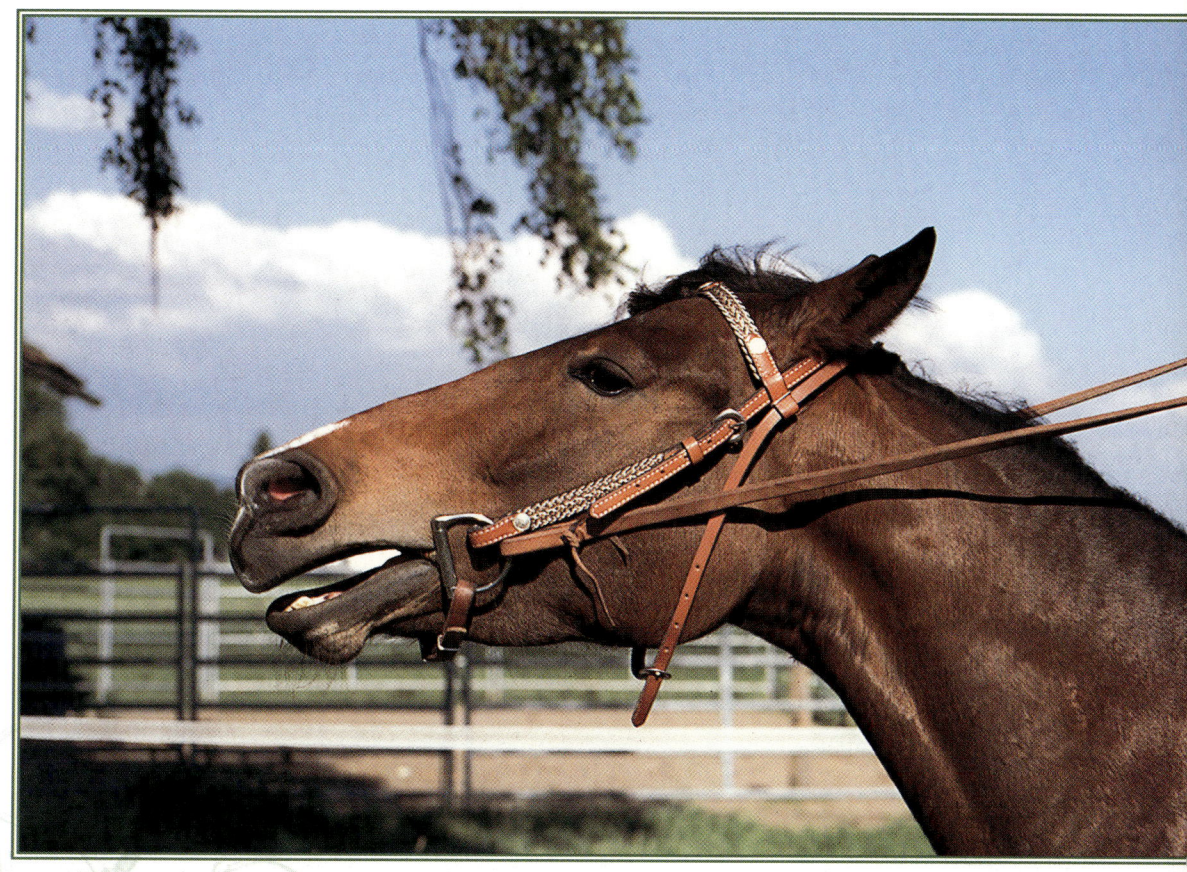

Überreaktionen des Pferdes wie Kopf hochwerfen, Gegenlehnen oder Maul aufsperren werden in der Regel durch zu harte und unsachgemäße Handeinwirkungen ausgelöst.

wird oftmals vergessen, dass selbst das mildeste Gebiss oder die pferdefreundlichste Zäumung dem Pferd nicht nur unangenehm sein, sondern ihm vielmehr dauerhafte Schmerzen zufügen kann, wenn es falsch gehandhabt wird. Die Schulung der Reiterhand hat deshalb stets Priorität, denn eine sanfte Hand kann mit jedem Gebiss umgehen und dieses pferdegerecht bedienen. Das von seiner Wirkung her schärfste Gebiss ist in der Hand eines Könners kein Marterinstrument, sondern eine feine Kommunikationshilfe zwischen Reiter und Pferd.

DIE GEFÜHLVOLLE ZÜGELHAND

Eine sanfte oder harte Hand hat man nicht, man entwickelt sie. Das bedeutet, dass man sich mit einer harten Hand nicht abfinden muss, sie lässt sich zu einer sanften, gefühlvollen Zügelhand umtrainieren.

Ein großes Problem in der Reiterei ist allerdings, dass vielen Reitern gar nicht bewusst ist, dass sie eine harte oder weiche Hand haben. Sie machen sich oftmals nicht einmal darüber Gedanken. Schließlich sind die Übergänge von harter zu weicher Hand fließend und schwer einstufbar. Somit gibt es keine Skala, auf der die Härte einer Zügelhand ersichtlich wird. Vielmehr bestimmt das Gefühl, wie weich oder hart eine Hand ist. Zu Gespür bekommt dies nur das Pferd, zu sehen bekommt es der Mensch schließlich an der Reaktion des Pferdes. Da jedoch Pferde auch individuell verschieden hart- oder weichmäulig sind, was unter anderem durch die Ausbildung bedingt ist, ist durch deren Reaktion die Beurteilung einer harten oder weichen Hand ebenfalls nicht abschließend beurteilbar.

Die Qualität einer Reiterhand bestimmt sich dadurch, wie gefühlvoll sie eingesetzt werden kann. Überreaktionen wie Kopf hochwerfen, Maul aufsperren oder Gegenlehnen des Pferdes sind auf eine zu deutliche Einwirkung der Reiterhand zurückzuführen. Es kann aber eine härtere Handeinwirkung bei manchen (weniger gut ausgebildeten) Pferden notwendig sein, um „durchzukommen". Zu weiche Zügelhilfen, die das Pferd ignoriert, sind kontraproduktiv und unterstützen eher noch die Entwicklung eines harten Mauls.

Voraussetzungen

Keine Frage, es ist wesentlich einfacher, eine weiche Hand auf einem sensibel reagierenden Pferd zu schulen als auf einem weniger gut trainierten Pferd. In diesem Zusammenhang muss man bedenken, dass sich das eigene Pferd in seiner Sensibilität gegenüber den Zügelhilfen stets der jeweiligen Einwirkung der Reiterhand anpasst. Das bedeutet, dass eine durchwegs unsensible Hand ein hartes Maul fördert. Im Laufe der Zeit gewöhnt sich das Pferd an die groben Einwirkungen, stellt sich darauf ein und stumpft ab. Um nun beim Pferd doch noch die gewünschten Reaktionen zu erreichen (es eventuell notfalls über den Zügel anhalten zu können), werden schärfer wirkende (Hebelarm-) Gebisse notwendig, weil die einfach übertragene Kraft irgendwann nicht mehr ausreicht.

Ein Reiter auf einem bereits abgestumpften Pferd wird es schwer haben, auf eine weichere Zügelhand umzuschulen, da zunächst deutlich härter auf das Pferd eingewirkt werden muss, um überhaupt noch eine entsprechende Reaktion hervorzurufen. Die Schulung einer weichen Hand kann deshalb nur auf einem gut ausgebildeten, sensiblen Pferd erfolgen, das ein weniger guter Reiter leider nur selten zu reiten bekommt.

Die Schulung der Reiterhand bedeutet die Entwicklung des Gefühls für die jeweilige Kraft, die für eine bestimmte Reaktion aufgebracht werden muss. Je sensibler das Pferd reagiert, desto weicher kann (und muss) die Hand einwirken. Jede übermäßige Handeinwirkung (zu viel Kraft/Zug) wird eine Überreaktion des Pferdes (zum Beispiel Kopf hochwerfen) zur Folge haben und letztendlich eine Abstumpfung. Ein guter Reiter kann sich auf jede individuelle Voraussetzung eines Pferdes einstellen und erzeugt weder bei sensiblen Pferden eine Überreaktion noch erreicht er keine bei abgestumpften Tieren. Deshalb kann die Schulung der Reiterhand auch durch das Reiten vieler verschiedener Pferde unterstützt werden.

Die beste Voraussetzung zur Schulung der Reiterhand ist aber nach wie vor ein hervorragend ausgebildetes Pferd. Es kennt jede noch so feine Hilfe genau und wird entsprechend darauf reagieren. Auf falsche Hilfen hingegen erfolgt keine oder eine unerwünschte Reaktion, sodass dies dem Reiter als Hinweis für eine notwendige Korrektur dient.

Natürlich ist zur Unterstützung für die Schulung der Reiterhand ein guter Lehrer unentbehrlich, der die Reaktionen des Pferdes meist besser einschätzen kann als der Schüler. Außerdem sieht

Die gefühlvolle Zügelhand

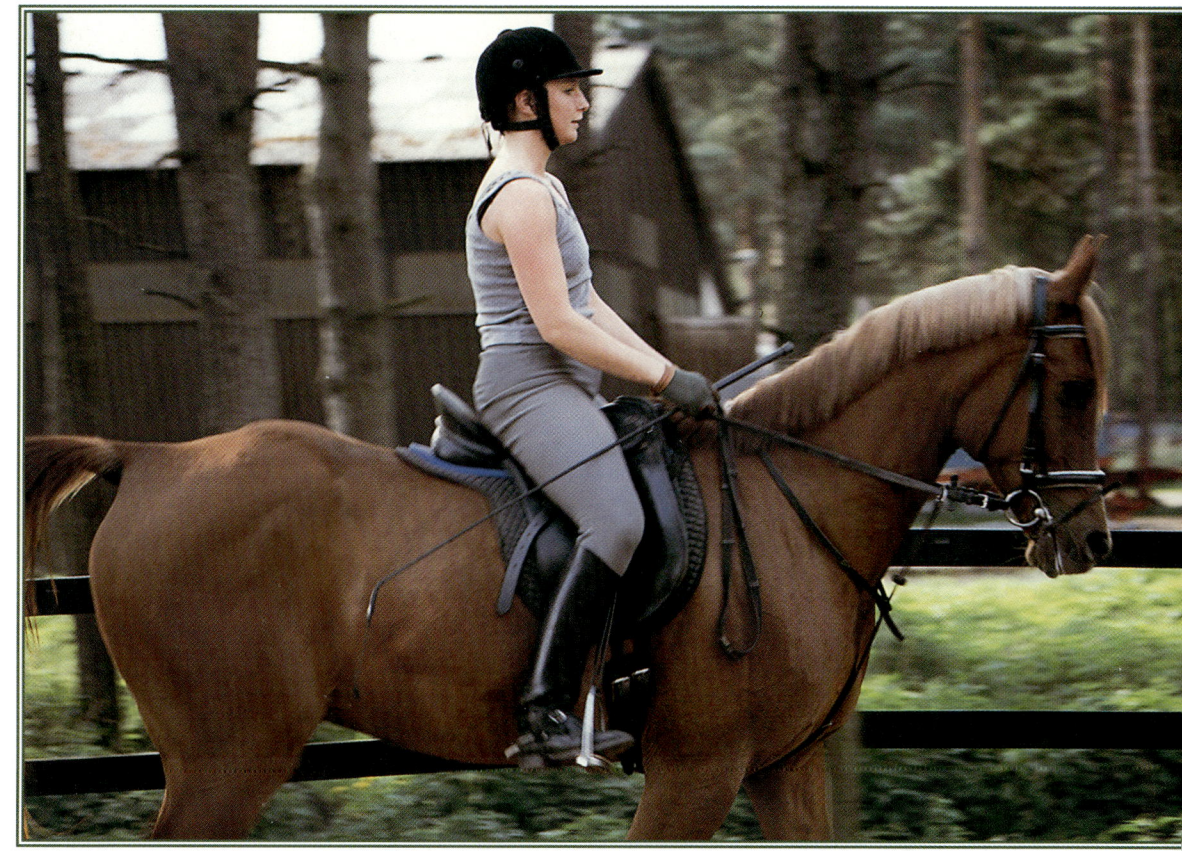

Ein gutes, sensibles Schulpferd ist nach wie vor die beste Voraussetzung zur Ausbildung einer weichen Reiterhand.

ein guter Lehrer viele Aktionen seines Schülers, die er insbesondere mit der Hand vollbringt, die diesem in der Regel gar nicht bewusst sind. Die unbewussten Handlungen sind eine Kernproblematik in der Reiterschulung überhaupt, da Fehler, die unbewusst gemacht werden, vom Reiter selbst nicht korrigiert werden können. Vor allem reflektorische Reaktionen des Reiters (klassisches Beispiel: Ziehen am Zügel, wenn das Pferd erschrickt) sind nur mit Unterstützung eines Reitlehrers zu beheben, der selbstverständlich bemüht sein muss, die Fehler aufzudecken und dem Reiter bewusst zu machen.

Wenn nun die Voraussetzungen zur Schulung der Reiterhand gegeben sind, also ein sensibles und durchlässiges Pferd sowie ein geeigneter Reitlehrer zur Verfügung stehen, kann das praktische Üben erfolgen. Und siehe da, was tut der Reitlehrer? Obwohl er vom Reitschüler ganz konkret mit der Schulung der Reiterhand beauftragt worden ist, wird er sich in erster Linie der Sitzkorrektur widmen. Warum? Nun, die Antwort ist im Prinzip ganz einfach: Der gute Sitz ist die Voraussetzung für die Einwirkung auf das Pferd – und zwar in jeglicher Hinsicht. Das bedeutet, dass der Sitz auch die Voraussetzung für die korrekte

Handhabung von Zäumungen und Gebissen

Zügeleinwirkung ist. Nur über einen ausbalancierten, stabilen, aber auch flexiblen Sitz kann sich die Hand auf ihre eigentliche Aufgabe konzentrieren, der Verständigung mit dem Pferd über die Zügelhilfe.

> *Ein guter Sitz ist die Voraussetzung für eine feinfühlige und sensible Zügelhand!*

Das Ziel ist also eine Hand, die unabhängig vom übrigen Körper agieren kann. Man spricht auch von einem zügelunabhängigen Sitz, was nichts anderes bedeutet, als dass der Reiter ohne sich am Zügel fest halten zu müssen ausbalanciert sitzen kann. Nur über einen korrekten Sitz ist es möglich, eine ruhige, frei agierende Hand zu entwickeln, die unabhängig und somit präzise und differenziert über die Zügel auf das Pferdemaul einwirken kann. Um eine weiche Hand zu schulen, kommt der Reiter demnach nicht um die Sitzschulung und das Reiten lernen an sich herum.

Sitzschulung

Das Zauberwort für den richtigen Sitz heißt Balance. Wenn der Reiter im Gleichgewicht sitzt, benötigt er weder Hände noch Füße, um sich am Pferd fest zu halten. Diese Balance muss nun aber auch während der Bewegung des Pferdes aufrecht erhalten werden. Somit ist für die Grundlage eines guten Sitzes außer Balance ein gewisses Maß an Stabilität und Flexibilität ausschlaggebend. Stabilität und Flexibilität scheinen sich zu widersprechen, trotzdem können beide Faktoren für sich alleine nicht Bestand haben.

Widmen wir uns zunächst dem Gleichgewicht des Reiters. Für einen ausbalancierten Sitz muss der Reiter im Zentrum des Pferdes sitzen. Dies gilt sowohl für die laterale wie vertikale Balance. Das bedeutet, dass die Körperausrichtung des

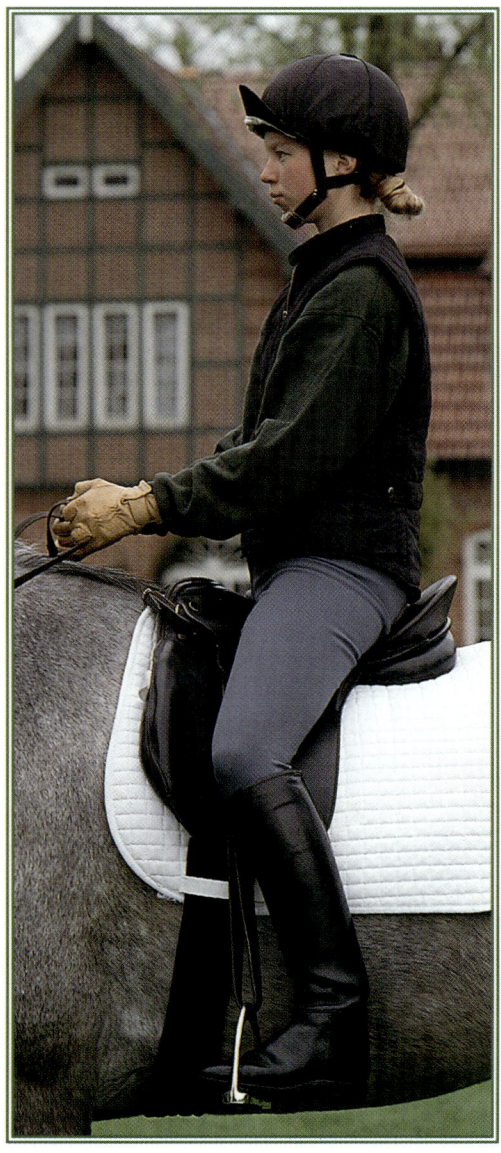

Der ausbalancierte Sitz ist die Voraussetzung für eine ruhige, weiche Reiterhand. Foto: P. Prohn

Reiters sowohl von der Seite aus als auch von hinten betrachtet lotrecht sein muss.

Somit bilden die Ohren des Reiters, seine Schultern, Hüfte und Absätze eine lotrechte Linie, wenn man die Ausrichtung des Reiters von der Seite aus sieht. Die Knie sind dabei leicht ange-

Die gefühlvolle Zügelhand

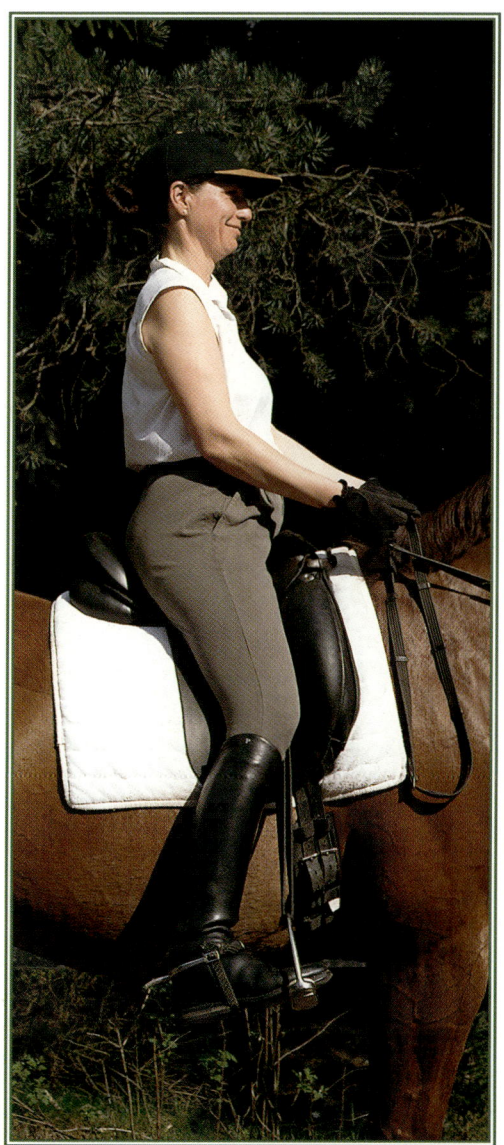

Zu lange Steigbügel bringen den Reiter in den Spaltsitz.

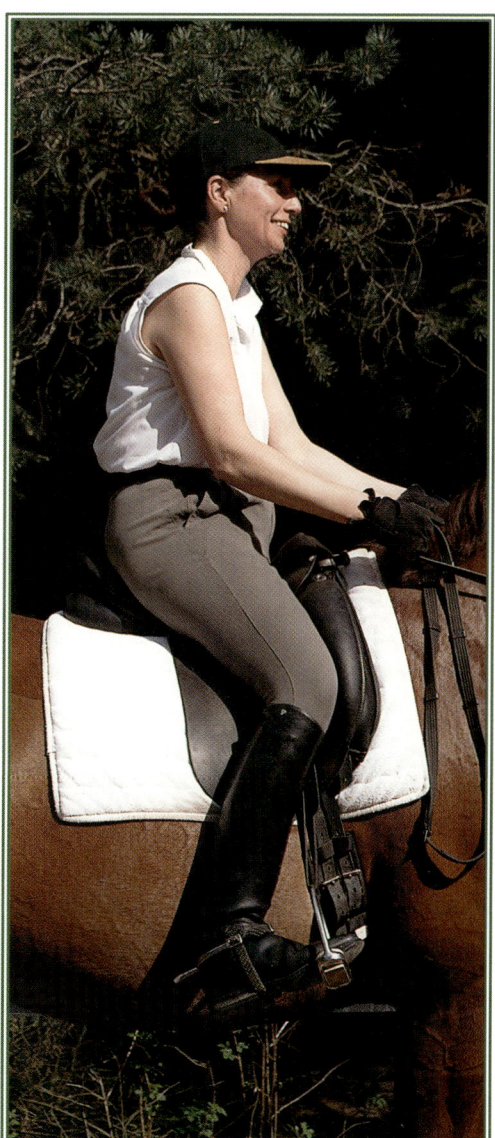

Bei zu kurzen Steigbügeln tendiert der Reiter zu einem Rundrücken, hochgezogenen Knien und somit zum Stuhlsitz.

winkelt und die Wirbelsäule zeigt ihre natürliche Krümmung. Der Reitlehrer hat jedoch folgende Sitzfehler zu korrigieren, die sich häufig durch Folgefehler ergeben: Der Reiter lässt den Kopf – und damit in der Regel auch die Schultern – hängen. Dies ergibt sich dadurch, dass der Reiter auf

sein Pferd herab sieht. Daraus leitet sich eine leichte Begradigung der Wirbelsäule ab, die ein vermehrtes Abkippen im Becken zur Folge hat. Folglich kommen die Knie zu hoch am Sattel zu liegen und logischerweise werden letztendlich die Fersen hochgezogen. Das Ergebnis ist ein Sitz, der zum einen unausbalanciert, zum anderen auf Grund der festgelegten Beckenposition unflexibel und letztendlich auch instabil ist. Der Reiter ist nicht in der Lage, die Bewegungen des Pferdes auszugleichen, somit stört er das Tier in jedem seiner Schritte.

Ein anderes Sitzproblem kann der Versuch eines übertrieben geraden Sitzes sein: Der Reiter überspannt seine Rückenmuskulatur, woraus sich ein Hohlkreuz entwickelt, durch welches sich das Reiterbecken zu stark aufstellt. Somit kommt der Reiter eher auf den Oberschenkeln als auf seinem Hintern zu sitzen, die Tendenz zum Spaltsitz ist gegeben. Die Hüfte ist auf Grund des zu stark aufgestellten Beckens in ihrer Flexibilität eingeschränkt, sodass es dem Reiter nicht mehr möglich ist, die Gangarten des Pferdes hinreichend auszusitzen. Somit verliert der Reiter die Balance und die Stabilität. Verspannungen sind vorprogrammiert – zuerst beim Reiter und anschließend logischerweise auch beim Pferd.

Weder Spalt- noch Stuhlsitz sind die angestrebten Sitzformen, sondern der ausbalancierte Sitz mit einer Beckenlage in der Mittelposition. Damit ist die Hüfte frei beweglich und kann mit den Bewegungen des Pferdes mitgehen. Die Flexibilität des Reiters bleibt gegeben. Durch diese Beweglichkeit kann das Gleichgewicht aufrecht erhalten werden. Ein ausbalancierter Sitz wiederum erfordert kaum Muskelkraft, sodass bereits ein geringer, natürlicher Muskeltonus (keine Verspannung, nicht einmal eine großartige Anspannung) für die notwendige Sitzstabilität ausreichend ist.

Um einen ausbalancierten Sitz zu gewährleisten, muss der Reiter auch von hinten betrachtet lotrecht sitzen. Dies ist dann der Fall, wenn man eine senkrechte Linie durch den Körper des Reiters ziehen kann und diese ihn in zwei gleichmäßige Hälften aufspaltet. Die Wirbelsäule liegt exakt im Lot. Eine Wirbelsäulen-Skoliose (seitliche Verkrümmung) kann einem ausbalancierten Sitz entgegenwirken. Und selbst ein leichtes Einknicken in der Hüfte reicht aus, um das Gleichgewicht zu stören und den Schwerpunkt seitlich zu verschieben.

Jede Unausgewogenheit im Sitz stört die Bewegungen des Pferdes, löst Verspannungen im Körper des Reiters aus, wodurch Flexibilität, Stabilität und Balance verloren gehen. Damit benötigt der Reiter entsprechende Muskelkraft, um sich im Sattel halten zu können. Die Sitzfehler versucht der Reiter zu kompensieren, indem er sich mit den Beinen festklammert und mit den Händen am Zügel Halt sucht.

Dass damit keine feinen Handeinwirkungen mehr möglich sind, dürfte klar sein. Ist der Reiter nicht in der Lage, durch genügend Flexibilität in der Hüfte die Bewegungen des Pferdes auszugleichen, übertragen sich die Erschütterungen der Gangarten des Pferdes auf den gesamten Körper des Reiters. Die Schultern hüpfen auf und ab, die Schenkel schlackern hin und her und der Kopf wackelt vor und zurück. Dass der Reiter dabei auch die Hände nicht ruhig halten kann, ist eine logische Folge. Von sanften und differenzierten Zügelhilfen ist der Reiter meilenweit entfernt.

Um den Sitz zu verbessern, ordnen gute Reitlehrer immer wieder das Reiten ohne Bügel an und nehmen ihre – auch bereits fortgeschrittenen – Schüler wiederholt an die Longe, um sie ohne Zügel reiten zu lassen. Das Reiten ohne Steigbügel fördert die Balance des Reiters und festigt auf diese Weise den korrekten Sitz. Es richtet den Reiter insbesondere auf lateraler Ebene aus, womit häufige Fehler wie Einknicken in der Hüfte gut zu korrigieren sind.

Viel zu früh wird der Longenunterricht bei Anfängern abgebrochen und die Reiter in die Abteilung geschickt, obwohl der zügelunabhängige Sitz noch nicht vorhanden ist. Nach etwa zehn Stunden kann kein Reiter tatsächlich ausbalanciert sitzen. So bleibt dem Schüler nichts anderes übrig, als sich am Zügel fest zu halten, wenn er das Gleichgewicht verliert. Diese Praxis kann beim Reiter zur Gewohnheit werden, sodass der Fehler nur noch sehr schwer korrigierbar ist. Folglich kann sich nur eine harte Hand entwickeln. Empfehlenswert ist deshalb eine fundierte Ausbildung an der Longe, bis der Sitz so gefestigt ist, dass der Reiter alle Situationen ohne Zuhilfenahme der Hand meistern kann. Selbst für den fortgeschrittenen Reiter ist von Zeit zu Zeit eine Sitzschulung an der Longe anzuraten, um sich stetig verbessern und eingeschlichene Sitzfehler frühzeitig korrigieren zu können.

Wie man im Sattel sitzt, ist neben der entsprechenden Ausbildung auch abhängig vom jeweiligen Sattel. Der Schwerpunkt des Sattels sowie die Sitzausformung kann unterschiedlich gestaltet sein, sodass das Becken in einer vorgegebenen Position zu liegen kommt. Die diversen Ausführungen von Sätteln dienen den Anforderungen bestimmter Disziplinen und in dieser Form müssen sie auch eingesetzt werden. Das bedeutet, dass es einem ausbalancierten Sitz des Reiters sicherlich nicht förderlich ist, ihn mit einem Dressursattel über Hindernisse zu schicken.

Ein anderer Aspekt ist der individuelle Körperbau des Menschen. Es gibt beispielsweise Leute mit langen Beinen und kurzem Oberkörper oder umgekehrt. Die Beckenstellung, Wirbelsäulenkrümmung, Gelenkwinkelungen und Knochenlängen im gesamten Skelett sind sehr unterschiedlich. Somit muss jeder Reiter für sich ganz persönlich den richtigen Sattel finden. Zwar kann man allgemein zwischen grundsätzlich guten und schlechten Sätteln unterscheiden, sowohl was die Qualität als auch den Schwerpunkt und die Sitzausformung angeht, jedoch gibt es unter den guten Sätteln jede Menge diverse Feinheiten, die den Sitz des Reiters beeinflussen. Eine differenzierte Auswahl kann dem jeweiligen Reiter entgegenkommen und ihn in seinem Bemühen, korrekt zu sitzen, um entsprechend auf das Pferd einwirken zu können, unterstützen.

Eine etwas zurückverlagerte, flach angelegte Sitzmulde unterstützt den Reiter, der zu einem Hohlkreuz tendiert. Damit wird das Becken zu vermehrtem Abkippen animiert. Ein Sattel mit „Vorwärtstendenz" hingegen verhindert ein zu starkes Abkippen im Becken und Vorstrecken der Beine. Allerdings kann er ein Hohlkreuz fördern. Die Lage der Steigbügelaufhängung ist ebenfalls von Bedeutung, um die Haltung der Beine, des Beckens und somit des gesamten Körpers zu beeinflussen.

Variieren lässt sich bei jedem Sattel die Steigbügellänge. Auch sie ist ein Faktor, der den Sitz des Reiters mit gestaltet. Sind die Bügel zu lang, stellt sich das Becken deutlich auf, es entsteht die Tendenz zum Spaltsitz. Außerdem ergibt sich dabei eine Instabilität in der Beinhaltung, die sich natürlich auch auf den Körper und letztlich die Hände überträgt. Es kommt unweigerlich zu einer unruhigen Zügelführung. Zu einem Stuhlsitz hingegen wird der Reiter animiert, wenn die Bügel zu kurz sind. Der Reiter kommt nicht zum Sitzen, da er bei jedem Schritt des Pferdes – insbesondere im Trab und Galopp – aus dem Sattel katapultiert wird, was sich ebenso negativ auf die Handhaltung auswirkt.

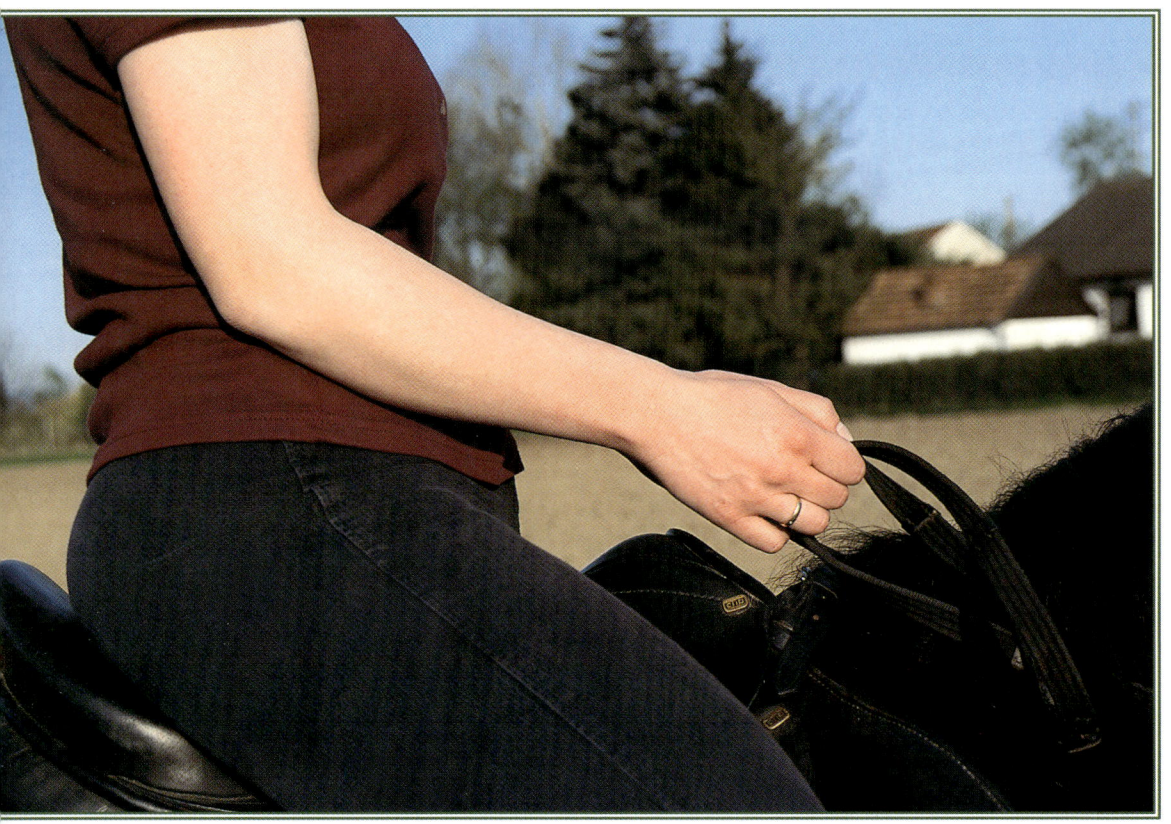

Die Grundhaltung der Zügelhände: Der Ellbogen liegt locker am Körper und der Unterarm zeigt in gerader Linie zum Pferdemaul. Die Zügelfaust ist locker geschlossen, der Daumen liegt dachförmig auf dem Zügel.

Die Handhaltung

Erst wenn der Reiter einen zügelunabhängigen Sitz erworben hat, ist es ihm möglich, eine korrekte Handhaltung und somit Zügelführung zu gewährleisten. Viele Stunden an der Longe sind hierfür notwendig. Es ergeht nicht nur an die Anfänger, sondern auch an fortgeschrittene Reiter der dringende Appell, sich immer wieder an der Longe schulen zu lassen, um den zügelunabhängigen Sitz zu vervollkommnen. Denn dieser ist die Voraussetzung, die Zügelhand zu schulen und eine feine Verständigung zum Pferdemaul herzustellen.

Ist der Sitz des Reiters nicht ausgereift, sind Haltungsfehler der Hand eine logische Folge. Diese Fehler auszumerzen, wird zunächst nur über die Schulung des Sitzes erreicht werden können. Erst in zweiter Instanz kann die Konzentration auf die Korrektur der Hand gerichtet werden.

> *Es ist Unsinn, von einem Reitschüler zu verlangen, die Hand ruhig zu halten, wenn er noch nicht ausbalanciert sitzen kann.*

Die Grundhaltung der Hand ergibt sich aus einem locker herabhängenden Oberarm. Die Ellen-

Die gefühlvolle Zügelhand

bogen bleiben auf Tuchfühlung zum Rumpf, jedoch ohne angepresst zu werden. Der Unterarm zeigt in gerader Linie in Richtung Pferdemaul. Aus dieser Armhaltung heraus ergibt sich eine aufgestellte Zügelfaust, durch die der Zügel – ausgehend vom Pferdemaul – zwischen Ring- und kleinem Finger durch die Faust verläuft und über dem Zeigefinger zu liegen kommt. Der Daumen liegt dachförmig auf dem Zügel und arretiert diesen leicht, sodass die Gefahr des Durchrutschens durch die Hand ausgeschaltet ist. Der Daumen sollte nicht zu viel Druck auf den Zügel geben, was in der Regel dann gegeben ist, wenn man ihn flach aufliegen lässt (mit durchgedrücktem ersten Daumenglied). Auf diese Weise verspannt sich die gesamte Hand, was die Beweglichkeit der restlichen Finger und des Handgelenks einschränkt. Eine lockere Zügelführung würde dadurch blockiert werden.

Häufige Fehler in der klassischen, beidhändigen Zügelführung sind nach oben gedrehte Handrücken, Abknicken im Handgelenk nach außen oder Eindrehen der Hand. Gleichfalls ungünstig ist eine geöffnete Zügelfaust (weil die Zügel durch die Hand rutschen könnten), aber auch eine zusammengepresste Faust, die wiederum Steifheiten in Hand und Armen hervorruft.

Der Zügel sollte so fest gehalten werden, dass er nicht durch die Hand rutschen kann, aber auch nicht zu fest, um feine Einwirkungen zu ermöglichen. Gegebenenfalls ist es angebracht, mit Handschuhen zu reiten, um mehr Griff am Zügel zu haben. Dies ist insbesondere dann empfehlenswert, wenn die Zügel vom Regen oder Schweiß nass geworden sind.

Die Zügel verlaufen zwischen Ring- und kleinem Finger, weil der Ringfinger stärker ist als der kleine Finger und damit eine bessere Zügelführung gewährleisten kann. Der kleine Finger wür-

Häufigste Fehler der Zügelhand:

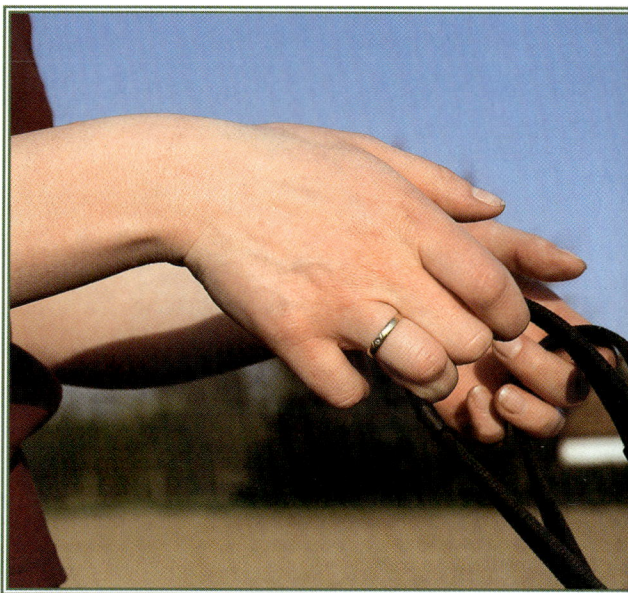

Abknicken der Handgelenke nach unten.

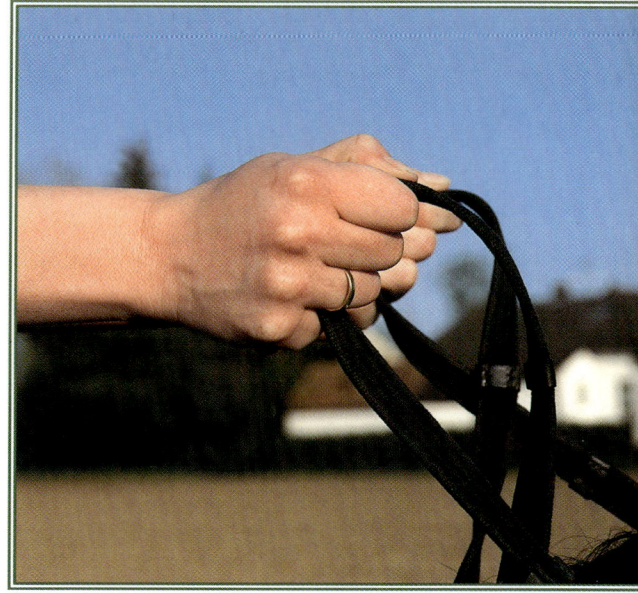

Verkrampfte Zügelhande

Handhabung von Zäumungen und Gebissen

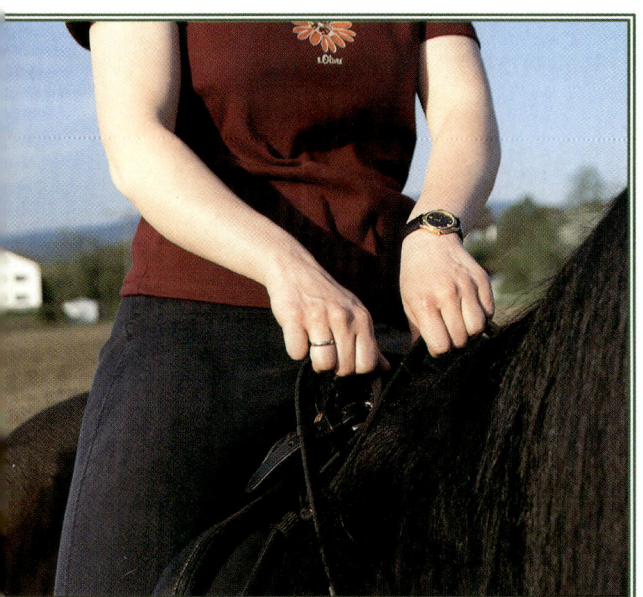

Handrücken nach oben drehen (Ellenbogen werden dabei häufig vom Körper weggestreckt)

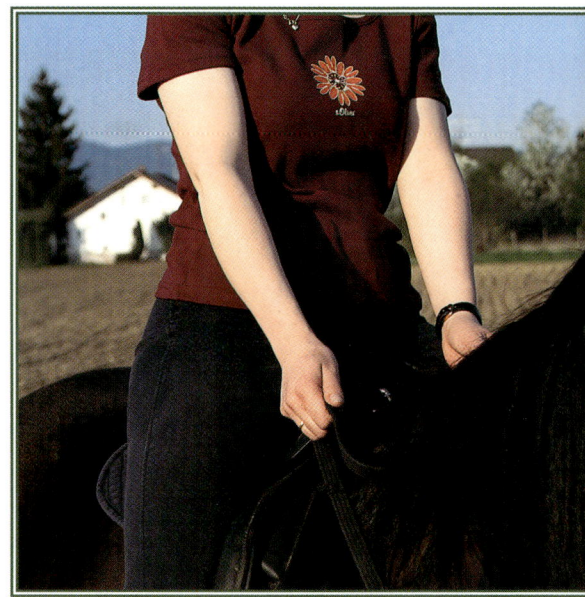

Durchstrecken der Ellenbogen (steife, verkrampfte Zügelhaltung)

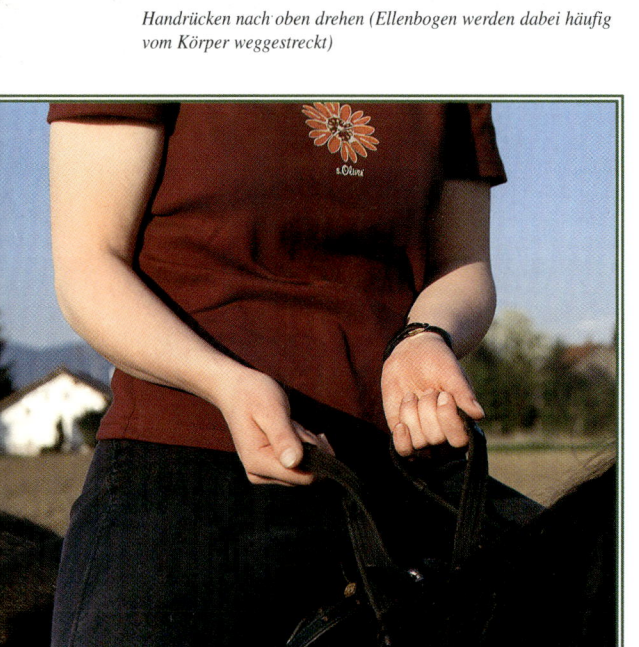

Handflächen nach oben drehen

de durch den Zügeldruck nach vorne gezogen und gequetscht werden. Dies erzeugt beim Reiter Unbehagen, der daraufhin die Faust fester schließen und in der Hand verkrampfen würde. Auch wenn die Zügelimpulse kaum Kraftaufwand erfordern sollten, hat der kleine Finger nur eine ungenügende Belastungsfähigkeit, um die Handhabung der Zügel dauerhaft und mühelos steuern zu können.

Die Art der Zügel bestimmt die Handhaltung zusätzlich. Beim geschlossenen Zügel hängt der Rest des Zügels in einer Schlaufe an der Seite des Pferdes herab. Bei Bedarf kann der Reiter den Zügel entsprechend ablängen. Zum Verkürzen der Zügel (Nachfassen) übergibt die Hand des zu verkürzenden Zügels den Zügel in die andere, um die Hand zum Nachfassen frei zu bekommen. Manche Reiter „krabbeln" mit den Fingern am Zügel nach vorne, um diesen zu verkürzen. Diese Praktik jedoch löst undefinierbare Zügelimpulse im Maul des Pferdes aus, wodurch das Pferd nur gestört wird.

Die gefühlvolle Zügelhand

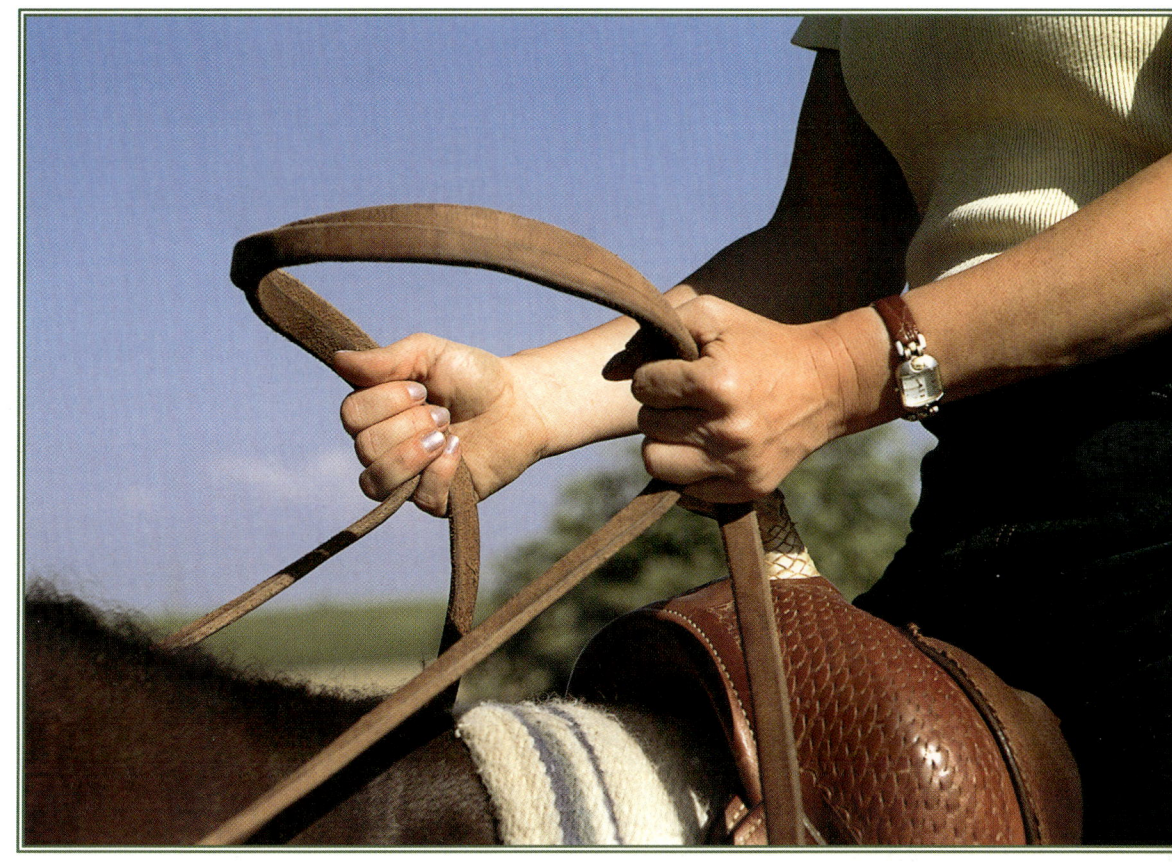

Der Westernreiter hält Split Reins immer mit der so genannten Zügelbrücke in der Hand.

Bei geteilten Zügeln (Split Reins), wie sie in der Regel die Westernreiter benutzen, wird das Ende des gegenüberliegenden Zügels zusätzlich in die Hand genommen. Dadurch entsteht eine so genannte Zügelbrücke zwischen den Händen. Der gegenüberliegende Zügel verläuft von oben durch die gesamte Faust und hängt mit seinem Ende an der Seite des Pferdes herab. Der kleine Finger teilt den direkten und den indirekten Zügel. Auf diese Weise wird der Ringfinger in der Zügelführung und Impulsgebung auf den direkten Zügel nicht gestört. Es ist nötig, jeweils beide Zügel in der Hand zu behalten, um die Zügel unkompliziert ablängen und nachfassen zu können. Außerdem erreicht man einen Sicherheitsaspekt, der insbesondere für noch unsichere Reiter wichtig ist: Fällt der Zügel mal aus der Hand oder zieht das Pferd dem Reiter den Zügel aus der Hand, fällt dieser nicht zu Boden, wenn das Ende in der zweiten Hand ruht.

Bei einhändiger Zügelführung (Reiten auf Bit in der Westernreitweise) greift man von oben in die Zügel, das heißt, der Handrücken zeigt dabei nach oben. Früher war es üblich, mit der linken Hand die Zügel zu führen, da der Cowboy (die Westernreitweise entstammt der Rinderarbeit der

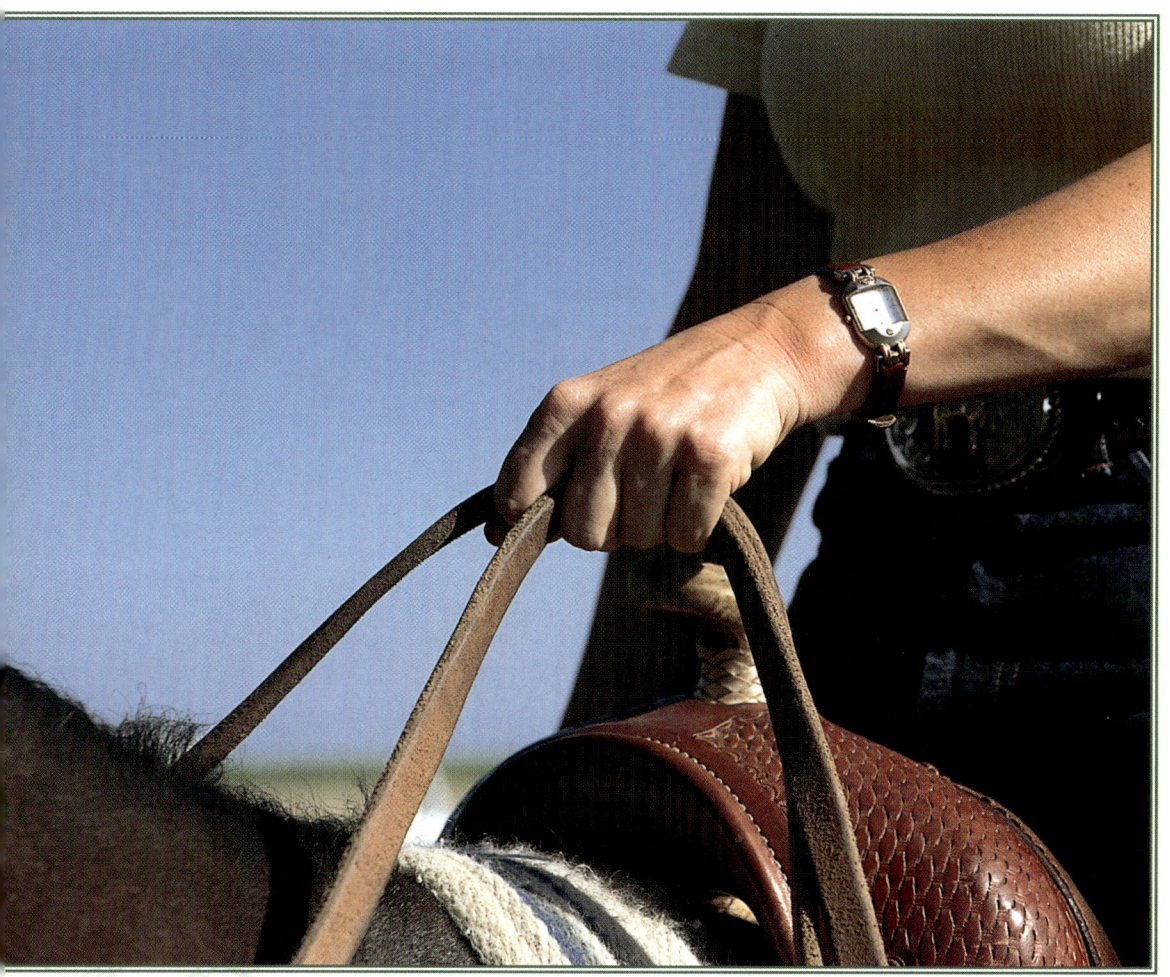

Bei einhändiger Zügelführung (alle Hebelarmgebisse) darf der Westernreiter höchstens einen Finger zwischen die Zügel nehmen.

Cowboys) seine rechte Hand frei haben wollte, in der er als Rechtshänder mehr Gefühl hatte, um Gatter zu öffnen, das Lasso zu schwingen oder einem Kollegen Signale zu geben. Heutzutage ist das Westernreiten eine Sportart, in der es nicht mehr relevant ist, in welcher Hand die Zügel gehalten werden. Die meisten Rechtshänder führen die Zügel deshalb auch in der rechten, für sie gefühlvolleren Hand. Es ist dem Reiter überlassen, in welche Hand er die Zügel nehmen will, jedoch darf er in einer Turnierprüfung in der Regel die Zügelhand nicht wechseln (es sei denn, es ist erlaubt wie in bestimmten Fällen am Tor).

Das Regelwerk der Westernreiter sieht vor, dass höchstens ein Finger zwischen den Zügeln sein darf – allerdings nicht muss. Es ist jedoch ratsam, diesen einen Finger zwischen den Zügeln zu platzieren, weil es damit – zwar minimal, aber immerhin – möglich ist, separat auf den linken oder rechten Zügel einzuwirken.

Gefühl entwickeln

Ruhige Hände sind das Nonplusultra für eine gefühlvolle Einwirkung auf das Pferdemaul. Wenn man nicht über den Zügel, sondern mit seinen Fingern direkt in die Maulwinkel des Pferdes greifen würde, wären sicherlich manche Reiter vorsichtiger in Anbetracht der empfindlichen Maulpartie, die man dabei direkt fühlen könnte. Stattdessen jedoch hat man ein festes, unnachgiebiges Material – den Zügel – in der Hand, das schließlich auf ein noch härteres Element übergeht – das Gebiss. Dass die Einwirkungen der Reiterhand dadurch recht grob ausfallen können, ist verständlich. Deshalb muss der Reiter bestrebt sein, seine Hand zu schulen und mehr Gefühl zu entwickeln.

Zunächst sollte auch die Vorstellung, ein Pferd mit den Zügeln „halten" zu wollen, aus dem Gedächtnis von so manchem Reiter gestrichen werden. Der Zügel soll allein zum Lenken und Stellen des Pferdes verwendet werden, nicht aber zum Abbremsen oder Festhalten.

Der Zügel sollte so fest in der Hand liegen, dass er nicht aus der Hand rutschen kann, jedoch darf der Reiter nicht so kräftig zudrücken, dass die Finger und damit die Arme verkrampfen. Um die richtige Festigkeit zu erreichen, kann man sich vorstellen, man hätte zwei rohe Eier in den Händen, die zwar nicht herunterfallen dürfen, aber auch nicht zerbrechen sollen.

Besser noch ist es, nicht nur mit Vorstellungen zu arbeiten, sondern auch mit praktischen Übungen. Hierzu besorgen wir uns aus Zoofachgeschäften zwei Schaumstoffbälle, die als Katzenspielzeug angeboten werden. Kleine Schwämme, die man zum Säubern von Augen und Nüstern des Pferdes verwendet, sind hierfür ebenfalls geeignet. Die Schwämme beziehungsweise Schaumstoffbälle werden mit Wasser getränkt, bis der Schwamm nass ist, jedoch nicht tropft. Nun reitet

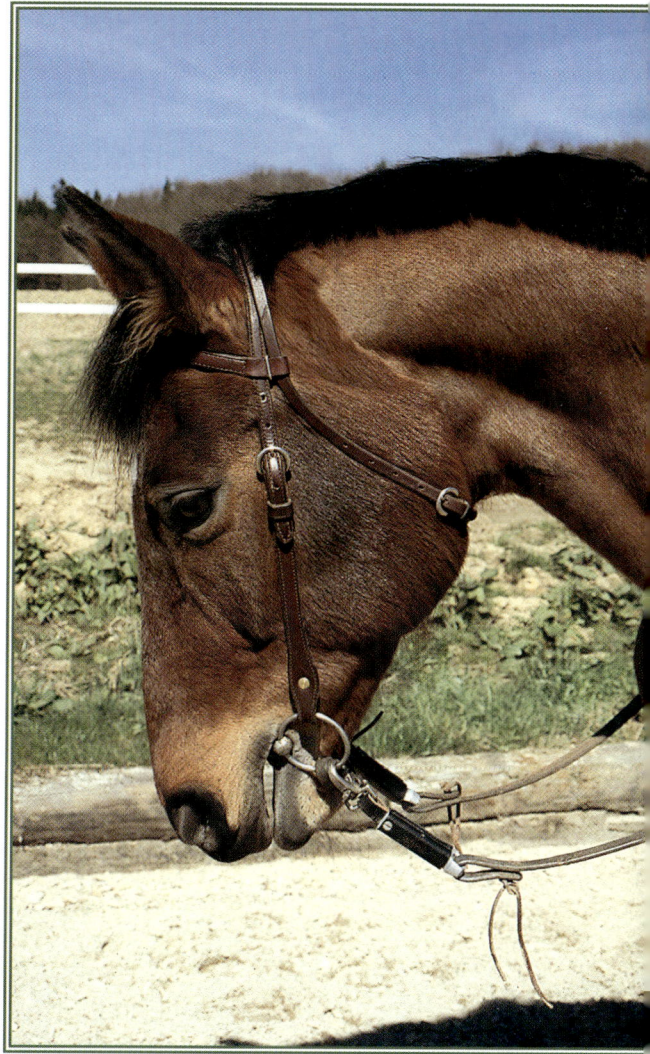

Das Soft Pull – zwischen Gebiss und Zügel eingeschnallt – mildert harte Zügelpulls ab.

man mit den Schwämmen in der Hand, die man zusätzlich zum Zügel nimmt, und achtet darauf, nicht zu fest zuzudrücken, sodass kein Wasser heruntertropft.

Diese Übung eignet sich insbesondere für Reiter, die sehr verkrampft mit der Hand sind. Wenn man jedoch dazu tendiert, am Zügel zu ziehen, kann man zwischen Zügel und Gebiss einen dün-

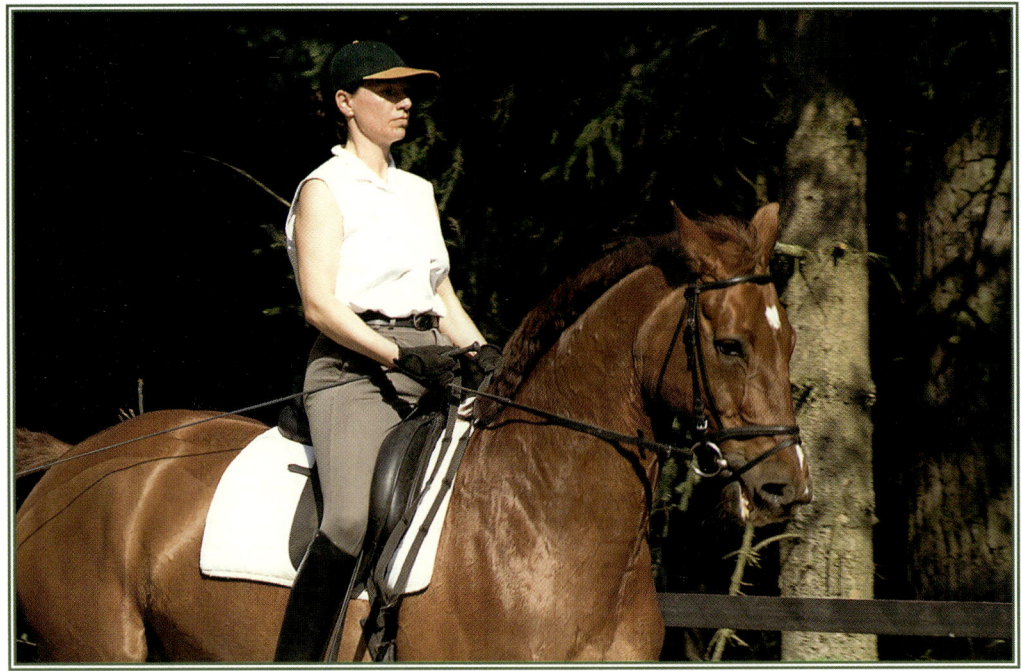

Wie viel Druck baut der Reiter mit seiner Hand tatsächlich auf? Meist sind es wesentlich mehr als die in der klassischen Reitweise angestrebten 500 Gramm.

nen Bindfaden anbringen, der bei zu großem Druck reißt. Der Reiter bekommt die Aufgabe, nur so weich einzuwirken, dass der Bindfaden heil bleibt. Selbstverständlich darf diese Übung nur an der Longe ausgeführt werden.

Für den Selbsttest, der auch im Gelände durchführbar ist, kann man sich ein so genanntes „Soft Pull" anschaffen, eine in einen Kolben eingebaute Feder, die sich beim Zügelzug etwa zwei bis drei Zentimeter auseinander zieht. Mit dieser Druckfeder kann man sich auf dem Kolben eine Markierung setzen (wasserfester Folienstift), an der die 500-Gramm-Grenze überschritten wird. Dies kann man vorher mit Hilfe einer Federwaage ausloten. Das Soft Pull ist für Anfänger für den Dauereinsatz brauchbar, da es harte Zügelpulls abmildert und das Pferdemaul bei allzu unruhigen Händen etwas geschont wird.

Die Hand bestimmt die Schärfe des Gebisses

Viele Reiter versuchen, die Schulung ihrer Reiterhand zu umgehen, indem sie sich für ein vermeintlich mildes Gebiss entscheiden. Wie schon am Anfang des Kapitels erwähnt, ist nicht das Gebiss die Ursache der scharfen Wirkung, sondern die Hand, die es bedient. Sicherlich kann ein Reiter mit einer ungeschulten Hand im Pferdemaul weniger Schaden anrichten, wenn er mit einer „sanften" Zäumung reitet als wenn er ein Hebelarmgebiss wählt. Trotzdem muss man sich immer wieder daran erinnern, dass auch ein mildes Gebiss dem Pferd enorme Schmerzen bereiten kann, wenn es unsachgemäß gehandhabt wird.

Selbst ein Stallhalfter kann auf den Pferdekopf so unangenehm einwirken, wenn der Mensch am Führstrick zerrt oder reißt, dass das Tier den

Kopf hochwirft und die Augen rollt. Wie schmerzhaft muss dann ein Zügelzug sein, wenn ein Gebiss – und sei es eine dicke Wassertrense – im Maul liegt? Auch das gebisslose Sidepull oder die Bosal Hackamore, die als sehr milde Zäumungen gepriesen werden, können dem Pferd durchaus Schmerzen zufügen. Und dabei ist es nicht einmal notwendig, recht stark am Zügel zu ziehen.

Viele Reiter stemmen sich mit ihrem gesamten Körpergewicht gegen den Zügel – und das Schlimmste daran ist, dass sie es oftmals gar nicht merken. Deshalb ist es wichtig, sich erst einmal bewusst zu machen, was eigentlich tatsächlich zwischen Reiterhand und Pferdemaul passiert. Messungen haben ergeben, dass die Reiter deutlich mehr Druck auf der Hand haben als sie glauben.

Die klassische Reitlehre spricht von einem ständigen Kontakt zum Pferdemaul (Anlehnung), der mit etwa 500 Gramm Zügeldruck definiert ist. Tatsache ist, dass viele – und sogar gut ausgebildete – Reiter bis zu fünf Kilogramm Zug auf den Zügel bringen und dabei von einem leichten Kontakt sprechen. Dies ist ein gutes Beispiel dafür, wie sehr das Gefühl täuschen kann.

> *Der Gebissdruck, den der Reiter über die Zügel auf das Pferdemaul überträgt, wird meist deutlich unterschätzt.*

Wird der vermeintlich sanfte Druck von 500 Gramm, der in Wirklichkeit vielleicht auch zwei Kilogramm hat, aber über ein Hebelarmgebiss mit der durchaus üblichen Übersetzung von vier zu eins auf das Pferdemaul übertragen, kommen schon acht Kilogramm im Pferdemaul an, während der Reiter ein Gefühl von 500 Gramm hat!

Wenn man sich diese Überlegung vor Augen führt, wird der dringende Schulungsbedarf der Reiterhand deutlich.

Zwischen Druck, Kontakt und Zug

Wenn von einem Kontakt die Rede ist, muss der Reiter keinen Druck oder Zug aufbauen. Allein das Eigengewicht der Zügel kann schon einen Kontakt herstellen. Kontakt ist dann vorhanden, wenn das Pferd die kleinste Fingerbewegung des Reiters schon spüren kann – oder umgekehrt der Reiter das Zungenspiel des Pferdes erfühlt. Deshalb kann ein Kontakt auch dann schon vorhanden sein, wenn der Zügel noch leicht durchhängt. Es sollte lediglich eine Verbindung zwischen Reiterhand und Pferdemaul spürbar sein.

Sobald der Druck auf den Zügel erhöht wird, ist der Kontakt unterbrochen. Zwar besteht nach wie vor eine – sogar deutlichere – Verbindung der Reiterhand zum Pferdemaul, doch von feiner Kommunikation kann keine Rede mehr sein. Die Verständigung kann auf diese Weise nur unvollständig sein, da viele Feinheiten nicht mehr zu spüren sind – weder vom Reiter noch vom Pferd.

Häufig wird jedoch diese feste Verbindung mit einigen Kilogramm Druck durchgehend aufrecht erhalten. Als Ergebnis büßt man damit eine wichtige Möglichkeit der Kommunikation ein.

Um eine bessere Verbindung zu bekommen, um deutliche Antworten vom Vierbeiner zu fordern oder das Nachgeben des Pferdes zu fordern, erhöhen manche Reiter den Druck und verfallen in einen ständigen Zug am Zügel. Erreicht wird damit natürlich keine bessere, sondern eine eher noch schlechtere Verständigungsmöglichkeit zwischen Reiter und Pferd.

Bei einem Zug ist man versucht, den Pferdekopf in eine bestimmte Position zu ziehen. Wenn das Pferd dem Zug zunächst nachgibt, löst sich

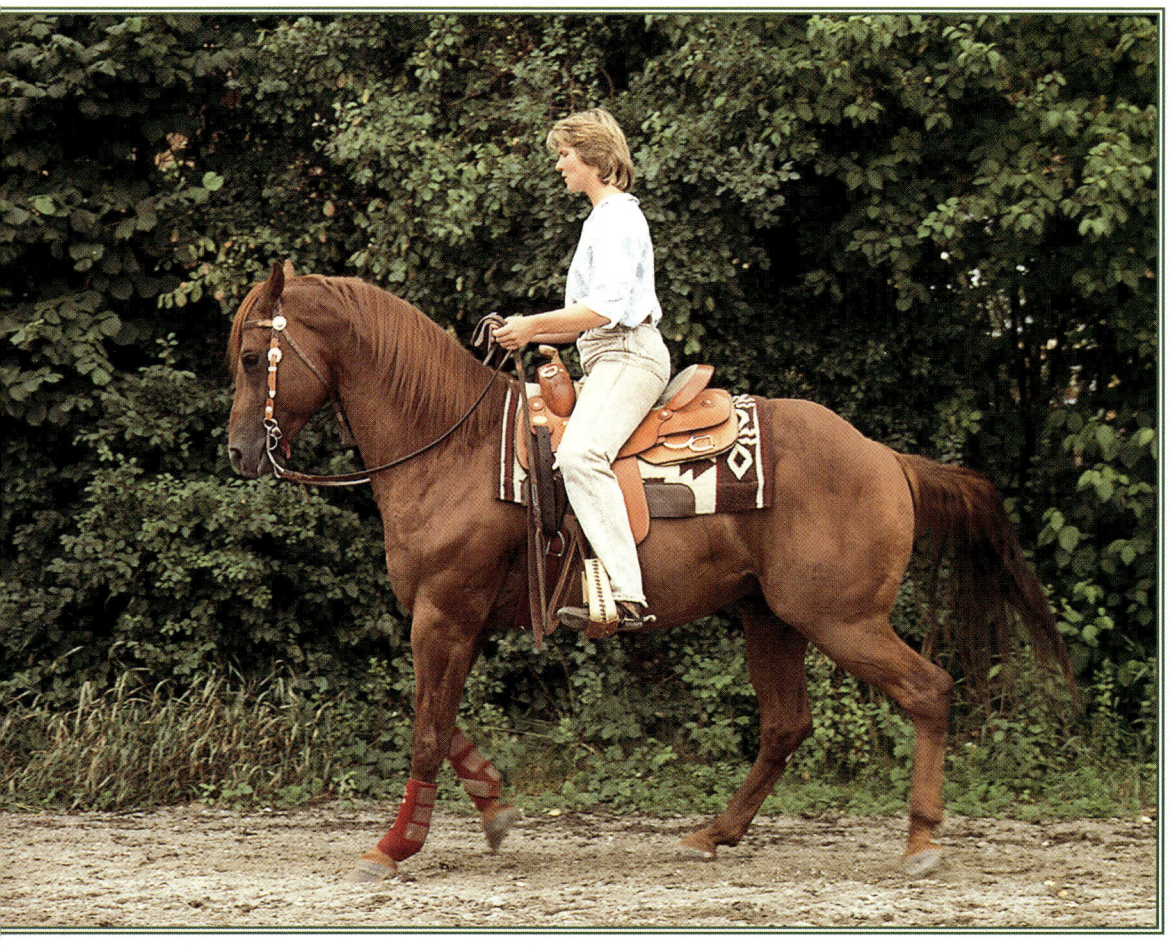

Obwohl der Zügel leicht durchhängt, besteht ein feiner Kontakt zwischen Reiterhand und Pferdemaul.

jedoch keineswegs die Einwirkung – sie bleibt vielmehr aufrecht erhalten, weil die Hand der Bewegung des Pferdekopfes folgt und den Druck nicht löst. Dies ist der Grund, weshalb das Pferd schließlich versucht, dem unangenehmen Zug durch Gegendruck zu entgehen: Das Pferd legt sich auf den Zügel und zieht dagegen. Das Ergebnis ist nichts anderes als ein körperliches Kräftemessen von Reiter und Pferd, das mit Abstumpfung im Pferdemaul, Ausbildung einer starken Unterhalsmuskulatur des Vierbeiners und einer ebenso starken Oberarmmuskulatur des Reiters einhergeht.

Baut man einen Druck über den Zügel auf und fordert damit eine Reaktion des Pferdes, die immer aus Nachgeben bestehen muss, darf der Druck in dem Moment nicht mehr vorhanden sein, in dem das Pferd nachgegeben hat. Hierzu darf der Reiter nicht ziehen, sondern muss vielmehr seine Hand „feststellen". Bewegt sich die Reiterhand nicht (zumindest nicht nach hinten) und gibt das Pferd nach, ist der Zügel auf der Stelle locker. Es ist also durchaus legitim, neben dem (ständigen) Kontakt einen zwischenzeitlich stärkeren Druck aufzubauen, wenn es die Situation erfordert – aber nur, wenn der Druck auf der Stelle gelöst wird, sobald das Pferd nachgegeben hat. Besser noch ist es, wenn der Reiter zur Verdeutlichung mit der Hand nachgibt, also den Zügel lockert, um den Druck deutlich zu lösen und einem Ziehen seinerseits vorzubeugen.

Nachgeben üben

Viele Menschen können nicht nachgeben – weder auf dem Pferd noch in irgendwelchen anderen Lebenssituationen. Nachgeben hat etwas mit Kompromissen zu tun, mit Beipflichten und Akzeptieren. Wenn man von der inneren Einstellung her nicht bereit ist nachzugeben, wird man es auch im Sattel nicht zuwege bringen. Deshalb gehört es zur Reiterausbildung dazu, zuerst die Bereitschaft zum Nachgeben, Loben und Einlenken herzustellen. Dafür ist ein starker Wille notwendig, aber auch Vertrauen zum Pferd und die Gewissheit einer partnerschaftlichen Beziehung.

Ist die innere Einstellung vorhanden, lässt sich die Technik recht schnell erlernen: Baut man Druck mit dem Zügel auf, muss man nur noch darauf warten, bis das Pferd dem Druck nachgibt. Anschließend gibt man selbst nach, indem die Hand nach vorne genommen wird – in der Regel in die Ausgangsposition.

Um das Loslassen und Nachgeben zu üben, das sinnvollerweise zum richtigen Zeitpunkt erfolgen muss, führt man das Nachgeben zunächst besonders deutlich aus. Die Aufgabe des Reitschülers besteht nun darin, den Zügel augenblicklich loszulassen – so als würde er sich die Finger am Zügel verbrennen – sobald das Pferd den Druck gelöst hat. Da der Zügel bei dieser Übung vollständig aus der Hand gegeben wird, müssen selbstverständlich bestimmte

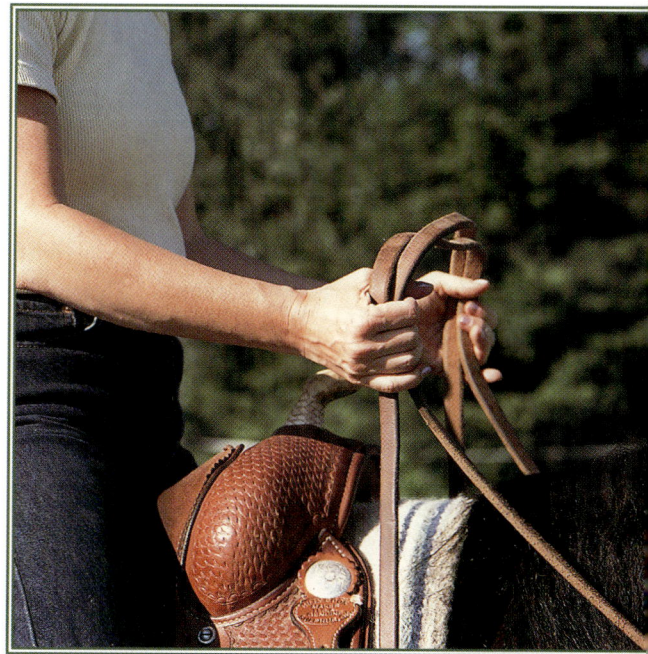

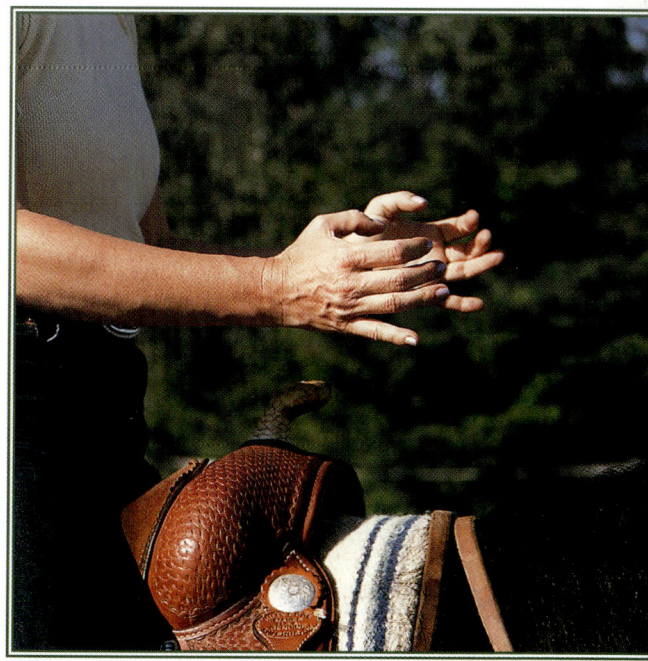

Will der Reiter das Nachgeben üben, sollte er (nur zu Übungszwecken in umzäunten Bereich) aus der Grundhaltung die Zügel augenblicklich loslassen, sobald das Pferd nachgegeben hat. Diese Übung lockert die Zügelhand und schult das Reaktionsvermögen.

Sicherheitsmaßnahmen ergriffen werden. Man sollte diese Aufgabe nicht im Gelände, sondern nur im umzäunten Reitplatz, am besten aber an der Longe ausführen. Geteilte Zügel müssen lang genug sein, damit sie nicht über den Hals des Pferdes rutschen und auf den Boden fallen.

Später kann man dazu übergehen, die Hand deutlich vorzunehmen und wenn auch dies glückt, genügt ein leichtes Nachgeben mit der Hand oder auch nur das Öffnen der Zügelfaust. Grundsatz für das Lockern des Zügels ist jedoch, dass es unmittelbar nach dem Nachgeben des Pferdes erfolgt. Das Tier wird mit dem augenblicklichen Nachgeben des Zügels belohnt und erhält auf diese Weise eine Bestätigung für sein richtiges Handeln. Die Folge davon ist, dass das Pferd immer feiner und schneller reagieren wird und keinen Gedanken daran verschwendet, jemals gegen den Zügel zu drücken.

Die Ausbildung des Pferdes

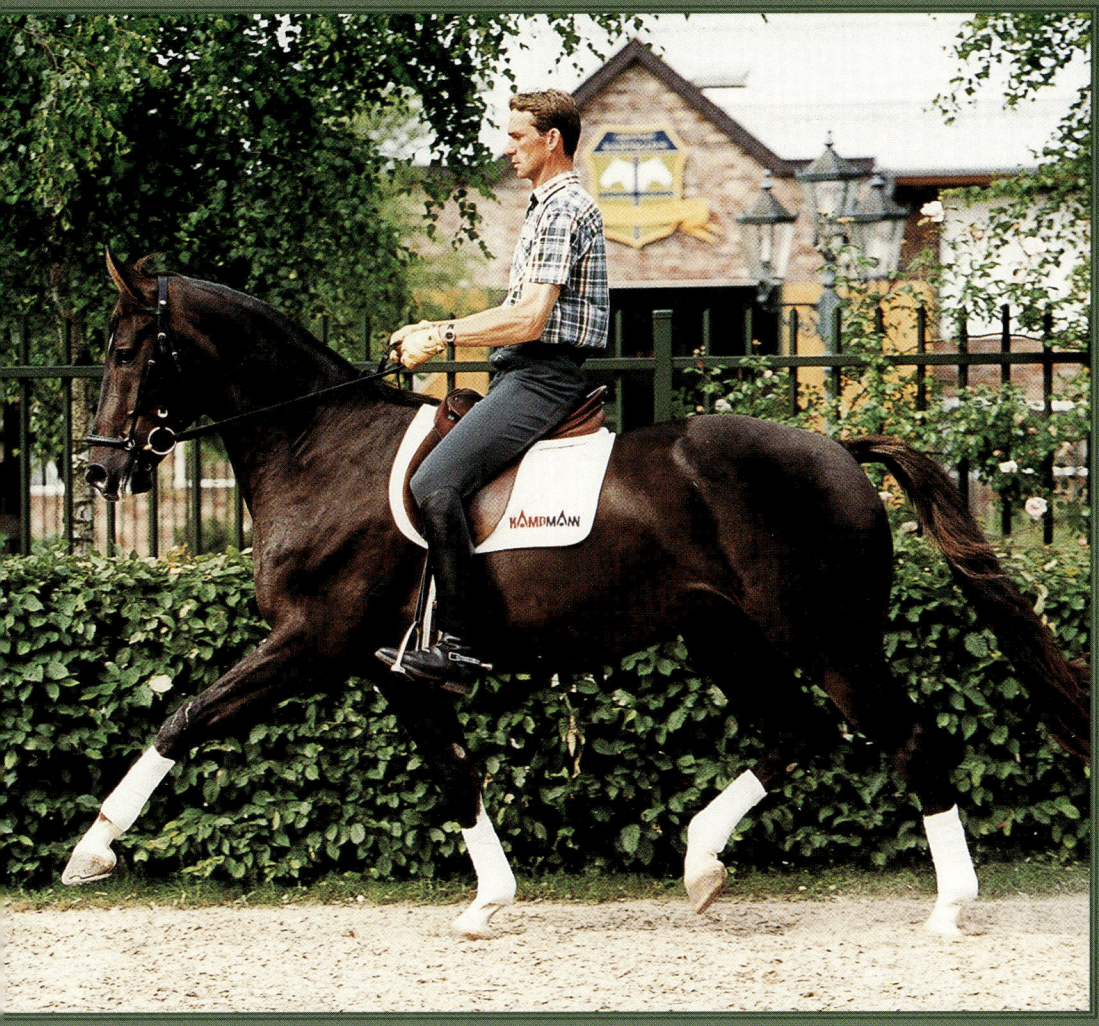

Nur eine gut geschulte Reiterhand kann ein sensibles Maul erzeugen. Foto: W. Ernst

DIE AUSBILDUNG DES PFERDES

Die Schulung des Reiters überschneidet sich mit der Ausbildung des Pferdes, denn das Pferd wird sich auf längere Sicht gesehen immer dem Niveau des Reiters anpassen. Je feinfühliger er mit der Hand umzugehen versteht, desto sensibler wird auch sein Pferd reagieren. Eine harte, unnachgiebige Hand hingegen produziert auch ein abgestumpftes Maul.

An die Ausbildung des Pferdes kann der Reiter nur herangehen, wenn er selbst eine fundierte Schulung durchlaufen hat. Erst dann ist ihm möglich, dem Pferd seinen Willen verständlich zu machen, das Tier zu formen und mit ihm eine partnerschaftliche Beziehung aufzubauen. Zur Ausbildung des Pferdes gehört es, dem Vierbeiner durch bestimmte Hilfen klar zu machen, was es tun soll. Die Hilfen, die dem Pferd über die Hand gegeben werden können, sind jedoch immer nur ein Teil der gesamten Unterstützungsmöglichkeiten, die dem Reiter zur Verfügung stehen, um mit dem Tier zu kommunizieren. Obwohl die Zügelhilfen im Laufe der Ausbildung des Pferdes immer mehr zugunsten von Schenkel- und Gewichtshilfen in den Hintergrund gedrängt werden (sollen), kommt ihnen große Bedeutung zu. Denn gerade mit einer unsachgemäßen Handhabung der Zügel kann ein Pferd besonders schnell verdorben werden. Der beste Sitz und die feinste Gewichtshilfe ist nutzlos, wenn die Hand zu grob einwirkt. Andererseits ist aber eine sensible Einwirkung mit der Hand nur dann möglich, wenn der Reiter einen ausgereiften Sitz hat. Die Hilfen sind nicht grundsätzlich voneinander trennbar, die Zügelhilfen jedoch werden am häufigsten missverstanden und falsch eingesetzt.

DIE ZÜGELHILFEN

Die Zügelführung und Zügelhilfen sind darauf ausgelegt, das Pferd in seinen Aufgaben zu unterstützen. Immer wenn ein Pferd geritten wird, trainiert man es – entweder negativ oder positiv. Die Form der Einwirkungen auf das Pferd bestimmt letztendlich die Qualität eines Manövers. Der richtige Trainingsaufbau und die gefühlsmäßige, zeitgerechte Einwirkung der gesamten Hilfen über Stimme, Gewicht, Schenkel und Zügel sind ausschlaggebend für das Ergebnis.

> *Die Einwirkung des Reiters auf das Pferd besteht immer aus einer Kombination von Zügel-, Schenkel-, Stimm- und Gewichtshilfen.*

Je feiner die Hand des Reiters, desto sensibler wird ein ausgebildetes Pferd reagieren. Das Gefühl des Reiters ist ein Aspekt, das Wissen um die richtige Technik ein anderer. Hierzu gehört das Verständnis über die Wirkungsweise von Zäumungen und Gebissen sowie das Empfinden des Pferdes bei einer Einwirkung. Um ein Gefühl hierfür zu entwickeln, muss man die Reaktionen des Pferdes auf bestimmte Hilfen einzuschätzen wissen. Wenden wir uns zunächst der Technik der Zügelhilfen zu.

Die Zügelführung

Im Training wird man selbst beim ausgebildeten Pferd die beidhändige Zügelführung bevorzugen, weil man das Pferd in seinen Aufgaben wesentlich besser unterstützen kann als mit einer einhändigen Zügelführung. Für den klassischen Reiter kommt im Prinzip sowieso nur die beidhändige Zügelführung in Betracht, obwohl auch hier die alten Meister auf blanker Kandare einhändig geritten sind. Schließlich ist das ungebrochene Hebelgebiss von seiner Wirkungsweise her darauf ausgelegt. Die klassische Kandare (mit Unterlegtrense) wurde entsprechend auch unterschiedlich gehandhabt. Klar ist, dass die Trensenzügel in beide Hände genommen werden, doch die Kandarenzügel, die heutzutage auch jeweils in beiden Händen ruhen, wurden in früheren Zeiten nur in einer Hand geführt. Somit hatte der Reiter in einer Hand drei Zügel, in der anderen hingegen nur einen. Dies klingt durchaus logisch, da das ungebrochene Hebelgebiss auf das Führen mit einer Hand ausgelegt ist.

Das Hebelarmgebiss unterstützt auf Grund seiner Wirkungsweise die Versammlung, da es das Pferd animiert, im Genick nachzugeben. Alle anderen Voraussetzungen wie Biegen, Stellen oder Nachgeben müssen mit einem Trensengebiss (das

Die Zügelhilfen

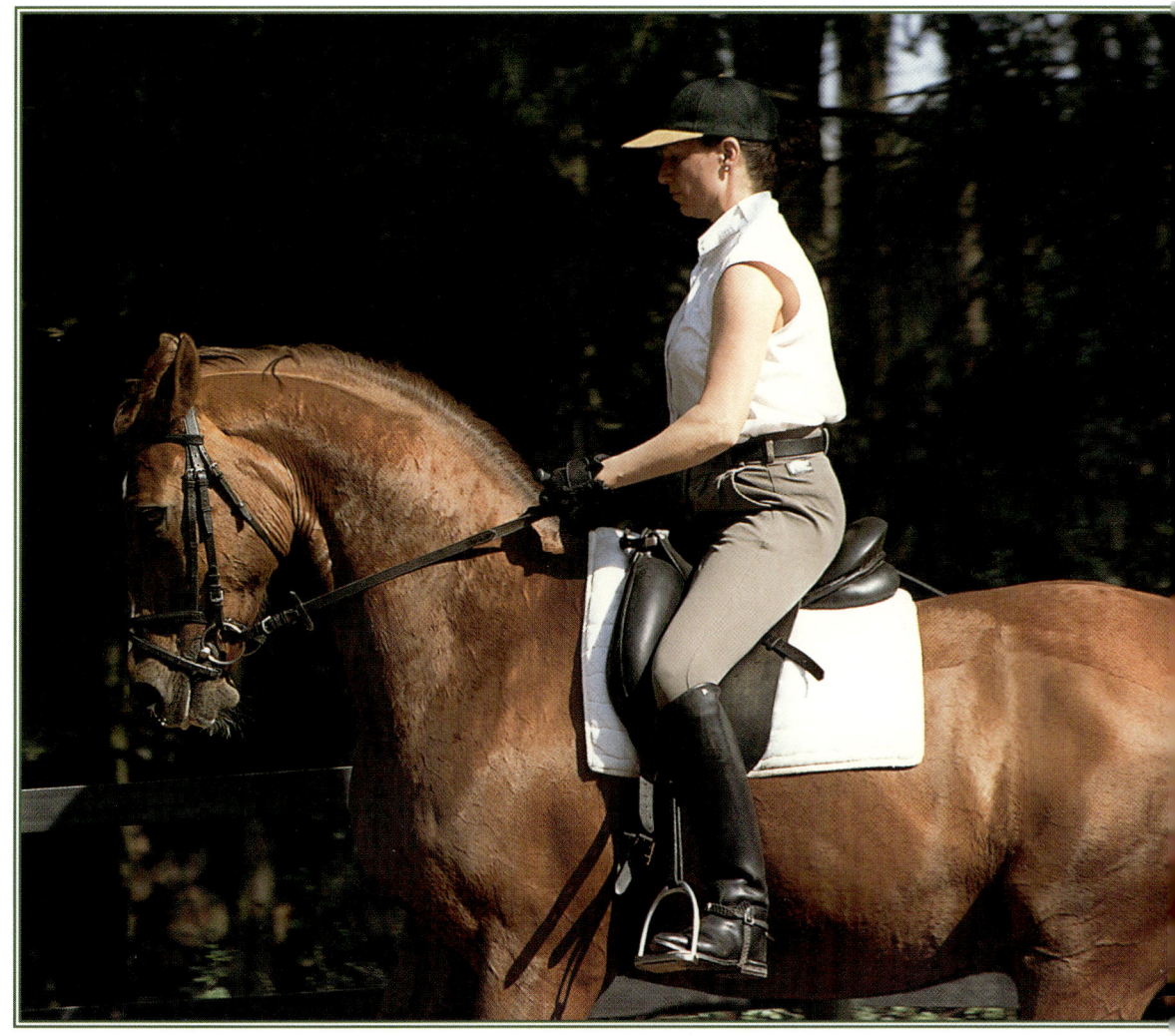

Bei ausgebildeten Pferden ergibt sich eine leicht höhere Zügelhand aufgrund der besseren Aufrichtung des Pferdes.

für diese Aufgaben prädestiniert ist) erarbeitet werden. Eine beidhändige Zügelführung ist dabei ebenfalls maßgebend.

Die Haltung der Zügel kann je nach Ausbildungsstand, Exterieur des Pferdes und Situation von der Grundposition abweichen. Jedes Pferd reagiert anders, der Reiter muss sich den jeweiligen Umständen anpassen, um dem Tier seine Wünsche erfolgreich zu vermitteln. Bei jungen beziehungsweise am Anfang der Ausbildung stehenden Pferden wählt der Trainer eine niedrigere Zügelhaltung. In Extremfällen taucht die Hand sogar bis zum Reiterknie hinab. Die tiefe Zügelhaltung unterstützt die Entspannungshaltung (vorwärts-abwärts) und trägt zum Lösen des Pferdes bei. Wenn ein Pferd den Kopf hochwirft und gegen den Zügel geht, ist eine sehr tiefe Zügelhaltung angebracht, um diesen Ausbildungsfehler zu korrigieren.

Eine höhere Zügelführung ergibt sich im Laufe der Zeit beim ausgebildeten Pferd. Unter normalen Umständen sollten die Zügel die geradlinige Verlängerung der Unterarme zum Pferdemaul darstellen. Doch eine höhere oder tiefere Haltung kann angebracht sein, wenn man aus ausbildungstechnischen Gründen eine andere Wirkungsweise erzielen möchte.

Bei einer tiefen Handhaltung bringt man über das Gebiss mehr Druck auf die Laden und die Zunge des Pferdes. Da diese Maulstrukturen relativ empfindlich sind, versucht das Tier deutlicher, dem Druck auszuweichen. Somit ist schneller ein Nachgeben im Unterkiefer und letztendlich im Hals zu erreichen.

In fortgeschrittenem Ausbildungsstand ist – je nach Reitweise – eine gewisse Aufrichtung erwünscht. Eine tiefe Hand blockiert das Heben der Schulter und des Widerrists und muss darum aufgegeben werden.

Die hohe Handhaltung bewirkt jedoch im Pferdemaul einen vermehrten Druck auf die Lefzen, wenn das Pferd noch nicht gelernt hat, im Genick nachzugeben. Die Lefzen des Vierbeiners sind relativ unempfindlich, da sehr nachgiebig. Ist das Pferd noch nicht genügend ausgebildet, wird es bei hoher Handhaltung keinen Anlass sehen, dem Zügeldruck zu weichen. Vielmehr wird es bestrebt sein, den Kopf nach vorne und oben zu bringen, um einen unangenehmen Druck auf Zunge und Laden zu vermeiden. Als Ergebnis versucht der Reiter, das Problem mit Hilfe von Martingal oder anderen Hilfszügeln in den Griff zu bekommen.

Die höhere Handhaltung ist demnach erst dann sinnvoll, wenn das Pferd bereits im Genick nachgiebig ist und der Druck wieder vermehrt auf Laden und Zunge einwirken kann. Das Pferd muss dabei den Kontakt über das Gebiss suchen, also in Anlehnung gehen. Jetzt ist es dem Reiter auch möglich, den Zügeldruck durch Höhernehmen der Hand mehr auf die Lefzen auszurichten, ohne dass das Pferd die Nachgiebigkeit im Genick aufgibt. Da das Tier auch dem Druck in den Lefzen nachgibt, hebt es das Genick leicht an und nimmt dabei die Hals- und Schulterpartie mit: Das Pferd erfährt mehr Aufrichtung. Auf diese Weise wird die Hinterhand mehr zum Tragen herangezogen und somit die Versammlung verstärkt.

Um die Oberlinie des Pferdes zu dehnen (Dehnungshaltung vorwärts-abwärts), werden die Pferde oft durch eine relativ niedrige Handhaltung zunächst tief eingestellt. Daraus kann sich auch eine zu tiefe Kopfhaltung ergeben, die mehrere Gefahren in sich birgt. Zum einen bringt das Pferd zu viel Gewicht auf die Vorhand und wird deutlich vorhandlastig. Zum anderen kann bei deutlich tiefer Halshaltung kaum mehr eine Nachgiebigkeit im Genick gefordert werden, da das Pferd sehr schnell hinter die Senkrechte abtauchen kann. Schließlich rollt sich das Pferd auf und lernt auf diese Weise, sich den Einwirkungen des Reiters zu entziehen. Die dritte Möglichkeit ist, dass das Pferd lernt, dem Reiter die Zügel aus der Hand zu ziehen, indem es seine Nase zum Boden streckt und den Zügeldruck somit wiederum auf die Lefzen umlenken kann.

Die Höhe der Handhaltung ist also einerseits ausbildungstechnisch bedingt, andererseits wird sie auch durch das Exterieur des Pferdes bestimmt. Einen großen Einfluss hat hier der Halsansatz, der wiederum insbesondere die Höhe der Kopfhaltung bedingt.

Die annehmende und nachgebende Zügelhilfe

Die wohl bekannteste und auch am häufigsten angewandte Zügelhilfe ist die annehmende Zügelhilfe, bei der der Zügel schlichtweg verkürzt wird. Nun kann man auf unterschiedliche Weise einen Zügel verkürzen: Man kann einen anstehenden Zügel durch Schließen der Zügelfäuste um einige Millimeter zurücknehmen und den Druck im Pferdemaul minimal, aber spürbar erhöhen. Man kann aber auch an einem losen Zügel kurz und abrupt ziehen, wobei der ganze Arm in Bewegung gerät.

Letztere Handhabung der Zügel ist ebenso grob wie falsch, denn der Grundsatz für die annehmende Zügelhilfe ist, dass ein Kontakt zum Pferdemaul, also Anlehnung besteht. Ansonsten erfolgt die Zügelhilfe zu abrupt. Das Pferd wird quasi mit der Aktion „überfallen" und hat keine Zeit, dem Zügeleinsatz Folge zu leisten. Eine derartige Zügelhandhabung kann keine Hilfe mehr darstellen, denn das eigentliche Annehmen des Zügels artet vielmehr in ein Reißen aus, das dem Pferd unweigerlich Schmerzen zufügt und es zu allem Überfluss auch noch aus der Balance wirft. Es kann sich hier nur um eine Strafe, keinesfalls aber um eine Hilfe, handeln, die aber auch als solche in keiner (außer eventuell in einer Not-) Situation gerechtfertigt erscheint, da solche Aktionen nur dazu beitragen, das Pferd gegenüber den Zügelhilfen abzustumpfen.

> Eine annehmende Zügelhilfe darf nur erfolgen, wenn zwischen Pferdemaul und Reiterhand Kontakt besteht, da die Hilfe sonst in ein Reißen am Zügel ausartet.

Das Annehmen des Zügels erfolgt immer gefühlvoll und in der jeweils notwendigen Intensität. Jedoch darf die Druckstärke und -länge nicht so weit gesteigert werden, dass die annehmende Zügelhilfe in ein Ziehen am Zügel ausartet. Vielmehr gibt man kurzzeitig wieder nach und fordert das Pferd mit einer erneuten annehmenden Zügelhilfe auf, der Aufforderung Folge zu leisten.

Das Wichtigste bei der annehmenden Zügelhilfe ist jedoch das anschließende Nachgeben der Zügelhand. Somit sind annehmende und nachgebende Zügelhilfen untrennbar miteinander verbunden. Einer annehmenden Zügelhilfe muss immer eine nachgebende Zügelhilfe folgen. Die nachgebende Zügelhilfe löst den aufgebauten Druck durch die annehmende Zügelhilfe, sobald das Pferd wie gewünscht reagiert hat. Wurde die Zügelhand fester geschlossen, um dem Pferd eine annehmende Zügelhilfe zu geben, wird nach erfolgter Reaktion die Zügelfaust sofort wieder geöffnet (nachgebende Zügelhilfe). Wird der Zügel deutlicher angenommen (Hand wird nach hinten genommen), muss auch ebenso deutlich wieder nachgegeben werden, um zur Ausgangsposition zurückzukehren.

Würde einer annehmenden Zügelhilfe keine nachgebende folgen, würde der Reiter lediglich am Zügel ziehen und das Pferd würde im Laufe der Zeit im Maul abstumpfen und immer schlechter auf Zügelhilfen reagieren. Ein stark angenommener, fest gehaltener Zügel führt außerdem zu einer verkrampften Kopf- und Halshaltung des Pferdes, die deutliche Verspannungen und schließlich Bewegungseinschränkungen im gesamten Körper zur Folge hat. Sogar körperliche Spätschäden sind nicht ausgeschlossen.

Die annehmende Zügelhilfe kann mit einer Aufforderung gleichgesetzt werden, während die nachgebende die Bestätigung für die korrekte Reaktion ist. Allerdings darf die annehmende Zügelhilfe nicht als Strafe eingesetzt werden, da sie ja das Pferd in der Ausführung bestimmter

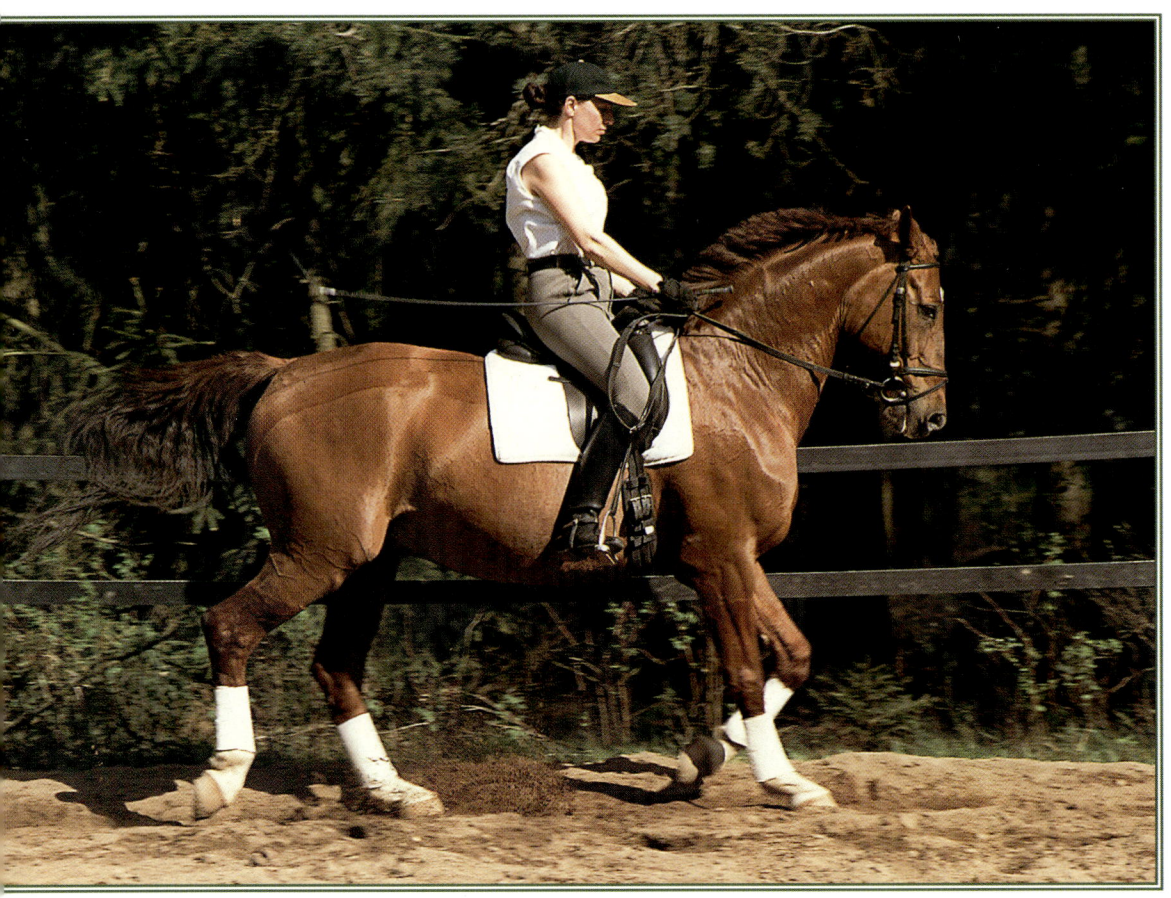

Manöver unterstützen soll. Würde man die annehmende Zügelhilfe hingegen als Strafmittel nutzen und eine bestimmte Kopfhaltung des Pferdes erzwingen wollen, könnte man keine belohnende, nachgebende Zügelhilfe geben, weil das Pferd die (erzwungene) Haltung sofort wieder aufgäbe. Man käme auf diese Weise gar nicht zum Loben.

Der Zügel wird in Situationen verkürzt, in denen der Reiter das Pferd stellen will, um es ins Gleichgewicht zu bringen. Eine bestimmte Stellung des Pferdes (Biegung des Pferdes vom Genick bis zum Widerrist) ist auch aus gymnastizierenden Gründen wichtig, außerdem für die vertikale Kontrolle des Pferdekopfes (Nachgeben im Genick).

Die durchhaltende Zügelhilfe

Noch ungenügend ausgebildete oder auch verdorbene Pferde tendieren dazu, sich auf das Gebiss zu legen oder gegen die Zügelhand zu drücken. Es ist in diesem Fall nicht unbedingt angebracht, mit annehmenden und anschließend nachgebenden Zügelhilfen zu arbeiten, weil das Pferd dadurch nicht animiert werden kann, von seiner Seite aus nachzugeben.

Hier können durchhaltende Zügelhilfen zweckmäßig sein, die den Zügeldruck so lange aufrecht erhalten, bis das Pferd die Tendenz zeigt nachzugeben. Erst dann wird man die nachgebende Zügelhilfe einsetzen.

Die Zügelhilfen

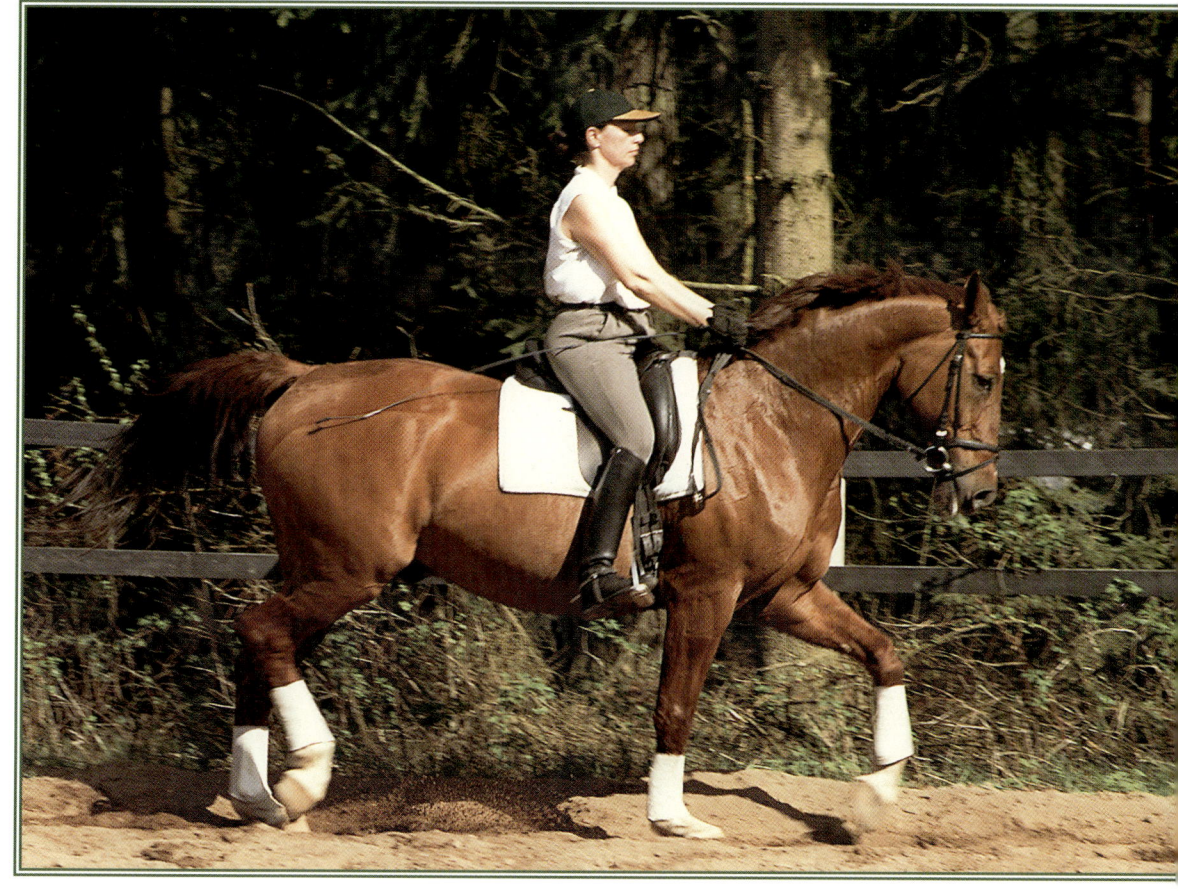

Einer annehmenden Zügelhilfe (Foto links) muss eine nachgebende (Foto rechts) folgen.

Bei einer korrekten durchhaltenden Zügelhilfe darf der Reiter jedoch nicht am Zügel ziehen, sondern muss seine Hand quasi feststellen. Als ausbildungstechnische Maßnahme und zur Überprüfung der eigenen Hand kann man die Zügelhand am Sattel ablegen, um nicht in Versuchung zu geraten, den Zügel weiter nach hinten zu ziehen. Sobald das Pferd nun nachgibt, wird man den Zügeldruck sofort lösen. Eine weitere Voraussetzung, die durchhaltende Zügelhilfe korrekt auszuführen, sind deutlich vortreibende Hilfen insbesondere über die Schenkel, um das Pferd zu animieren, sich am Gebiss abzustoßen und nachzugeben. Sobald das Pferd leicht in der Hand geworden ist, gibt man mit der Hand nach und testet die Bereitschaft des Pferdes zum Nachgeben anschließend mit der annehmenden (und nachgebenden) Zügelhilfe.

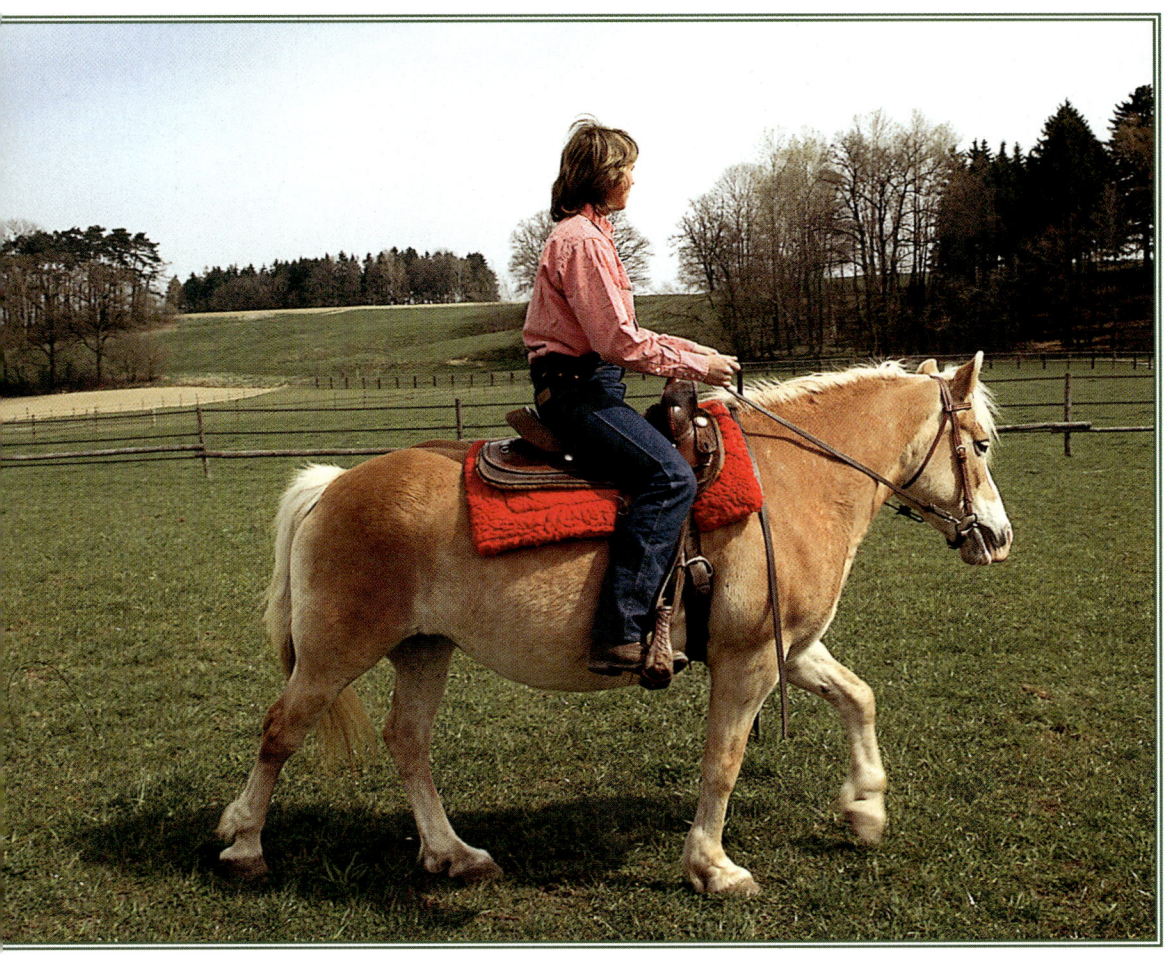

Der äußere (verwahrende) Zügel verhindert ein Überbiegen des Pferdes im Hals.

Die verwahrende Zügelhilfe

Der verwahrende Zügel vermeidet ein Überbiegen des Pferdekopfes, da er die Aufgabe hat, die Stellung des Pferdekopfes zu begrenzen. Wenn der innere Zügel zur Stellung des Pferdes angenommen wird, muss diesbezüglich der äußere Zügel in gleicher Intensität nachgeben, damit auf beiden Zügeln wieder gleich viel Anlehnung gegeben ist.

Bei einem zu losen äußeren Zügel tendiert das Pferd zum Überbiegen des Halses. Daraus resultiert die Tendenz, dass das Pferd über die äußere Schulter schiebt. Deshalb ist die Begrenzung der Stellung durch den äußeren, verwahrenden Zügel so wichtig.

Die Hand, die eine verwahrende Zügelhilfe gibt, verhält sich möglichst passiv. Dabei wird die Hand ruhig und tief gehalten.

Sollte sich das Pferd jedoch auf den Zügel lehnen, ist es sinnvoll, durch annehmende und nachgebende Zügelhilfen die Akzeptanz des verwahrenden Zügels zu erhöhen.

Die Zügelhilfen

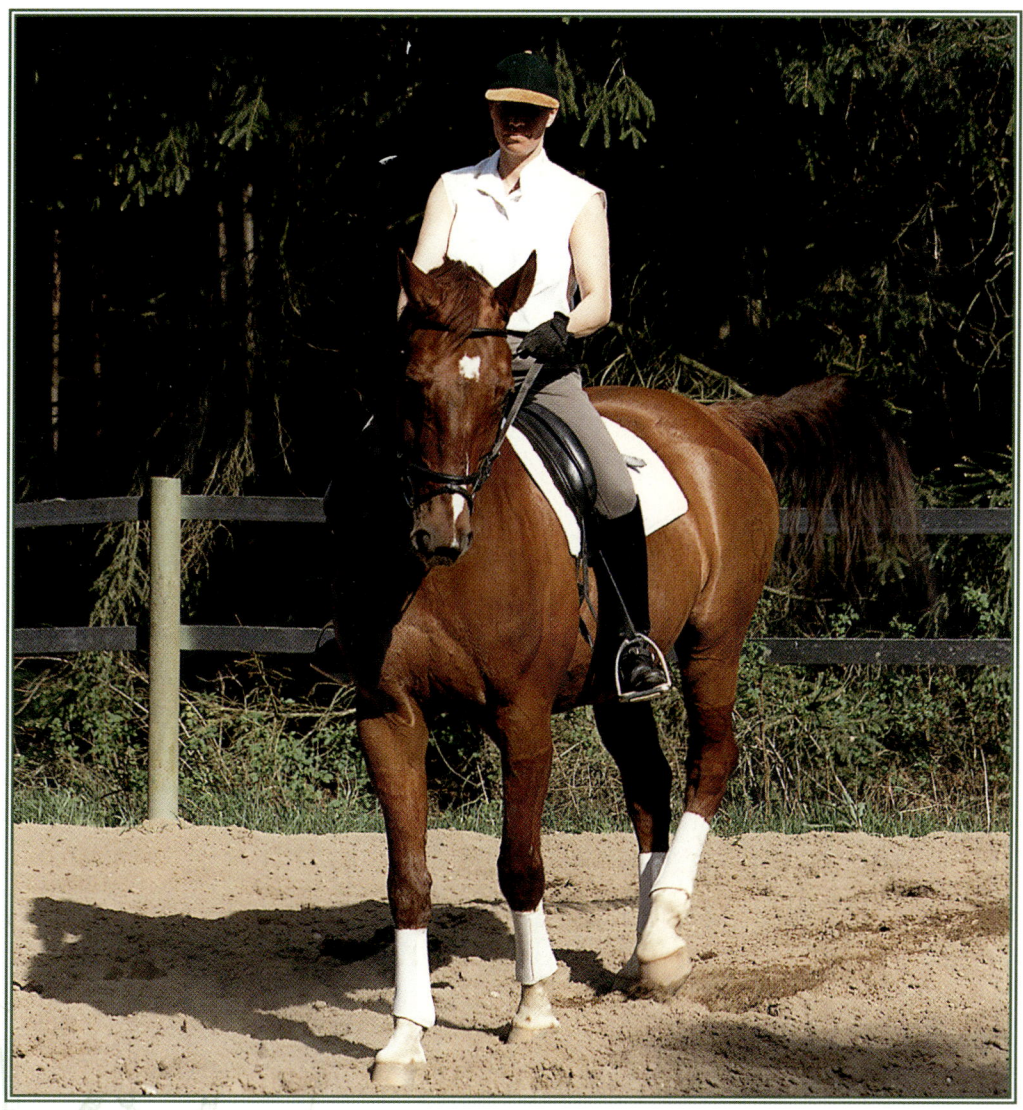

Bei der seitwärts weisenden Zügelhilfe wird die innere Zügelhand leicht in die Bewegungsrichtung genommen.

Die seitwärts weisende Zügelhilfe

Für die Ausbildung eines jungen Pferdes kann die seitwärtsweisende Zügelhilfe eine enorme Unterstützung darstellen.

Sie kann aber auch – insbesondere bei übertriebenem Einsatz – Sitzfehler des Reiters provozieren und der Zügelhilfe mehr Priorität einräumen als sie letzten Endes haben sollte. Sicherlich werden bei jungen beziehungsweise noch ungenügend ausgebildeten Pferden deutlichere Zügelhilfen vonnöten sein, doch man darf nicht vergessen, mit fortschreitender Ausbildung diese zu Gunsten von Schenkel- und Gewichtshilfen mehr und mehr zu verringern.

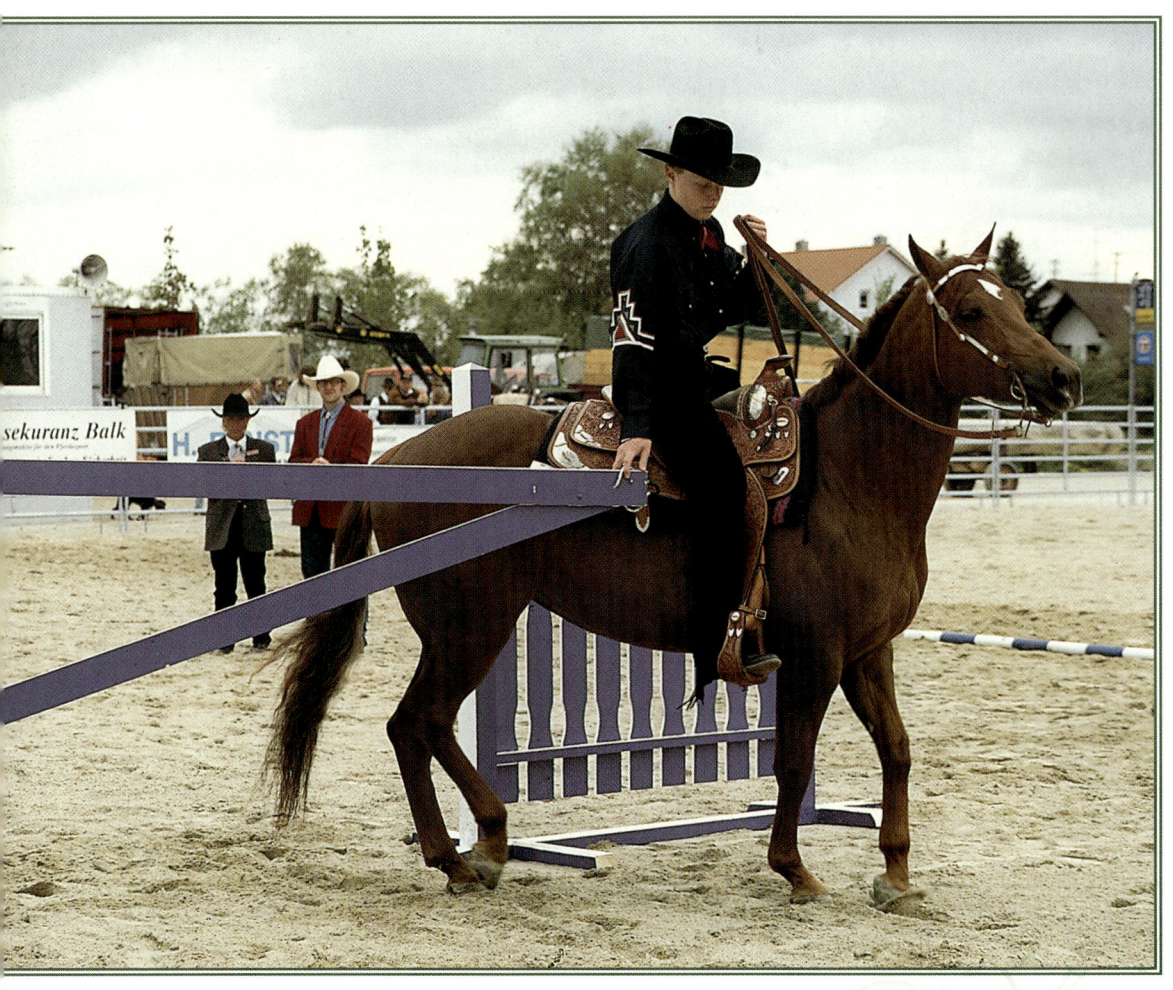

Später muss das Westernpferd beim Neck Reining nur auf Druck des äußeren Zügels weichen (einhändige Zügelführung).

Die seitwärtsweisende Zügelhilfe unterstützt das Pferd, seine Schulter in die entsprechende Wendung zu nehmen, die der Reiter mit der Stellung des Pferdekopfes vorbereitet hat. Hierzu wird die innere Zügelhand etwa fünf bis zehn Zentimeter seitwärts nach innen geführt. Zusätzlich lässt sich die äußere Zügelhand zum Widerrist verschieben, sodass der äußere Zügel den Hals des Pferdes deutlicher begrenzt und ein Abwenden in die gewünschte Richtung unterstützt.

Der Westernreiter praktiziert dabei eine Parallelverschiebung der Zügelhände, welche insbesondere zum Einstieg in das so genannte Neck Reining Anwendung findet. In fortgeschrittenem Training dominiert der äußere Zügel, der das Pferd animieren soll, dem Druck beziehungsweise der Berührung des äußeren Zügels zu weichen ohne die Stellung des Pferdekopfes nach innen aufzugeben. Dies erlaubt dem Reiter schließlich, das Pferd in korrekter Stellung einhändig zu steuern.

Die Zügelhilfen

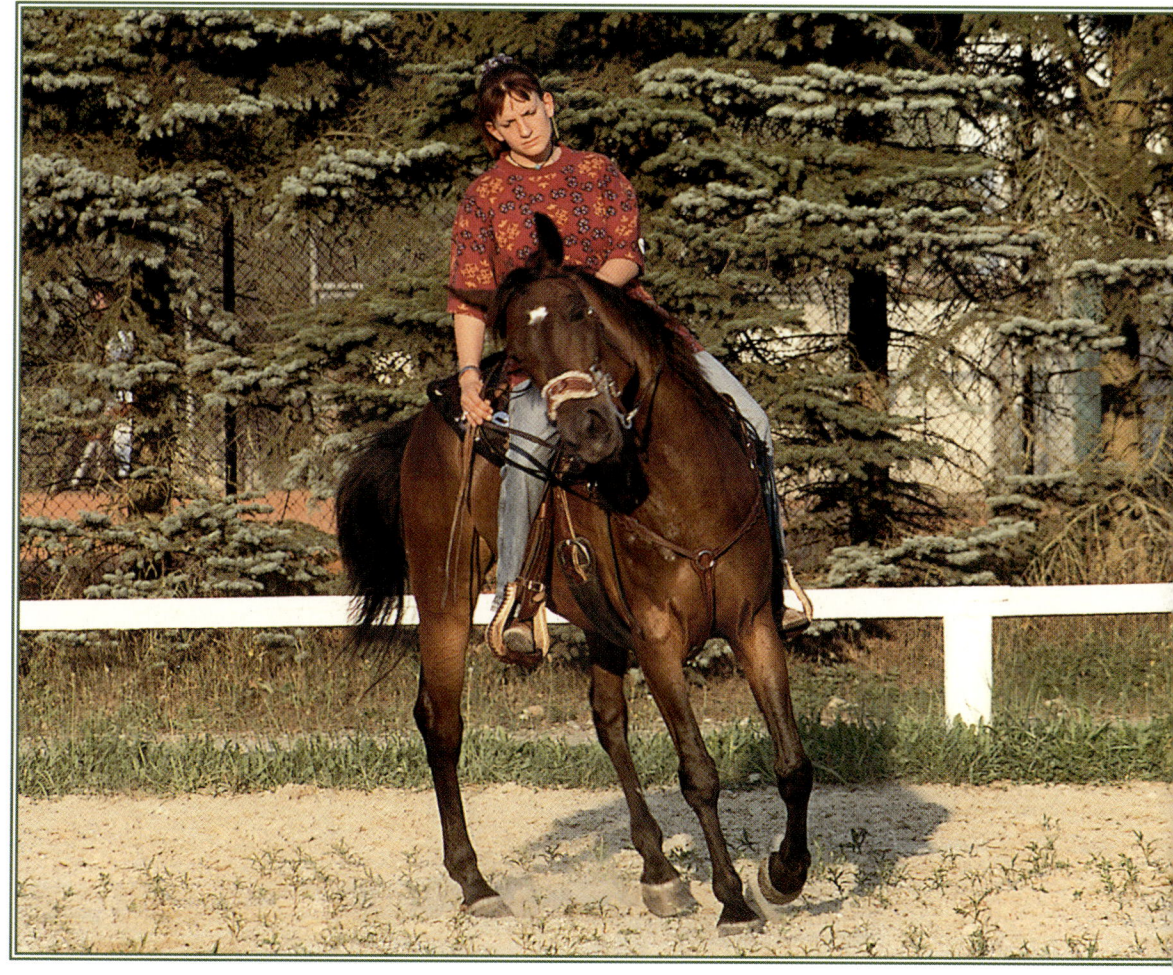

*Falsches Neck Reining führt dazu, dass sich das Pferd im Genick verwirft.
Hier wurde die Grundlagenarbeit versäumt sowie zuviel Zug auf den äußeren Zügel gegeben.*

Dieses System funktioniert ohne den inneren Zügel nur dann, wenn das Pferd bereits gelernt hat, sich über die Gewichts- und Schenkelhilfen in die entsprechende Richtung zu biegen und zu stellen. Schließlich darf der äußere Zügel eine deutlichere Berührung nur am Hals – nicht jedoch im Maul – des Pferdes ausüben. Der Reiter darf den Zügel also nicht annehmen, sondern lediglich seitwärts weisen. Nimmt er den Zügel an, was auch dann gegeben wäre, wenn er ihn über den Widerrist führte, ergibt sich ein Druck auf den äußeren Maulwinkel, dem das Pferd weichen muss. Somit würde das Pferd den Kopf nach außen nehmen, auf diese Weise aus der Balance kommen und über die innere Schulter fallen. Selbstverständlich sind damit viele weitere negative Auswirkungen verbunden wie zum Beispiel Verspannungen in der Halsmuskulatur, Wegdrücken des Rückens und in Folge dessen Überlastungen der Vorhand.

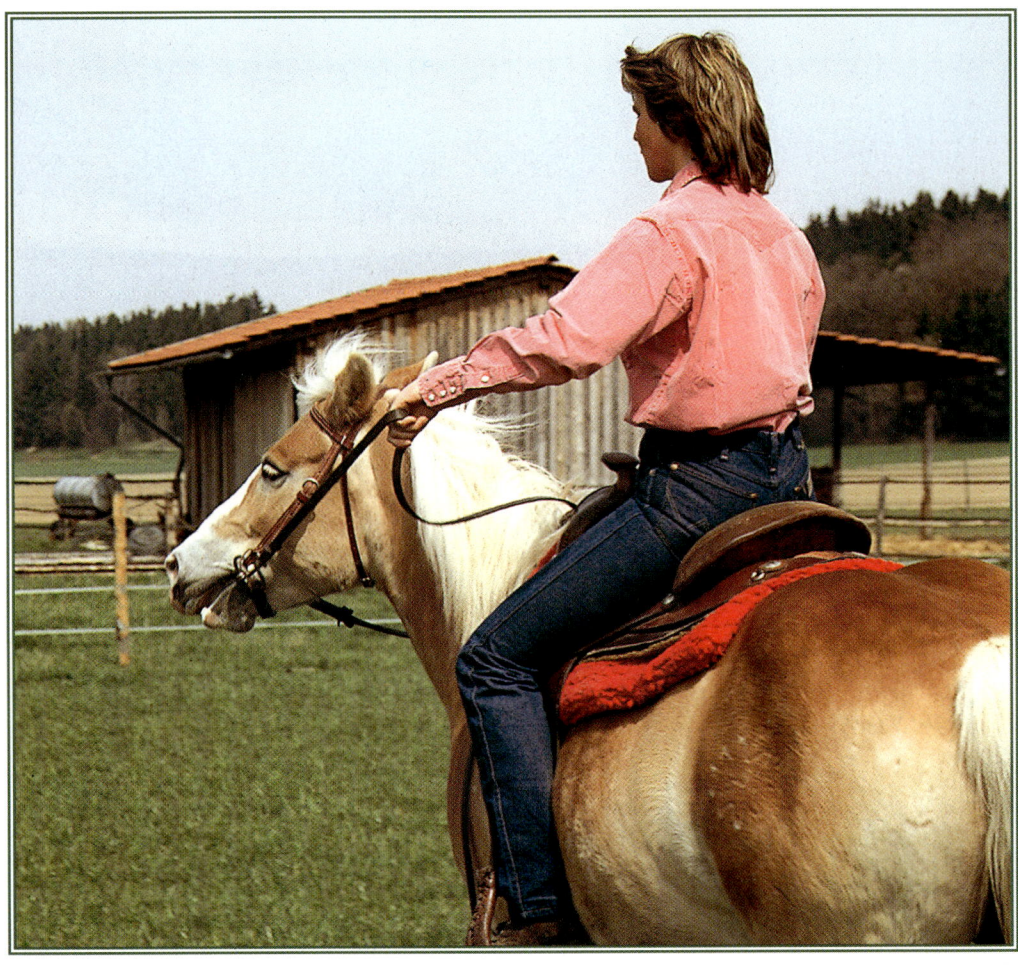

Bei jungen Pferden wird die einseitige seitwärts weisende Zügelhilfe sehr deutlich ausgeführt, um das Pferd in die Wendung zu lenken.

In Vollendung führt der Westernreiter das Neck Reining in einhändiger Zügelführung aus, wobei die Zügelhand nur in einem Radius von etwa zehn Zentimetern bewegt werden darf. Bei einem größeren Aktionsradius käme stets Druck auf dem äußeren Maulwinkel an, der das Pferd in eine falsche Stellung bringen würde.

Für die Ausbildung von jungen Pferden, die gerade erst angeritten worden sind, bedient sich der Reiter einer zunächst sehr deutlichen seitwärts weisenden Zügelhilfe, um dem Pferd den gewünschten Weg aufzuzeigen. Dabei nimmt man den inneren Zügel etwas an, dreht den Unterarm, dass der Handrücken nach oben zeigt und führt den Zügel nach innen, indem man den Winkel im Ellenbogen deutlich vergrößert. Das Drehen der Hand, wobei der Handrücken nach oben zeigt, verhindert, dass der Reiter die innere Schulter fallen lässt und in Folge dessen in der Hüfte einknickt. Der Reiter sollte außerdem darauf achten, dass die seitwärts weisende Zügelhand nicht zu tief gehalten wird.

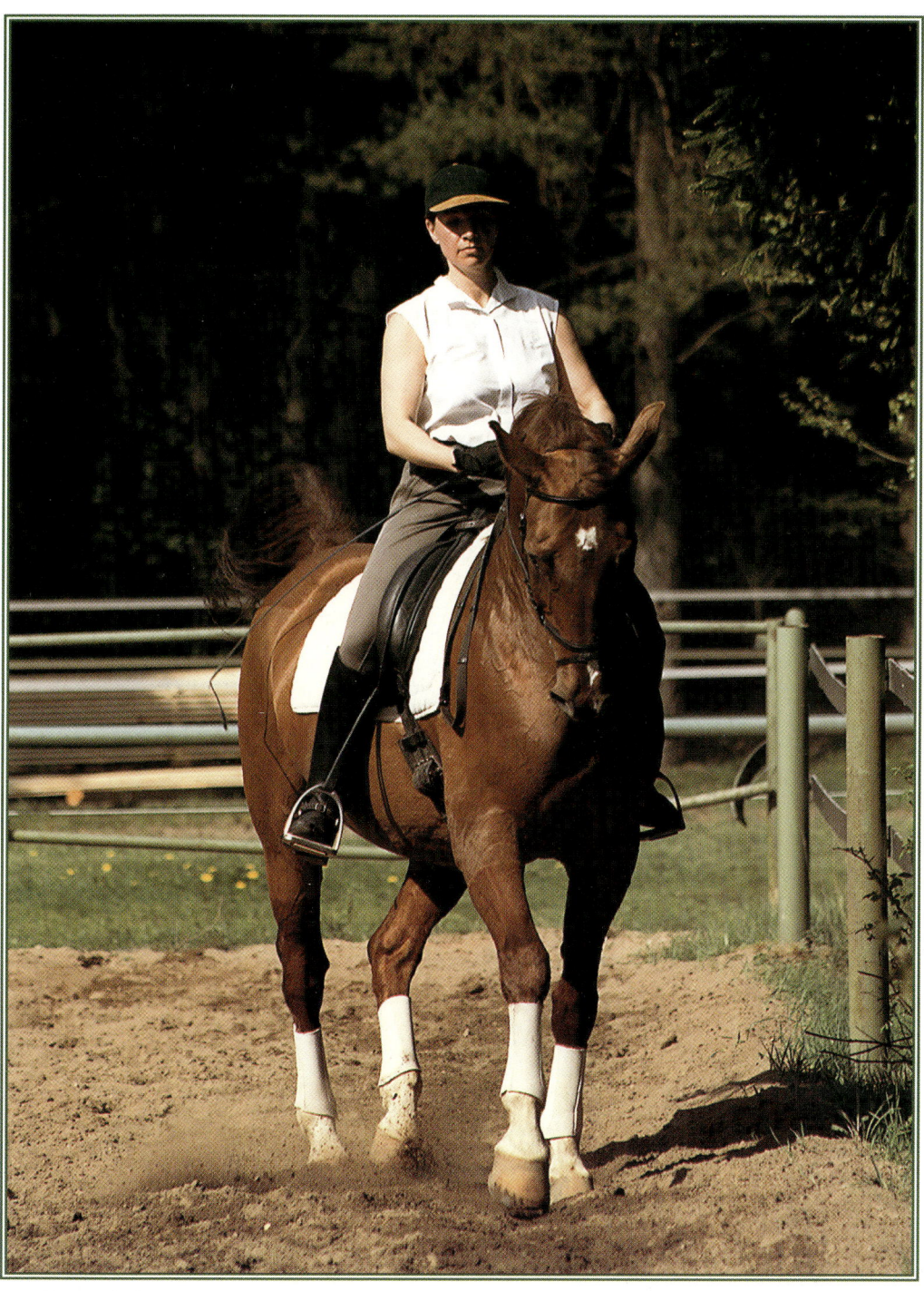

*Die seitwärts weisende Zügelhilfe wird insbesondere zur
Unterstützung bei Seitengängen wie Traversalen eingesetzt.*

Der Zügeldruck erfolgt auf diese Weise mehr von der Seite, was dem Pferd besser verdeutlichen kann, was es tun soll. Würde man den inneren Zügel – wie bei einem bereits ausgebildeten Pferd – lediglich annehmen, bestünde die Gefahr, dass das Pferd gegen den Zügel drückt oder im Hals abknickt, über die Schulter nach außen schiebt und geradeaus weiter läuft. Bei Pferden, die dazu tendieren, über die Schulter nach außen zu schieben, ist das seitwärtige Öffnen der inneren Hand das Mittel der Wahl für eine nachhaltige Korrektur.

> *Über die seitwärts weisende Zügelhilfe erreicht man eine bessere Kontrolle über die Schulter des Pferdes.*
>
> *Auch die seitwärts weisende Zügelhilfe verlangt wie die annehmende nachfolgend eine nachgebende Zügelhilfe. Die seitwärts weisende Zügelhilfe wird nicht nur zur Einleitung von Wendungen ausgeführt, sondern insbesondere auch zur Unterstützung bei Seitengängen wie Traversalen und bei Hinterhandwendungen.*

Die Pull-and-Slack-Methode

Grundsatz in der klassischen Dressurreiterei ist der stets anstehende Zügel, der ununterbrochen Kontakt zum Pferdemaul unterhält. Der Zügel sollte demnach möglichst nie locker sein, da der annehmende Zügelimpuls ansonsten zu überraschend und überfallartig auf das Pferd einwirkt. Das Pferd soll außerdem an das Gebiss herantreten und es „annehmen". Problematisch wird es jedoch, wenn das Pferd dazu tendiert, sich auf das Gebiss zu legen, wodurch der Reiter mit entsprechendem Gegendruck agieren muss, um die Zügel in der Hand zu behalten. In diesem Fall kann man für Korrekturmaßnahmen den Zügel zunächst nachgeben und durch deutlicheres Annehmen und Nachgeben erreichen, dass sich das Pferd nicht auf das Gebiss legt, sondern lediglich Kontakt zur Reiterhand hält.

In der Westernreiterei ist das Ziel ein am losen Zügel gehendes Pferd. Dennoch ist der Kontakt vom Maul des Tieres zur Reiterhand nicht vollkommen gelöst. Das Pferd spürt selbst bei durchhängendem Zügel ein leichtes Heben oder Zurücknehmen der Hand. Wenn das Pferd am losen Zügel geht, muss es jedoch bereits gelernt haben, die ideale Körperposition ohne Anlehnung selbstständig beizubehalten.

Gewisse Zäumungen wie die Bosal-Hackamore sind auf das Reiten am losen Zügel ausgelegt. Das Reiten mit Anlehnung wäre hier nicht angebracht. Der Westernreiter möchte die Anlehnung außerdem grundsätzlich minimieren und letztendlich auch darauf verzichten können, weshalb er von seinem Pferd verlangt, eher vom Gebiss wegzugehen als es anzunehmen. Das Pferd soll keinen Druck auf den Zügel bringen, sondern ihn vielmehr stets locker halten. Für dieses Ziel erfolgen nur leichte Zügelimpulse, die sofort wieder gelockert werden. Diese Pull-and-Slack-Methode wird insbesondere und sehr deutlich beim Reiten in der Bosal-Hackamore angewandt, schon allein deshalb, weil die klassische Hackamore für das Reiten mit Zügelkontakt nicht geeignet ist. Es ist dem Pferd dabei unmöglich, sich auf das Gebiss beziehungsweise die Zäumung zu legen. Damit kann man den Grundstein dafür legen, dass das Pferd vom Gebiss weggeht.

In der Pull-and-Slack-Methode wird stets nur ein Zügel kurzzeitig angenommen. Früher lehrte man das Pferd, den Zügelanzug zu fürchten, denn es wusste nicht, wann und wo der Zügel urplötzlich – schnell und hart – einwirken würde. Heutzutage wird diese Methode lediglich in ihrer sanften Form durchgeführt, indem leichte Zupfimpulse gegeben werden, die das Pferd dazu veranlassen, den Impulsen nachzugeben, ohne sich aufs Gebiss zu legen. Insbesondere werden diese kurzzeitigen Zügelsignale mit der seitwärtsweisenden, nach innen öffnenden, Zügelhand kombiniert, um einem jungen Pferd den korrekten Weg aufzuzeigen. Zugleich beginnt das Pferd zu begreifen, dass es den Impulsen nachgeben soll ohne sich auf den Zügel zu legen.

Entscheidet man sich auf Grund von Korrektur- oder Ausbildungsmaßnahmen für den signalartigen Einsatz der Zügelhilfen, muss man sich ins Bewusstsein rufen, dass der Zügelimpuls ohne Vorwarnung im Maul ankommt. Aus diesem Grund ist eine besonders feinfühlige Einwirkung erforderlich.

DER EINFLUSS DES EXTERIEURS

Inwiefern ein Pferd den Zügelimpulsen des Reiters nachgeben kann, hängt nicht nur von seinem Verständnis für die Zügelhilfen, sondern vor allem auch von seinen körperlichen Voraussetzungen ab. Es ist nicht immer möglich, die in der Reitlehre vorgegebene ideale Handhaltung und Zügelführung auf jedes Pferd zu übertragen. So manches Pferd benötigt möglicherweise mehr Unterstützung durch eine tiefe oder hohe Handhaltung oder hat allgemein Schwierigkeiten, feinfühligen Impulsen zu folgen. Das Exterieur hat einen großen Einfluss auf die möglichen Bewegungen und Manöver eines Pferdes und somit auch darauf, inwieweit und in welcher Form das Pferd einer Zügelhilfe entsprechen kann.

Die Halsform

Die Hand des Reiters beeinflusst über die Zügel sowohl den Kopf als auch den Halsbereich des Pferdes. Die direkte Einwirkung erstreckt sich bis in den Schulterbereich hinein, wenn man nur an die seitwärtsweisende Zügelhilfe denkt. Wenn der Schulterbereich kontrolliert werden kann, ergeben sich aber auch Auswirkungen auf das gesamte Pferd, insbesondere auf den Rücken und schließlich die Hinterhand. Die einzelnen Körperabschnitte des Pferdes haben außerdem eine Wechselwirkung, sodass selbst die Stellung der Hinterhand einen Einfluss darauf hat, wie ein Pferd eine Zügelhilfe annehmen kann. Es sollte deshalb stets das gesamte Pferd in Augenschein genommen werden.

Am deutlichsten scheint die Halsform die Zügelhilfen zu beeinflussen, aber auch umgekehrt. Dies ist sicherlich logisch, weil insbesondere die Muskulatur, die im Hals recht stark ausgeprägt ist, eine deutliche Wechselwirkung mit der Reiterhand zu zeigen imstande ist. Geht das Pferd gegen das Gebiss, liegt der Widerstand meist nicht im Maul (dies öffnet sich – wenn es kann, also gibt es nach), sondern in der Muskulatur.

Pferde mit kurzen, dicken Hälsen erscheinen hartmäuliger als Reittiere mit langen, schmalen Halsformen. Die Flexibilität ist bei einer kurzen, straffen Muskulatur eingeschränkt. Meist steht ein dicker Hals auch mit einem klobigen Kopf in Verbindung. Solche Pferde haben eine ungenügende Ganaschenfreiheit, die die Beweglichkeit des Kopfes einschränkt, insbesondere aber das Abkippen im Genick erschwert. Die Stellung und Biegung des Kopf- und Halsbereichs fällt einem solchen Pferd relativ schwer, sodass wesentlich mehr Gymnastizierungsarbeit erforderlich ist, um annähernd dieselbe Geschmeidigkeit zu erreichen wie bei einem Pferd mit grundsätzlich besseren Voraussetzungen im Kopf- und Halsbereich.

Der Halsansatz ist ebenfalls mit entscheidend dafür, wie die Zügelhilfen beim Pferd durchkom-

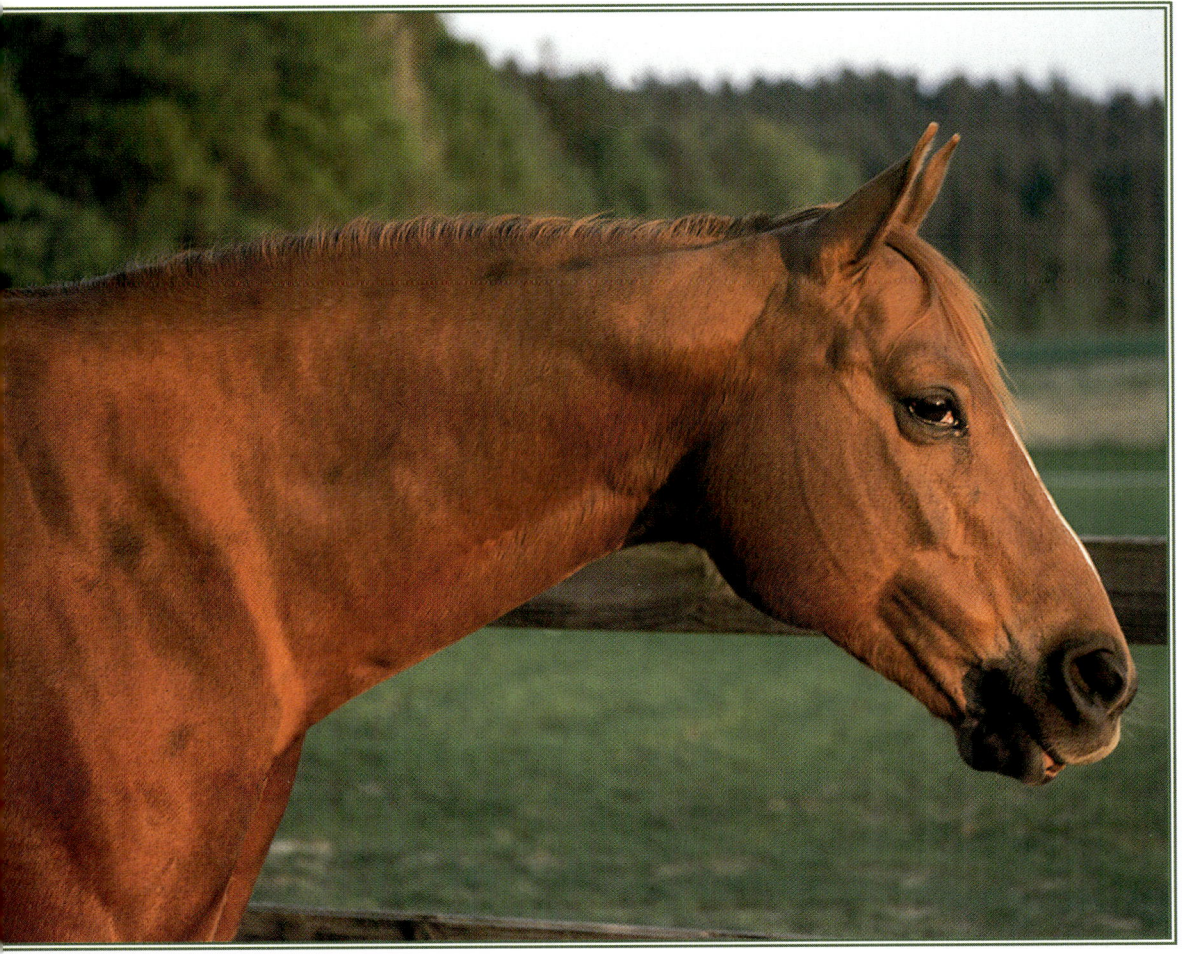

Ein gut angesetzter Hals, der sich zum Genick hin geschmeidig verjüngt, ist von Vorteil.

men. Ein Pferd mit tief angesetztem Hals kann kaum in der gewünschten Aufrichtung gehen, ohne sich im Hals in vertikaler Ebene zu verwerfen. Die Halsform wird s-förmig zusammengestaucht, unter dem Sattel zeigen sich dann Hirsch- oder Schwanenhalsformen, in denen die Zügelhilfen stecken bleiben, da hier meist die Muskulatur verspannt ist. Oft steht ein tiefer Halsansatz mit einem langen, schmalen Hals in Verbindung. Der lange Hals belastet darum auch die Vorhand stärker als ein kurzer, aber dicker Hals.

Die ideale Konstellation wäre also ein hoch angesetzter, fester Hals im Schulterbereich, der sich zum Genick hin geschmeidig verjüngt. Damit ist die Genick- und Ganaschenbeweglichkeit gewährleistet. Daraus ergibt sich ebenfalls, dass ein Hals von mittlerer Länge das ideale Maß hat und sich jegliches Extrem ungünstig auswirkt.

Die Handhaltung muss sich der entsprechenden Halsform und dem Halsansatz anpassen. Ein Pferd mit tiefem Halsansatz trägt auch den Kopf etwas tiefer, somit wird der Reiter auch seine

Der Einfluss des Exterieurs

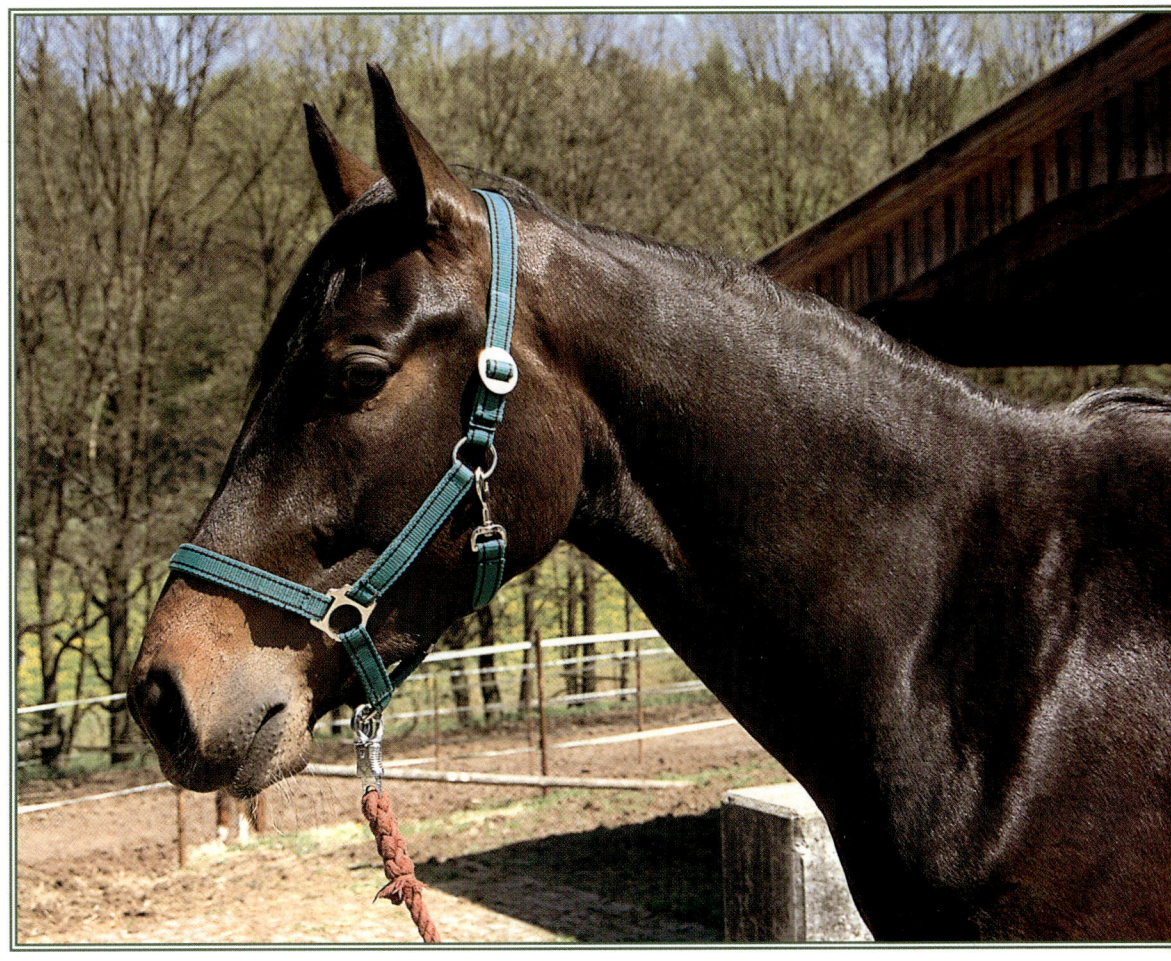

Dieses Pferd hat am Ansatz einen schmäleren und im Verhältnis kürzeren Hals sowie eine kurze Maulspalte.

Hand etwas senken, um eine gerade Linie, ausgehend vom Ellenbogen über die Hand und schließlich die Zügel zum Pferdemaul, aufrecht zu erhalten.

Das Maul

Die Maulform ist häufig abhängig von der Form des Kopfes. Pferde mit großem Kopf haben in der Regel auch ein breites Maul mit langer Maulspalte. Edle Pferdeköpfe weisen hingegen meist kleine Mäuler mit kurzer Maulspalte auf. Das Gebiss muss der Maulform angepasst werden, demnach darf kein zu dickes Mundstück in ein kleines Mäulchen geschoben werden, da es darin viel zu wenig Platz hat, zu sehr auf die Zunge drückt und das Pferd sein Maul kaum mehr schließen kann.

Wie deutlich der Reiter mit dem Zügel auf das Pferdemaul einwirken muss, um die gewünschte Wirkung zu erzielen, liegt zum größten Teil natürlich am jeweiligen Ausbildungsstand des Pferdes. Wenn das Pferd bereits gelernt hat, sensibel auf die Zügelimpulse zu reagieren und seine Muskulatur entsprechend ausgebildet ist, benötigt der Reiter lediglich leichte Signale, um sich mit seinem Pferd zu verständigen. Ein noch unausgebildetes Pferd hingegen benötigt noch mehr Zeit und deutlichere Hinweise vom Reiter. Obwohl der Ausbildungsstand einen großen Anteil daran hat, wie feinfühlig das Pferd im Maul ist, gibt es Reittiere, die von Grund auf mehr zur Hart- oder Weichmäuligkeit tendieren. Die Sensibilität von Pferden ist sehr unterschiedlich. So gibt es ausgesprochene „Dickhäuter", aber auch Pferde mit sehr feinen und empfindlichen Strukturen. Diese Empfindsamkeit spiegelt sich häufig auch in der Sensibilität des Mauls wider. Darauf muss sich der Reiter einstellen und lernen, entsprechend gefühlvoll mit dem Zügel umzugehen.

> *Die Sensibilität des Mauls wird zu etwa 80 Prozent von der Ausbildung beeinflusst.*

Die Sensibilität des Mauls kann man durch Ausbildungsmaßnahmen sehr stark beeinflussen. Bei richtiger Handhabung der Zügel lässt sich ein „schlechtes" Maul um bis zu 80 Prozent verbessern. Darum muss man sich mit einer angeborenen Hartmäuligkeit keineswegs zufrieden geben, da sich die Empfindlichkeit des Mauls gut formen lässt. Da insbesondere die Ausbildung der Muskulatur (vor allem im Halsbereich) die Mäuligkeit eines Pferdes stark beeinflusst, ist es angebracht, viel Wert auf eine geschmeidige Muskulatur zu legen, um letztendlich ein weiches Maul zu erhalten. Je besser ein Pferd gymnastiziert ist, desto sensibler wird es auch im Maul reagieren.

ÜBUNGEN UND TESTS

Das Zusammenspiel der Hilfen ist eine Voraussetzung, um Manöver und Aufgaben korrekt ausführen zu können. Die Zügelhilfen allerdings werden am Anfang der Ausbildung noch Priorität haben, da sie vom Pferd gut verstanden werden. Dennoch muss das Bestreben des Reiters dahin gehen, die Zügelhilfen in fortschreitendem Ausbildungsstadium so weit wie möglich zu reduzieren. Dies kann nur geschehen, wenn man den Zügelhilfen zunächst viel Aufmerksamkeit widmet, um eine feine Verständigung zwischen Reiter und Pferd zu ermöglichen.

Stellen und Biegen

Die Zügelhilfen können nicht das gesamte Pferd beherrschen, deshalb sind Schenkel- und Gewichtshilfen unabdingbar. Doch die Zügelhilfen können das Pferd auf bestimmte Manöver vorbereiten beziehungsweise eine Teilkontrolle darstellen. Hierfür sind die Zügelhilfen wiederum unverzichtbar. Das beste Beispiel hierfür ist das Stellen des Pferdekopfes in eine bestimmte Richtung. Für diese Aufgabe sind allein die Zügelhilfen zuständig. Ob das Pferd nun entweder in Stellungsrichtung oder entgegen dieser läuft, können die Zügelhände nicht bestimmen. Vielmehr wird die Reitrichtung mit den Schenkel- und Gewichtshilfen bestimmt.

Zur Stellung des Pferdes nimmt der Reiter den inneren Zügel leicht an und gibt in demselben Maße mit dem äußeren Zügel nach. Der innere Zügel ist dafür zuständig, dass das Pferd gestellt wird, der äußere dient dazu, die Stellung zu begrenzen, deshalb darf dieser Zügel nicht lose sein, sondern muss steten Kontakt mit dem Pferdemaul haben. Die Stellung zu begrenzen ist eine sehr wichtige Aufgabe, denn wäre der äußere Zügel locker, könnte das

Übungen und Tests

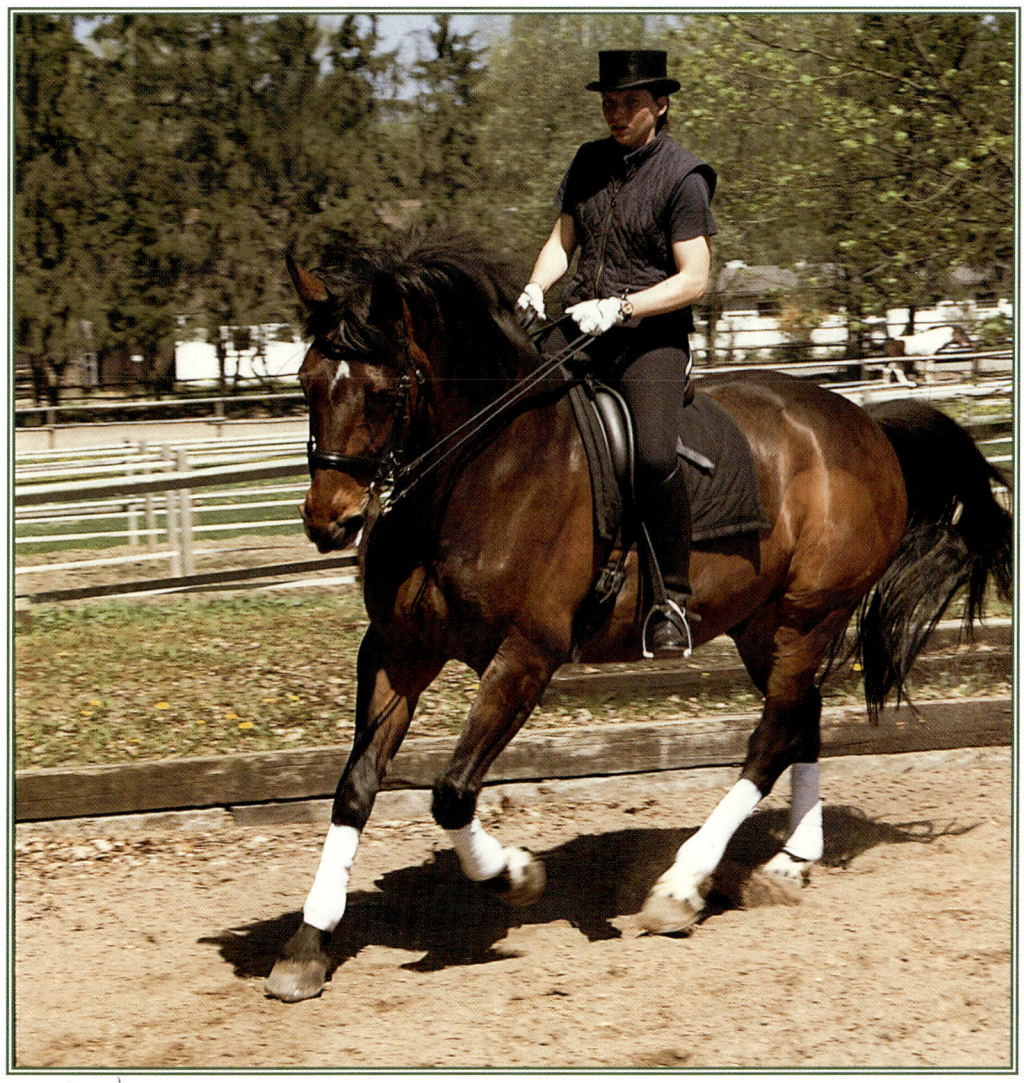

Das Pferd muss der Reitlinie entsprechend gestellt und gebogen sein.

Pferd im Hals überbiegen. Die Folge davon wäre, dass das Tier über die äußere Schulter nach außen drängt und somit die Balance verliert.

Die Stellung des Pferdekopfes muss der jeweiligen Biegung der Reitlinie entsprechen. Auf diese Weise gewinnt man die Grundlage für die Biegung des gesamten Körpers entsprechend der Reitspur. In fortgeschrittenem Ausbildungsstadium kann das Pferd dann auf die Reitlinie eingespurt, also gerade gerichtet, werden (die hinteren Hufe treten jeweils in die Spuren der Vorderhufe). Das Pferd erreicht damit auch ein Höchstmaß an Balance und somit die Fähigkeit, schwierige Manöver auszuführen.

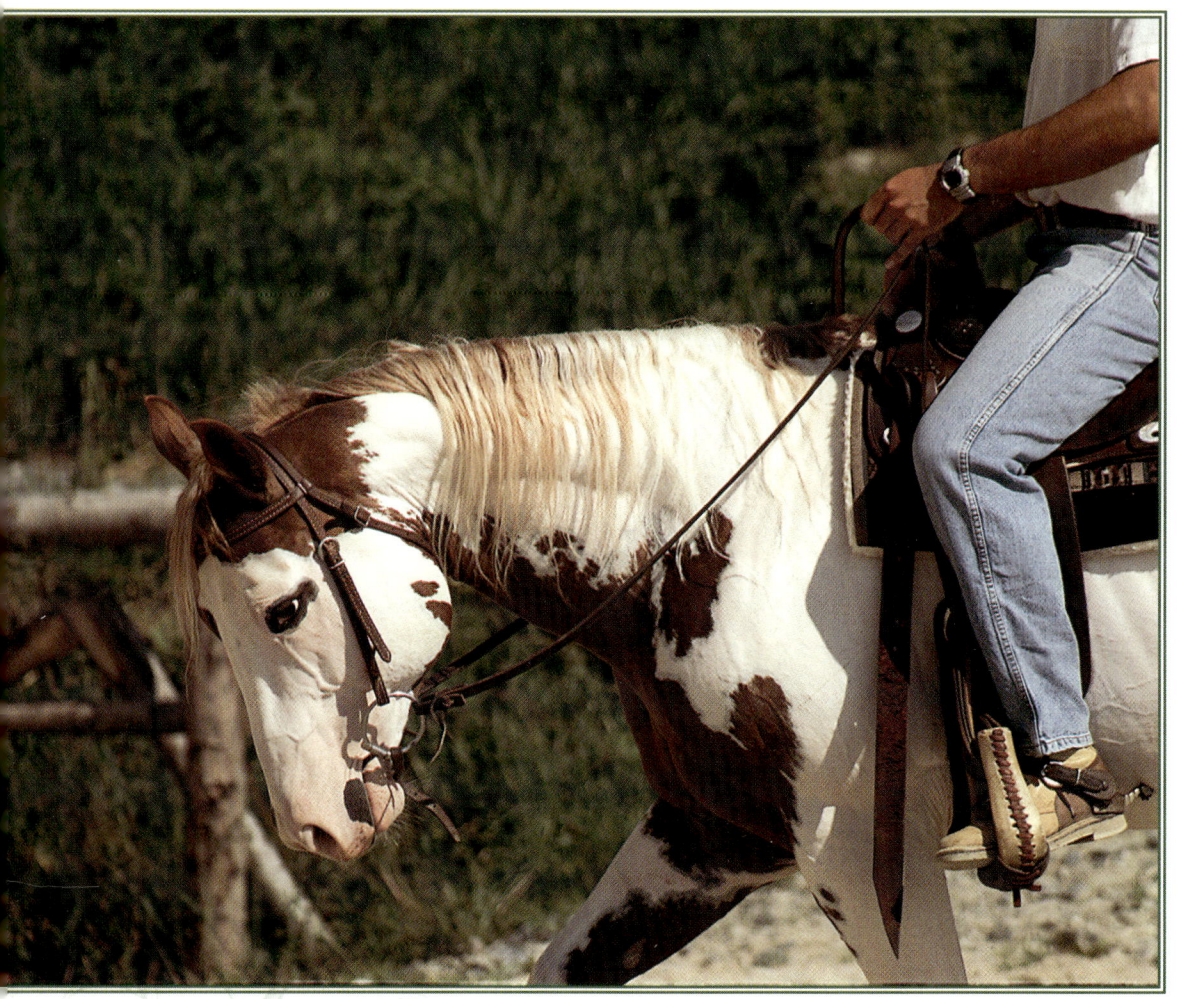

Selbst der Westernreiter bedient sich einer gewissen Anlehnung, um sein Pferd in der korrekten Körperhaltung und Bewegung zu unterstützen.

Die Sache mit der Anlehnung

Die Reitlehre der klassischen Dressurreiterei beschreibt die Anlehnung als ein Herantreten des Pferdes an das Gebiss. Die Gefahr dieser Definition, aber auch des Begriffs an sich, verleitet zu der Vorstellung, dass sich das Pferd auf das Gebiss lehnen soll. Dies passiert auch häufig genug – die meisten Reiter haben zu viel Druck in der Hand. Die festgestellte beziehungsweise gegenhaltende, nicht nachgebende Zügelhand bewirkt, dass das Pferd sich auf das Gebiss lehnen muss.

Dies hat jedoch mit korrekter Anlehnung nichts zu tun. Der Begriff Anlehnung ist tatsächlich etwas irreführend. Das Pferd soll sich keineswegs auf das Gebiss lehnen oder stützen, jedoch soll es einen deutlichen Kontakt zur Reiterhand über das Gebiss suchen. Der Reiter gestattet diese Verbin-

Übungen und Tests

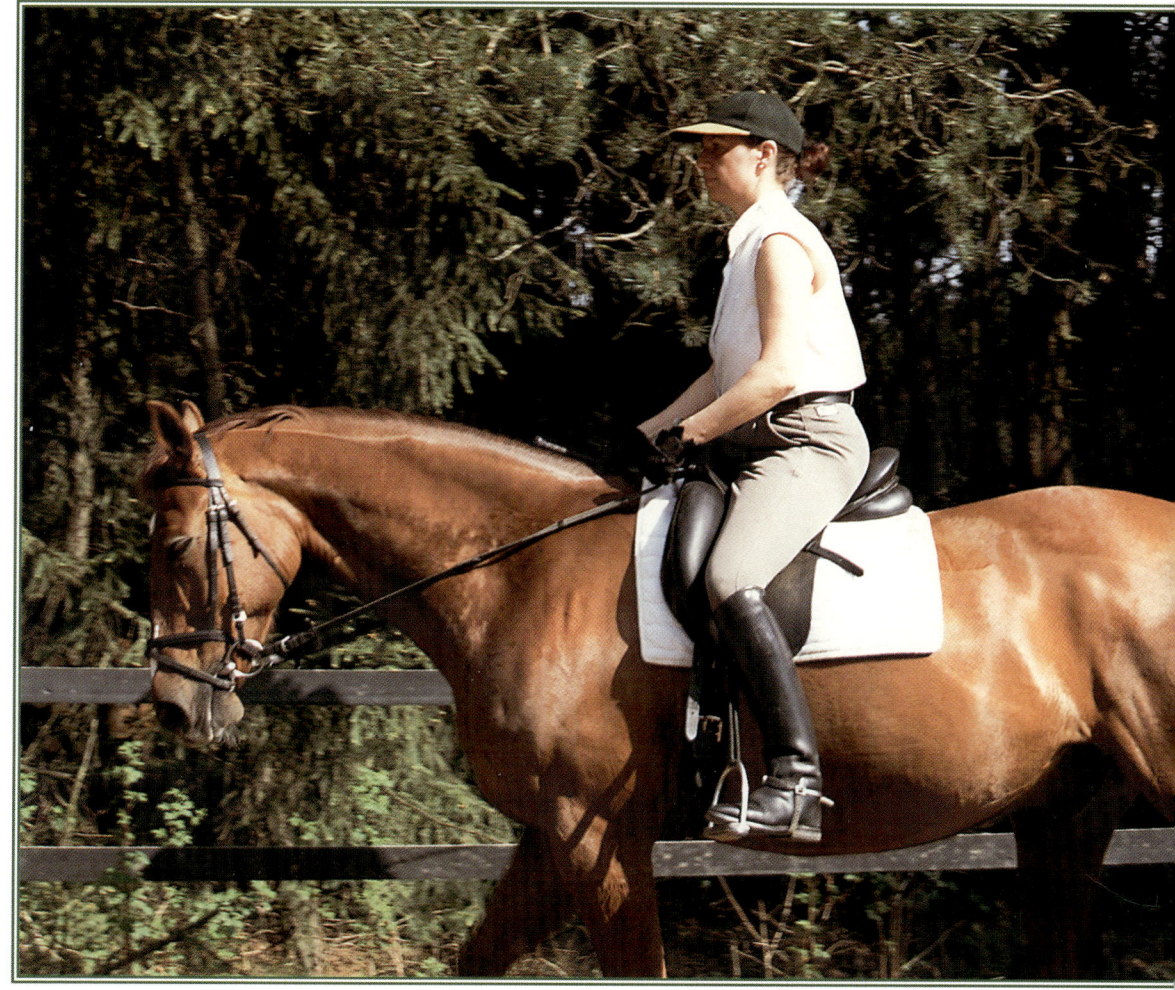

Beim „Zügel-aus-der-Hand-kauen-Lassen" dehnt sich das Pferd ans Gebiss heran.

dung, um zu jeder Zeit Zügelsignale auf das Pferdemaul übermitteln zu können. Sobald jedoch zu viel Druck von Seiten des Pferdes oder des Reiters auf das Gebiss gegeben wird, kann von einer korrekten Anlehnung nicht mehr die Rede sein.

Eine Anlehnung kann bei einem versammelten („beigezäumten") Pferd, aber auch bei einem „auseinander gefallenen" Pferd bestehen. Mit zunehmender Ausbildung jedoch wird das Pferd mehr Flexibilität im Genick erreichen und zum Nachgeben fähig sein. Damit ist eine Beizäumung möglich, das heißt, das Pferd weicht einem Zügeldruck durch Abkippen im Genick aus. Eine Beizäumung kann allerdings nicht dadurch erreicht werden, indem man nur fest genug am Zügel zieht. Vielmehr muss sich durch die Entwicklung des Schwungs aus der Hinterhand und Dehnung der Oberlinie das Genick über das Maul schieben, womit das Maul weich und nachgiebig wird. In der Westernreiterei wird der Anlehnung weniger Bedeutung geschenkt, obwohl sie gerade bei jungen und in der Ausbildung stehenden Pferden durchaus angewendet wird, um den Tieren eine Führung zu geben. Die Anlehnung erleichtert dem Reittier zunächst, seine Balance unter dem Reiter zu finden und in korrekter Stellung und Biegung zu laufen. Letztendlich aber will der Westernreiter, dass das Pferd vom Gebiss weggeht. Der Zügel hängt stets leicht durch, sodass zwar immer noch eine Verbindung, aber keine Anlehnung mehr besteht. Im Laufe der Ausbildung wird die Anlehnung mehr und mehr gelöst, bis das Pferd mit losem Zügel gestellt und gesteuert werden kann.

In der Dressurreiterei überprüft der Reiter, ob die Anlehnung korrekt ist, indem er den Zügel allmählich verlängert, während das Pferd sich entsprechend der Zügellänge an das Gebiss „herandehnt". Dieses so genannte „Zügel-aus-der-Hand-kauen-Lassen" zeigt, ob das Pferd richtig an den Hilfen steht und ob eine korrekte Anlehnung vorhanden ist.

Auch das „Überstreichen" ist eine Testmöglichkeit, die richtige Anlehnung und Selbsthaltung des Pferdes zu überprüfen. Hierbei schiebt der Reiter die Zügelhände während einiger Tritte am Mähnenkamm nach vorne und gibt die Verbindung zum Pferdemaul auf diese Weise kurzzeitig auf. Lehnt sich das Pferd nicht gegen die Hand, bleibt es in der bestehenden Selbsthaltung. Nimmt es jedoch Hals und Nase nach vorne, wurde die Anlehnung beziehungsweise Beizäumung durch Ziehen am Zügel erzwungen.

Horizontal- und Vertikalkontrolle

Viele Pferde werden zu früh in eine Beizäumungshaltung mittels Zügelzug gezwungen. Wenn die Muskulatur für die Versammlungshaltung noch nicht vorbereitet ist, kann ein Beizäumungsversuch nur in eine Verspannung – insbesondere in der Hals-, Schulter- und Rückenmuskulatur – münden. Einerseits muss das Pferd lernen, einem Zügeldruck zu weichen, andererseits muss es über ein vernünftig aufgebautes Training daran gewöhnt werden, den Reiter zu tragen und seinen Körper unter dem Reitergewicht entsprechend auszubalancieren. Die Voraussetzungen hierzu können mit korrekt gegebenen Zügelhilfen unterstützt werden.

Die Horizontalkontrolle gewährleistet, dass das Pferd einem seitlichen Zügeldruck nachgibt und seinen Hals in Stellung bringt. Nur wenn das Pferd gelernt hat, einem einseitigen Zügelimpuls nachzugeben, ist es darauf vorbereitet, auch einem rückwärtig einwirkenden Zügelsignal durch Abkippen im Genick zu weichen (Vertikalkontrolle).

Ein Pferd, das im Genick nachgibt und seine Nasenlinie in die Senkrechte bringt, ist aber noch lange nicht versammelt. Zur Versammlung gehört vielmehr der entsprechende Schwung aus der Hinterhand und das Wölben der Rückenmuskulatur. Dadurch tritt die Hinterhand mehr unter den Körper. Die anfängliche Schubkraft der Hinterhand wird immer deutlicher zum Tragen herangezogen – das Pferd versammelt sich. Erst wenn diese Voraussetzungen erreicht sind, kann das Pferd auch in Beizäumung gehen.

Übungen und Tests

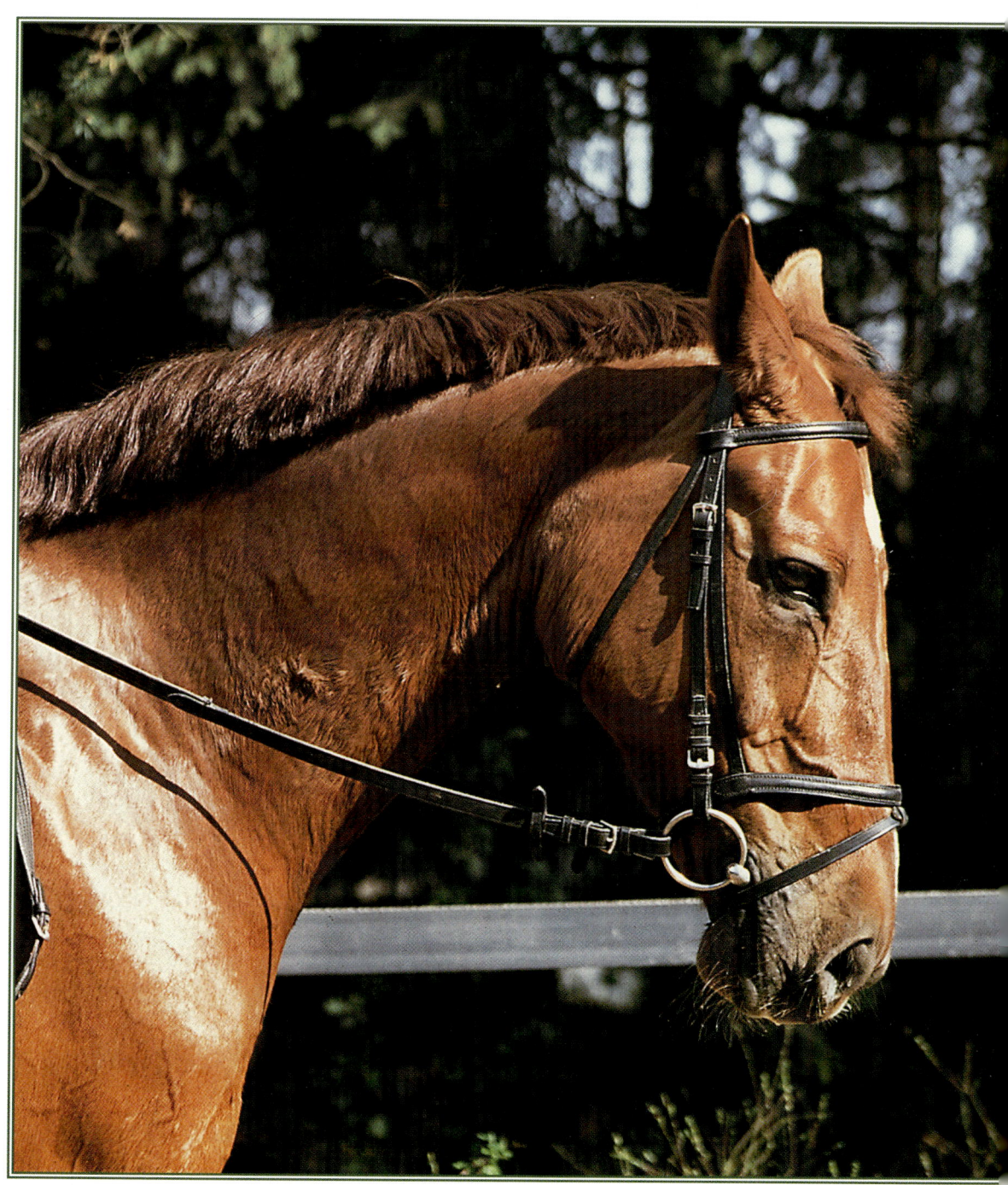

Erst wenn die vorhergehenden Punkte der Ausbildungsskala (Takt, Losgelassenheit, Anlehnung, Schwung, Geraderichten) erreicht sind, kann das Pferd versammelt werden. Das Nachgeben des Pferdes im Genick ist nur eine von vielen Voraussetzungen für die Versammlung.

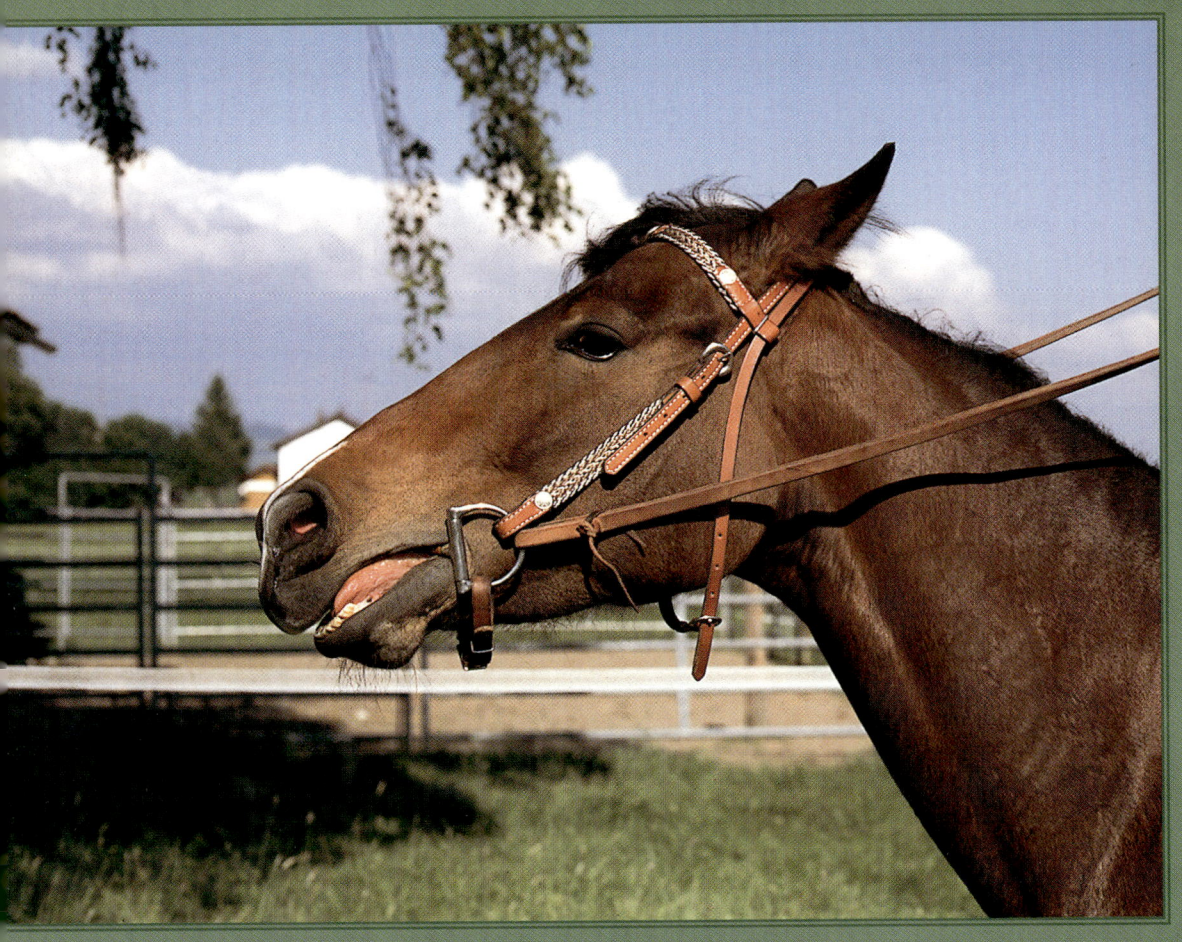

Die Verständigungsebene Pferdemaul – Reiterhand ist häufig vielen Missverständnissen und Problemen unterworfen.

SCHWIERIGKEITEN UND LÖSUNGEN

Die Verbindung zwischen Pferdemaul und Reiterhand ist nicht selten vielen Problemen unterworfen, sodass eine Kommunikation erschwert oder gar unmöglich wird. Es kommt somit häufig zu Missverständnissen und Gegenwehr. Das Ergebnis sind hartmäulige Pferde, die den Kopf hochwerfen oder schütteln, das Maul öffnen, gegen den Zügel drücken oder gar steigen, pullen und durchgehen.

Die Ursachen derartiger Probleme können vielfältig sein. Häufig ist der Reiter selbst die Ursache, der mit zu harter Hand einwirkt, es kann aber auch eine falsche Gebisswahl sein oder ein körperliches Problem des Pferdes (zum Beispiel ein Zahnproblem). Die Ursachensuche ist dabei der erste Schritt zur Lösung eines Problems.

> *Die Ursache von Schwierigkeiten, die in Verbindung mit der Zäumung stehen, ist fast immer in der Hand des Reiters zu suchen.*

Die Voraussetzung, um eine feine Verständigung mit dem Pferd aufzubauen, ist selbstverständlich zunächst die Auswahl der geeigneten Ausrüstung. Es muss gewährleistet sein, dass das Gebiss die richtige Größe und Dicke sowie eine angebrachte Wirkungsweise aufweist. Die nächste Voraussetzung ist eine fundierte Grundausbildung von Reiter und Pferd, damit die Zügelhilfen korrekt eingesetzt und Schwierigkeiten von vornherein abgewendet werden können.

PROBLEME

Über unerwünschte Reaktionen des Pferdes wird dem Reiter klar, dass irgendein Problem besteht. Nun liegt es in der Aufgabe des Reiters herauszufinden, wo die Ursache liegt. Hierzu gehört viel Erfahrung. Es ist also immer angebracht, einen Experten zu Rate zu ziehen, wenn man selbst nicht weiter kommt.

Gewisse Reaktionen von Pferden geben versteckte Hinweise, worin das Problem liegen könnte. Eine Garantie gibt es jedoch noch nicht, dass damit die Ursache schon gefunden ist. Oft sind erst mehrere Unpässlichkeiten in der Summe der Grund für die eine oder andere Reaktion. Darum sollte man schon auf geringste Hinweise achten und auf Fehlersuche gehen.

Das Pferd speichelt das Gebiss nicht ein

Manchmal handelt es sich tatsächlich um ein Materialproblem, wenn das Pferd nicht bereit ist, das Gebiss einzuspeicheln. Allerdings kann die Ursache auch in der falschen Handhabung eines

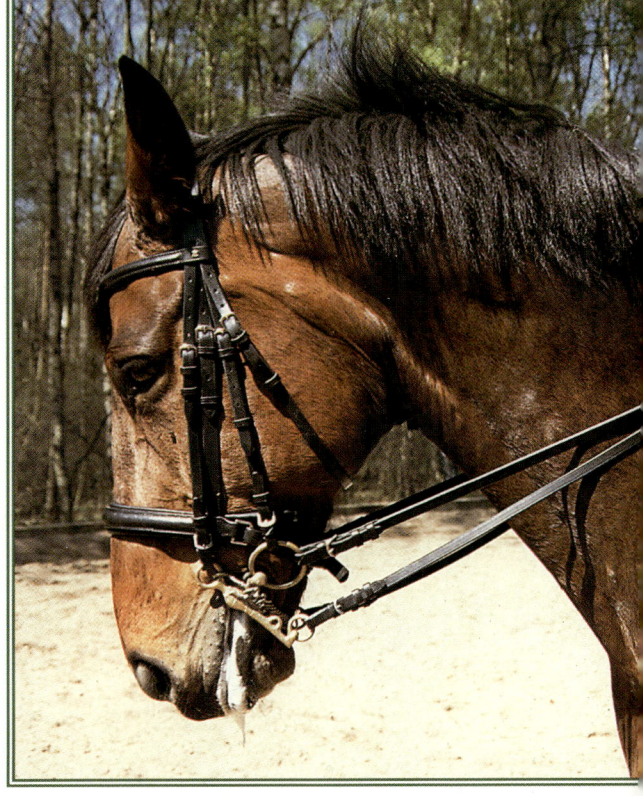

Dieses Pferd speichelt das Gebiss gut ein – Nichteinspeicheln kann hingegen ein Indiz dafür sein, dass das Pferd verspannt ist.

Gebisses liegen. Somit sollte man zunächst überprüfen, ob man mit einem anderen Gebissmaterial ein besseres Ergebnis erzielt, denn möglicherweise ist dem Pferd das gewählte Material einfach nur zuwider.

Andererseits kann es ein Anzeichen von Verspannung, mentalem Stress oder gar Angst sein, wenn das Pferd ein trockenes Maul hat. Meist erkennt der Reiter die Muskelverspannungen gar nicht, weil er die damit verbundenen Bewegungseinschränkungen für dieses Pferd als normal betrachtet, vor allem, wenn er dieses Reittier noch nie in wirklich lockerem und gelöstem Zustand geritten hat.

Handhabung von Zäumungen und Gebissen

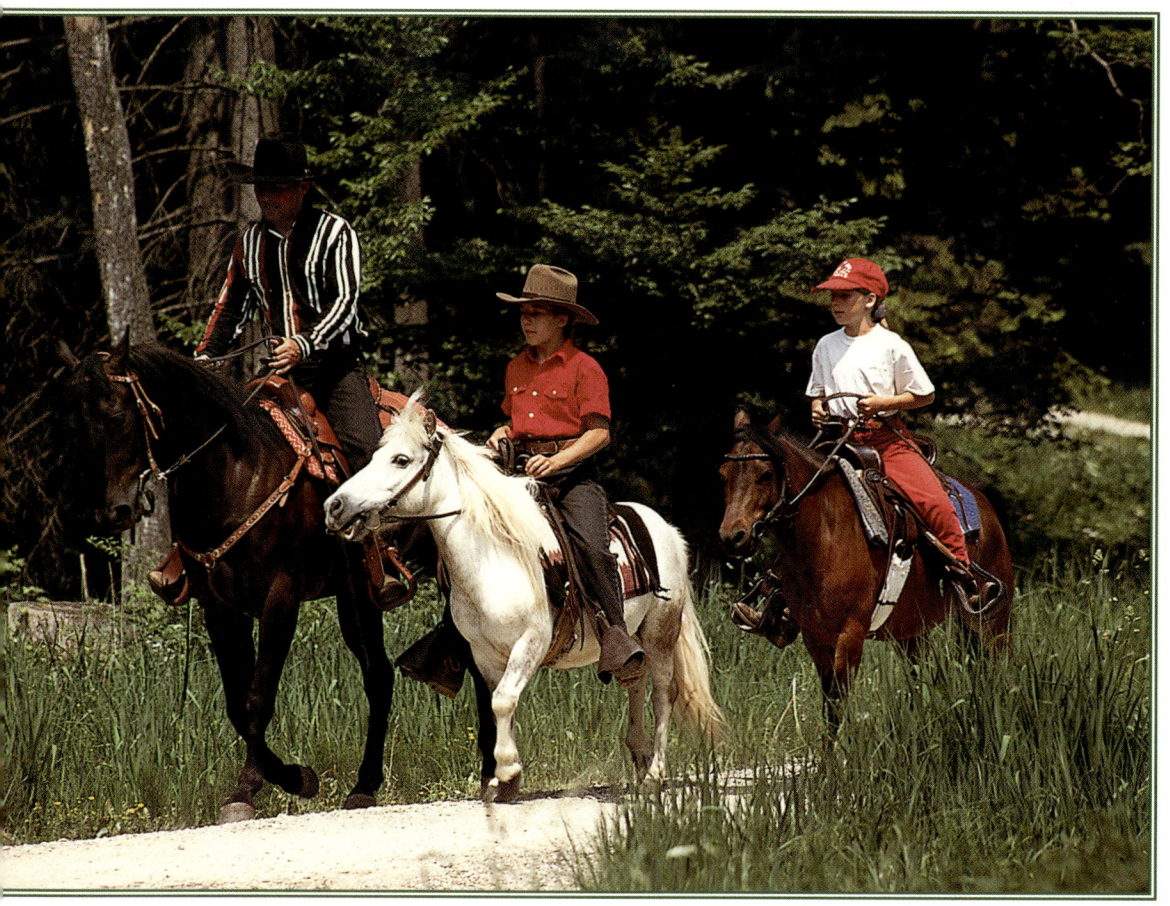

Auch Geländereiter und deren Pferde sollten eine fundierte Grundausbildung erhalten.

Dem Problem ist am besten beizukommen, wenn man – nach Überprüfung des Gebisses nach Passform und Material – sein Augenmerk auf ein entspanntes Reiten legt und die Lösungsphase deutlich ausweitet. Dabei müssen aber auch Überlegungen angestellt werden, aus welchem Grund sich die Muskelverspannungen aufgebaut haben. Sind es körperliche Beschwerden, mentale Überforderung oder Missverständnisse zwischen Reiter und Pferd? Nur wenn diese Fragen vollständig beantwortet werden können, ist eine gezielte Lösung des Problems möglich.

Das Pferd schlägt mit dem Kopf

Neben dem übermäßigen Zügeleinsatz des Reiters (oftmals ist Reißen am Zügel ein Auslöser für Kopfschlagen) ist hier ein Zahnproblem des Pferdes nahe liegend. Möglicherweise hat das Pferd Wolfszähne bekommen, die dem Gebiss im Weg sind und Schmerzen auslösen. Wolfszähne können sich auch unter dem Zahnfleisch entzünden, ohne dass sie sichtbar werden. Es kann sich aber ebenso um Zahnhaken handeln, die messerscharf ins Zahnfleisch schneiden und sich im Laufe der Jahre durch unregelmäßige Abnutzung gebildet

Probleme

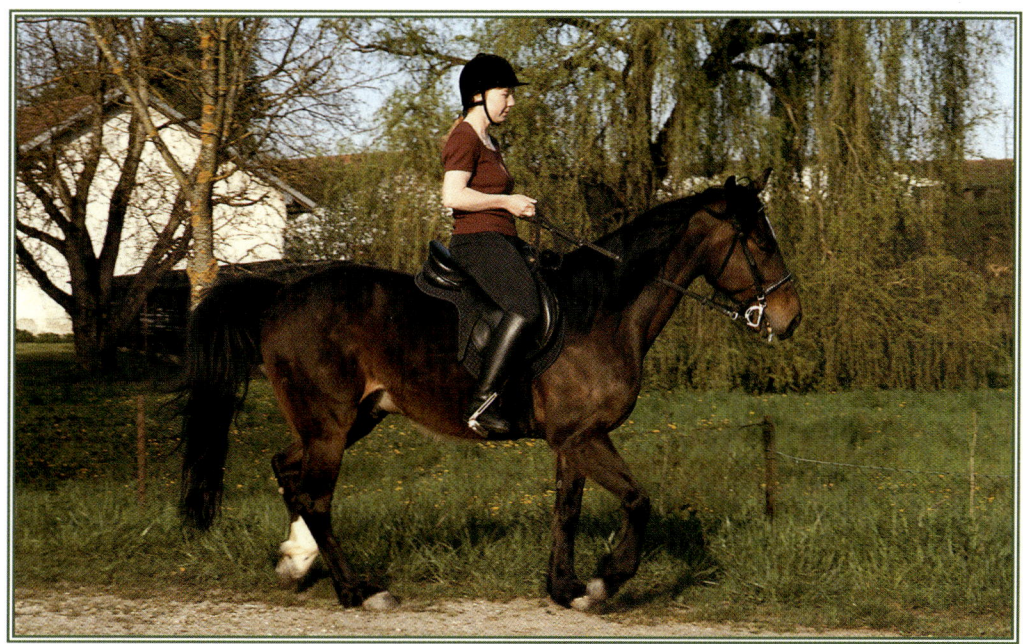

Um die Kontrolle über ein schlecht ausgebildetes Pferd zu behalten, wird in der Regel immer härter mit der Hand agiert und ein immer schärfer wirkendes Gebiss gewählt.

haben. Auch entzündete oder kariöse Zähne, die Schmerzen im Maulraum verursachen, sind häufig der Grund für Kopfschlagen. Deshalb sollte man als ersten Schritt die Zähne des Pferdes von einem erfahrenen Tierarzt untersuchen lassen.

Natürlich können auch andere Verletzungen oder Überempfindlichkeiten im Kopfbereich die Ursache sein. Die Palette reicht von Fliegen oder Milben in den Ohren (Juckreiz) bis hin zu Sehproblemen oder auch allgemeinen Überempfindlichkeiten auf Grund von schlechten Erfahrungen.

> *Eine ungenügende Ausbildung führt immer wieder zu Missverständnissen und Konfrontationen zwischen Mensch und Tier, welche schließlich nur mit Gewaltmaßnahmen geregelt werden können. Eine feine Verständigung über die Zäumung kann auf diese Weise nicht stattfinden.*

Hartmäuligkeit

Eine ungenügende Ausbildung betrifft nicht das Pferd oder den Reiter allein. Immer muss man beide als eine Einheit betrachten, denn das Pferd wird sich immer dem Niveau des Reiters anpassen. Natürlich kann ein schlechter Reiter ein gutes Pferd reiten und von ihm darum auch vieles lernen, doch langfristig gesehen wird sich das Reittier den Gegebenheiten anpassen und beispielsweise bei ständig harter Handeinwirkung unweigerlich gegenüber den Zügelhilfen abstumpfen. Das zuvor sehr sensibel reagierende Pferd wird somit hartmäulig und der Reiter benötigt immer mehr Kraft, um noch eine Reaktion zu erzielen.

Hingegen kann ein guter Reiter ein ungenügend ausgebildetes Pferd durchaus weiter fördern und über längere Sicht gesehen sensibel machen. Somit ist die Redewendung „Das Pferd ist das Spiegelbild des Reiters" keineswegs eine leere Phrase.

Die Gründe für eine schlechte Reiterausbildung sind vielfältig. Um noch die notwendige Kontrolle über ein dürftig ausgebildetes Pferd zu behalten, kann der Reiter den Griff zu einem schärfer wirkenden Gebiss und ebenso verstärkter oder gar noch härterer Handhabung desselben gar nicht umgehen.

Dass diese Einwirkungen dem Pferd trotz seiner Abstumpfung Schmerzen bereiten, dürfte klar sein, denn ohne die schmerzliche Erfahrung würde sich ein Pferd, das eine entsprechende Ausbildung nicht genossen hat, dem Willen des Reiters gar nicht unterwerfen.

Wenn man also mit der Begründung, dass das Pferd auf das Trensengebiss zu träge reagiert, überlegt, zu einem Hebelarmgebiss zu wechseln, sollte man sich ernsthaft über seine eigene Ausbildung und die des Pferdes Gedanken machen. Denn – um es einmal deutlich auszusprechen – ein schlecht ausgebildetes Pferd leidet!

Die Hartmäuligkeit eines Pferdes ist zu 80 bis 90 Prozent das Ergebnis falscher beziehungsweise ungenügender Ausbildung. Gefördert wird die Hartmäuligkeit dabei insbesondere von einer falschen Zügelhandhabung, aber auch von einer ungenügenden Gymnastizierung des Pferdes, da infolgedessen seine Muskulatur verspannt und steif ist. Der restliche Prozentsatz von nur etwa zehn bis 20 Prozent lässt sich einer angeborenen Unsensibilität des Pferdes zuordnen. Mitunter spielt aber auch das Gebäude eine entsprechende Rolle, wie hart- oder weichmäulig ein Pferd von Grund auf ist. Sicherlich sind diese Aspekte kein Argument, auf eine entsprechende Ausbildung zu verzichten – im Gegenteil. Gerade wenn ein Pferd von Natur aus nicht mit einer hohen Sensibilität gesegnet ist, muss man Wert auf eine fundierte Ausbildung legen.

Durchgehen, pullen und steigen

Fast alle Probleme, die der Reiter mit seinem Pferd haben kann, sind „hausgemacht", das heißt, der Reiter ist selbst Schuld an der Misere. Alle unerwünschten Verhaltensweisen wie Steigen, Durchgehen, Pullen oder Buckeln sind stets Abwehrreaktionen des Pferdes, die einen Fluchtversuch aus einer misslichen Lage darstellen. Es gibt zwar Pferde, die während ihrer Ausbildungsphase den einen oder anderen Versuch starten, mit derartigen Verhaltensmustern ihren eigenen Kopf durchzusetzen (was vor allem bei charakterfesten Pferden vorkommen kann), doch meistens sind sie die Folge von wiederholtem Fehlverhalten des Reiters.

Pferde lernen das Steigen oder Durchgehen genauso, wie sie es lernen können, einem Zügeldruck sensibel nachzugeben. Fast immer ist eine „Unart" wie Pullen, Steigen oder Durchgehen darauf zurückzuführen, dass das Pferd gegen den Zügel geht, also dem Zügeldruck durch Gegendruck zu entkommen versucht. Eine nur allzu logische Folge, wenn der Reiter die nachgebende Zügelhilfe vergisst!

Allerdings ist die falsche Zügelführung meist nicht alleine die Ursache für derartige Untugenden, oft spielen Missverständnisse in der allgemeinen Hilfengebung und Vertrauensverlust eine zusätzliche Rolle. Dennoch ist der unnachgiebige, harte Zügelzug ohne nachgebende Hand letztendlich der Auslöser.

Die Gegenmaßnahme kann deshalb wiederum nur lauten: fundierte Ausbildung für Reiter und Pferd gleichermaßen. Auch der Freizeitreiter, der keinen Turnierambitionen unterworfen ist, wird einsehen müssen, dass ohne eine entsprechende Ausbildung weder der tiergerechte Umgang mit dem Pferd noch ein sicheres Reiten möglich ist.

> *Tipp: Eine gute Ausbildung ist der beste Tierschutz!*

Probleme

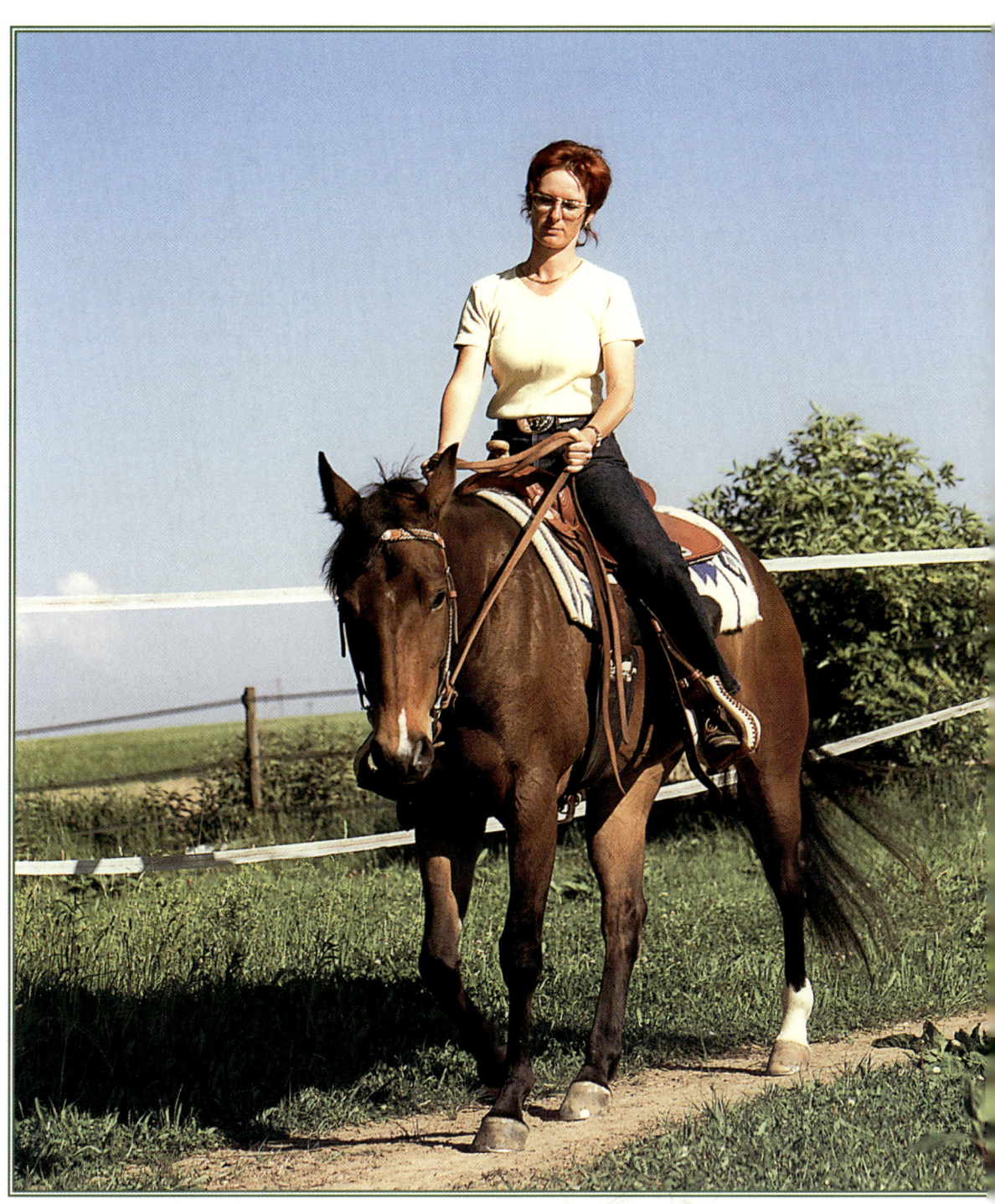

Eine fundierte Ausbildung von Reiter und Pferd beugt Schwierigkeiten mit dem Pferd vor.

GEBISSWECHSEL UND EINSATZ VON HILFSZÜGELN

Die Vielzahl von Gebiss- und Zäumungsvariationen bietet dem Reiter eine reiche Auswahl. Er kann die Zäumung an die speziellen Eigenschaften und Wünsche des Pferdes anpassen, da es an Materialarten, Gebissdicken und -formen sowie Wirkungsweisen fast nichts gibt, was es nicht gibt. Für die richtige Auswahl muss man aber viel Erfahrung und Einfühlungsvermögen mitbringen, denn es ist nicht immer das Gebiss das beste für ein Pferd, mit dem es vermeintlich am sensibelsten geht. Weshalb dies so ist, ergibt sich aus logischen Überlegungen. Wenn ein Gebiss dem Pferd unangenehm ist, weicht es dessen Einwirkungen möglichst schnell aus. Erst langfristig gesehen kann es dann zum Eklat kommen, wenn das Pferd entweder abgestumpft ist und deshalb ein Gebisswechsel erwogen wird, oder es sich irgendwann anderweitig zu wehren versucht (Steigen, Durchgehen).

Nur ein erfahrener Reiter und Ausbilder kann beurteilen, ob ein Gebiss dem Pferd angenehm und ob es passend für dessen Ausbildungsstand ist. Bei der Auswahl des Gebisses muss außerdem der Ausbildungsstand des Reiters mit einbezogen werden. Es genügt beileibe nicht, eine Reiterfahrung von 20 oder mehr Jahren zu haben, denn was zählen Jahre auf dem Rücken eines Pferdes, wenn man während dieser nichts dazu gelernt hat? Entscheidend ist die Qualität der Ausbildung des Reiters über einen gewissen Zeitraum und somit das gesamte Wissen und Können zum jetzigen Zeitpunkt.

Der erfahrene Ausbilder macht sich viele Gedanken über die Passform und Wirkung von Gebissen sowie die entsprechende Reaktion des Pferdes auf eine Zäumung. Danach wählt er möglicherweise ein anderes Gebiss, das der Verständigung zwischen Reiter und Pferd unter Umständen dienlicher ist.

Unbefriedigende Ergebnisse bei der Verwendung von Gebissen und Zäumungen werden nicht nur mit einem Wechsel zu verbessern versucht, sondern auch mit dem Einsatz von Hilfszügeln. Auch diese Entscheidung gehört immer in die Hände eines erfahrenen Reiters, dem sowohl Wirkungsweise von Hilfszügeln als auch das Empfinden des Pferdes bewusst sind. Nur dann ist der Reiter überhaupt fähig zu entscheiden, welche Gebisse, Zäumungen und Hilfszügel sinnvoll sind.

Das Wechseln von Gebissen

In der Regel kann ein durchschnittlicher Freizeitreiter sein Pferd mit ein und demselben Gebiss ein ganzes Pferdeleben lang reiten, wenn er in der Lage ist, dieses Kommunikationsmittel richtig einzusetzen. Der Wechsel eines Gebisses oder einer Zäumung sollte immer gut begründet sein. Ein entsprechend geschultes Pferd kommt mit fast allen Gebissen gut zurecht und reagiert sensibel genug auf alle Zügelhilfen des Reiters, sodass eine vernünftige Verständigung gegeben ist. Somit kann ein solider Gelände- und Freizeitreiter, natürlich aber auch ein Turnierreiter, sein Pferd mit einem angepassten Trensengebiss ohne Schwierigkeiten ein Leben lang zufrieden stellend reiten.

Der Turnierreiter unterliegt gewissen Regelungen, die das jeweilige Regelbuch für die bestimmten Klassen festlegt. Grundsätzlich gilt für alle Reitweisen, je höher die Klasse und die Anforderungen, desto eher ist das Vorstellen des Pferdes auf einem Hebelarmgebiss zwingend. Dem Reiter ist der Wechsel von der Trense zum Hebelarmgebiss somit vorgeschrieben, und er wird den Wech-

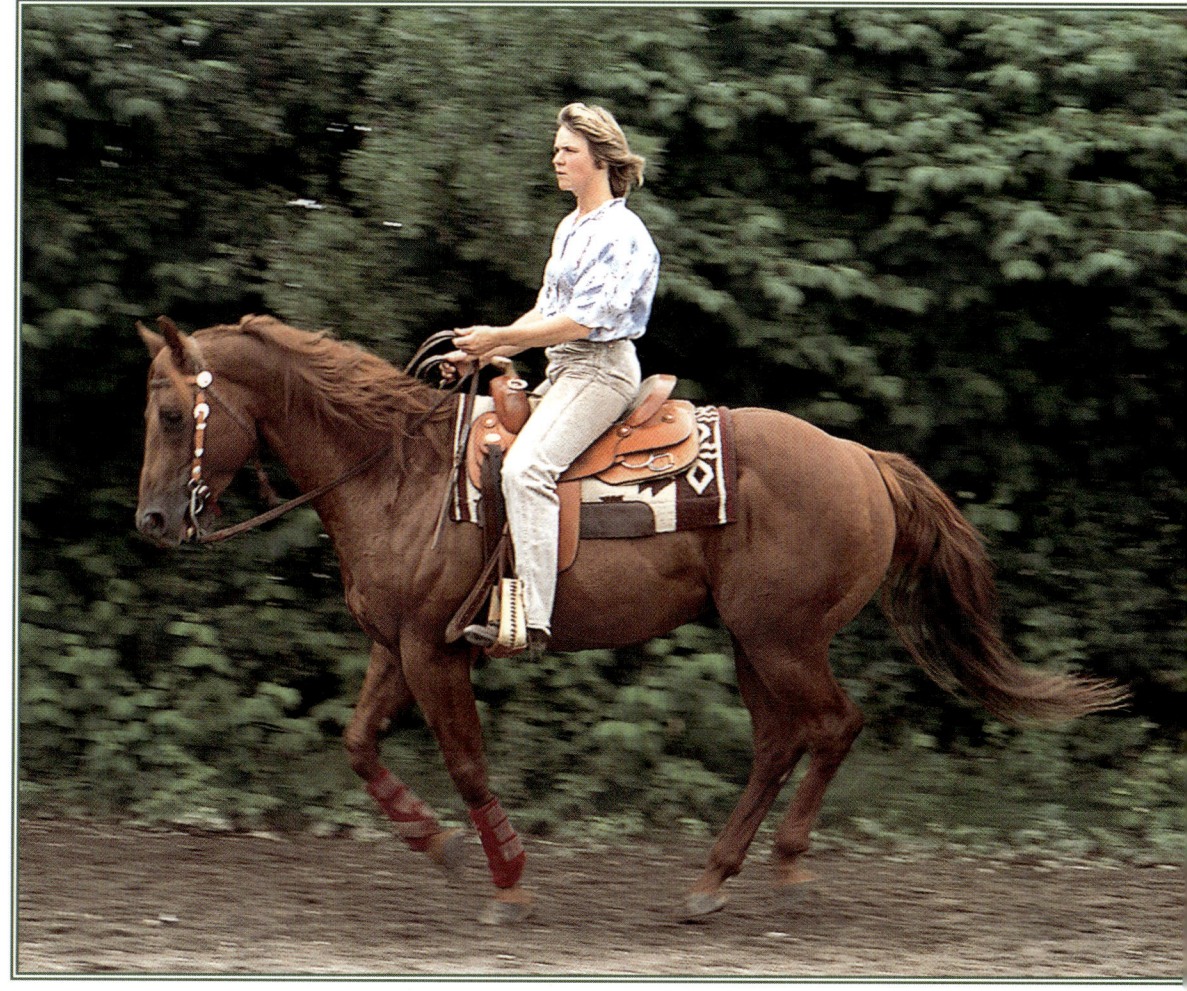

Das Hebelarmgebiss animiert das Pferd zum Abkippen im Genick.

sel zu gegebener Zeit auch vollziehen. Allerdings bringt die Vorstellung der Pferde auf Turnieren mit einer Hebelarmzäumung Nachahmer im Freizeitbereich hervor, die nur das Ergebnis auf dem Turnier sehen, nicht aber die langwierige Trainingsarbeit – oft genug auf Trense gezäumt – zu Hause.

Erreicht der Reiter einen gewissen Ausbildungsstand, der schon sehr nahe am Endziel liegt, unterstützt der Wechsel zu einem Hebelarmgebiss den letzten Schliff des Pferdes. Die Kandare animiert das Pferd zum Abkippen im Genick und erleichtert ihm somit die Versammlungshaltung. Diese ist aber wiederum nur möglich, wenn die Grundlagen nach der Ausbildungsskala des Pferdes vorhanden sind. Ein ungenügend ausgebildetes Reittier wird sich bestenfalls aufrollen, gegen das Gebiss gehen oder im Maul abstumpfen, wenn ein Hebelarmgebiss zu früh (bei fehlender Ausbildungsarbeit des Reiters oder des Pferdes) eingesetzt wird.

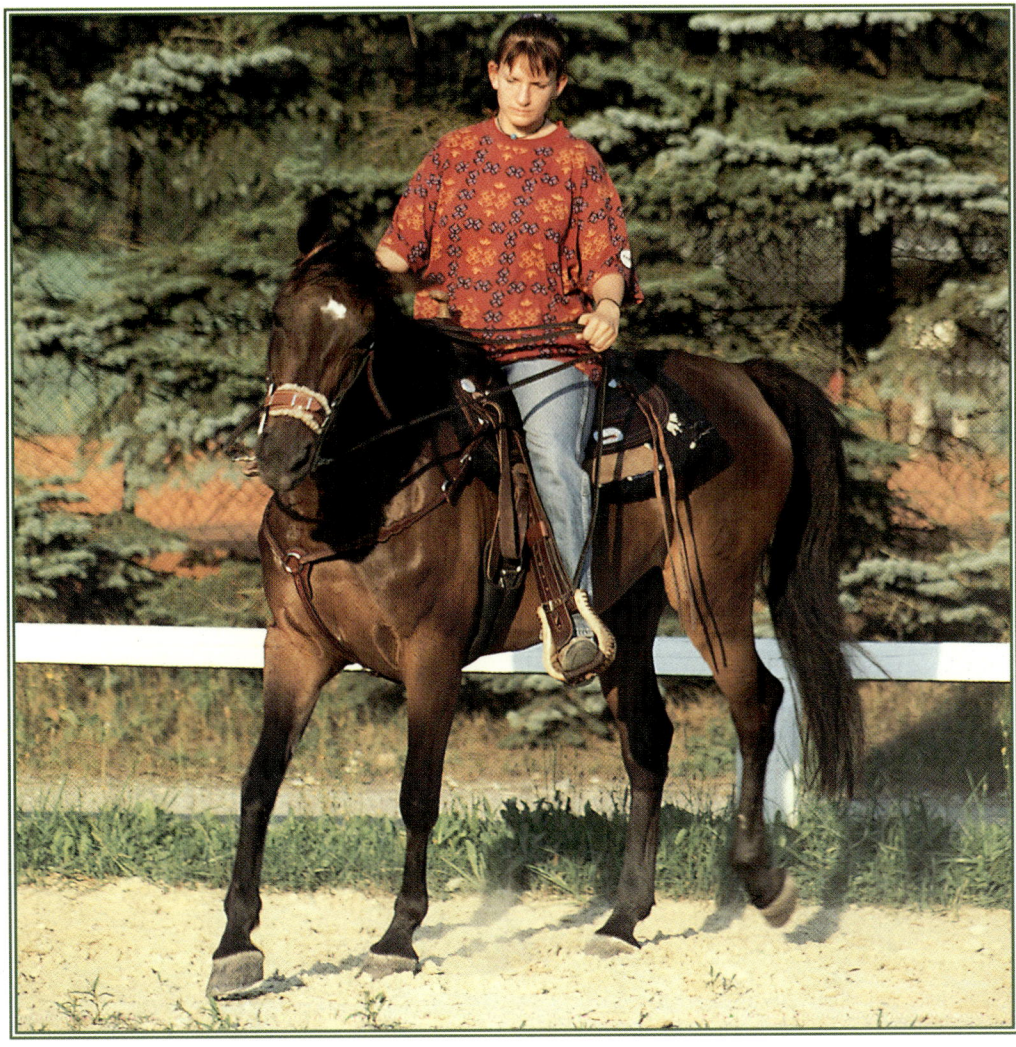

Es ist nicht der richtige Weg, ein trensensaures Pferd gebisslos zu reiten, wenn dabei die Reiterhand weiterhin unsachgemäß einwirkt. Der Wechsel der Zäumung führt dann zu keinem positiven Ergebnis.

Nach einiger Zeit sollte man selbst bei Pferden, die für das Tragen eines Hebelarmgebisses ausgebildet sind, wieder zur bewährten Trensenzäumung zurückkehren.

Das Wechseln der Zäumungen in hohem Ausbildungsstand erhält das Maul des Pferdes frisch und beugt Abstumpfung vor.

Ohne den Ausbildungsweg aus den Augen zu lassen, durch den man auf eine gewisse Wirkungsweise von Gebissen und Zäumungen angewiesen ist, kann man zwischendurch gerne auch mal eine gebisslose Zäumung – insbesondere für Trainingspausen und Erholungsphasen – verwenden, um das Maul zu schonen und Abwechslung in den Reitalltag zu bringen. Allerdings ist es notwendig, jede Zäumung korrekt einsetzen zu können, um eine gute Verständigungsebene mit dem Pferd zu erhalten.

Ein Gebisswechsel kann in Ausnahmefällen auch notwendig werden, wenn man eine andere Wirkungsweise benötigt, um dem Pferd die Hilfen besser verständlich zu machen. Ebenso kann ein Gebisswechsel zur Korrektur von Pferden notwendig sein. Die Auswahl des richtigen Korrekturgebisses in diesem Fall ist eine knifflige Sache, und der Reiter muss schon sehr viel Erfahrung und Einfühlungsvermögen mitbringen, um die richtige Entscheidung zu treffen. Kein Gebiss kann ein Pferd korrigieren beziehungsweise ausbilden, wenn der Reiter nicht das entsprechende Vermögen hierzu mitbringt.

Nicht alle Gebisse, die als Korrekturgebisse in den Reitsportläden verkauft werden, eignen sich tatsächlich für die Korrektur von Pferden. Es kommt immer darauf an, was das Problem des jeweiligen Pferdes ist. Nicht selten bringt der Wechsel zu einem sanfteren Gebiss ein besseres Ergebnis, da das Pferd hierbei besser animiert werden kann, Vertrauen in die Reiterhand zu fassen. Nicht das Gebiss kann eine Korrektur herbeiführen, sondern immer die einfühlsame Hand des Reiters.

Einsatz und Wirkung von Hilfszügeln

Sämtliche Hilfszügel sind erfunden worden, um sich den Umgang mit dem Pferd beziehungsweise das Reiten des Tieres zu erleichtern. Dabei können die Gründe für die Verwendung unterschiedlicher Natur sein. Ob man nun das Schulpferd mit einem Ausbinder versieht, um dem Reitschüler die Kontrolle über das Tier zu erleichtern, oder ob man sich bei der Ausbildung des Jungpferdes einer Unterstützung durch Hilfszügel bedient, um den Ausbildungsweg abzukürzen – immer glaubt man, sich damit Vorteile zu verschaffen.

Von Seiten des Pferdes aus betrachtet dient der Hilfszügel dazu, dem Tier eine bestimmte Haltung aufzuzwingen. Genau dieser Punkt birgt die Gefahr des Missbrauchs eines Hilfszügels in sich. Der Hilfszügel soll sowohl den Reiter als auch das Pferd unterstützen und quasi als „Übersetzungsmittel" dienen, um die Kommunikation zwischen Reiter und Pferd zu vereinfachen. Richtig wird ein Hilfszügel eingesetzt, um dem Pferd praktisch „auf die Sprünge zu helfen". Hat das Tier verstanden, muss der Hilfszügel wieder entfernt werden. Deshalb ist der Hilfszügel immer nur für kurzzeitige Einsätze gedacht, um dem Pferd den richtigen Weg aufzuzeigen.

Wird der Hilfszügel jedoch dauerhaft verwendet, macht der Reiter sich von dieser Unterstützung abhängig und das Pferd wird ohne Hilfszügel nur noch sehr schwer kontrollierbar sein. Ein guter Ausbilder kann ohne jegliche Hilfskonstruktionen auskommen. Je mehr Unterstützung er sich durch Hilfszügel suchen muss, desto schwächer ist er als Ausbilder – oder umgekehrt: Mit je weniger Hilfszügeleinsatz der Reiter auskommt, desto größer ist sein reiterliches Vermögen.

Professionelle Trainer stehen, obwohl sie hervorragende Ausbilder sind, oft unter enormem Zeitdruck in der Ausbildung der ihnen anvertrauten Pferde. Dabei ist der Griff zum Hilfszügel oftmals nicht zu umgehen, um die Ausbildung zeitlich zu verkürzen und schnellere Erfolge zu erzielen. Das ist die Kehrseite der Medaille.

Ob Hilfszügel verwendet werden oder nicht, liegt im Ermessen eines jeden Einzelnen und an dessen Situation. Jedoch sollte man bedenken, dass Hilfszügel einen großen Einfluss auf die Wirkungsweise von Gebissen und Zäumungen haben können.

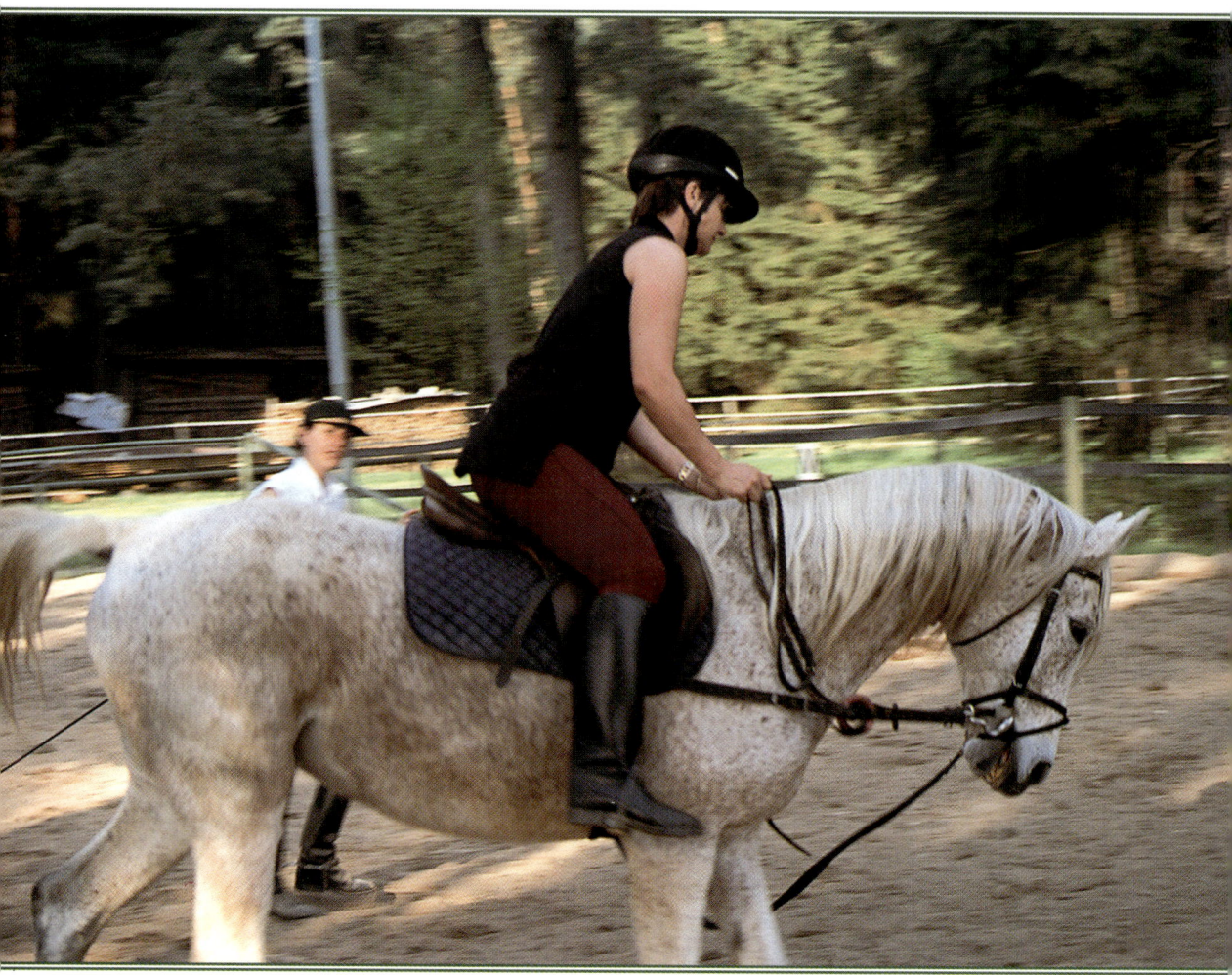

Der Ausbindezügel erleichtert dem Reitschüler die Kontrolle über das Pferd. Er hilft dem Pferd auch, den Rücken aufzuwölben, damit der Reitschüler weicher sitzen kann.

> *Hilfszügel können die Wirkungsweise von Gebissen und Zäumungen beeinflussen.*

Da die Wirkungsweise durch den Gebrauch von Hilfszügeln verändert werden kann, darf man nicht das jeweilige Gebiss allein betrachten, sondern muss die gesamte Zäumungskonstruktion in die Überlegungen mit einbeziehen.

Zwar zählt das Reithalfter nicht zu den Hilfszügeln, doch schon dieser Riemen beeinflusst die Handhabung von Gebissen. Das Pferd kann bei Verwendung eines Reithalfters sein Maul nicht öffnen – der Unterkiefer kann demnach nicht nachgeben. Es bleibt dem Pferd nur die Möglichkeit, im Genick abzukippen, wofür junge Pferde allerdings noch nicht bereit sein können.

Gebisswechsel und Einsatz von Hilfszügeln

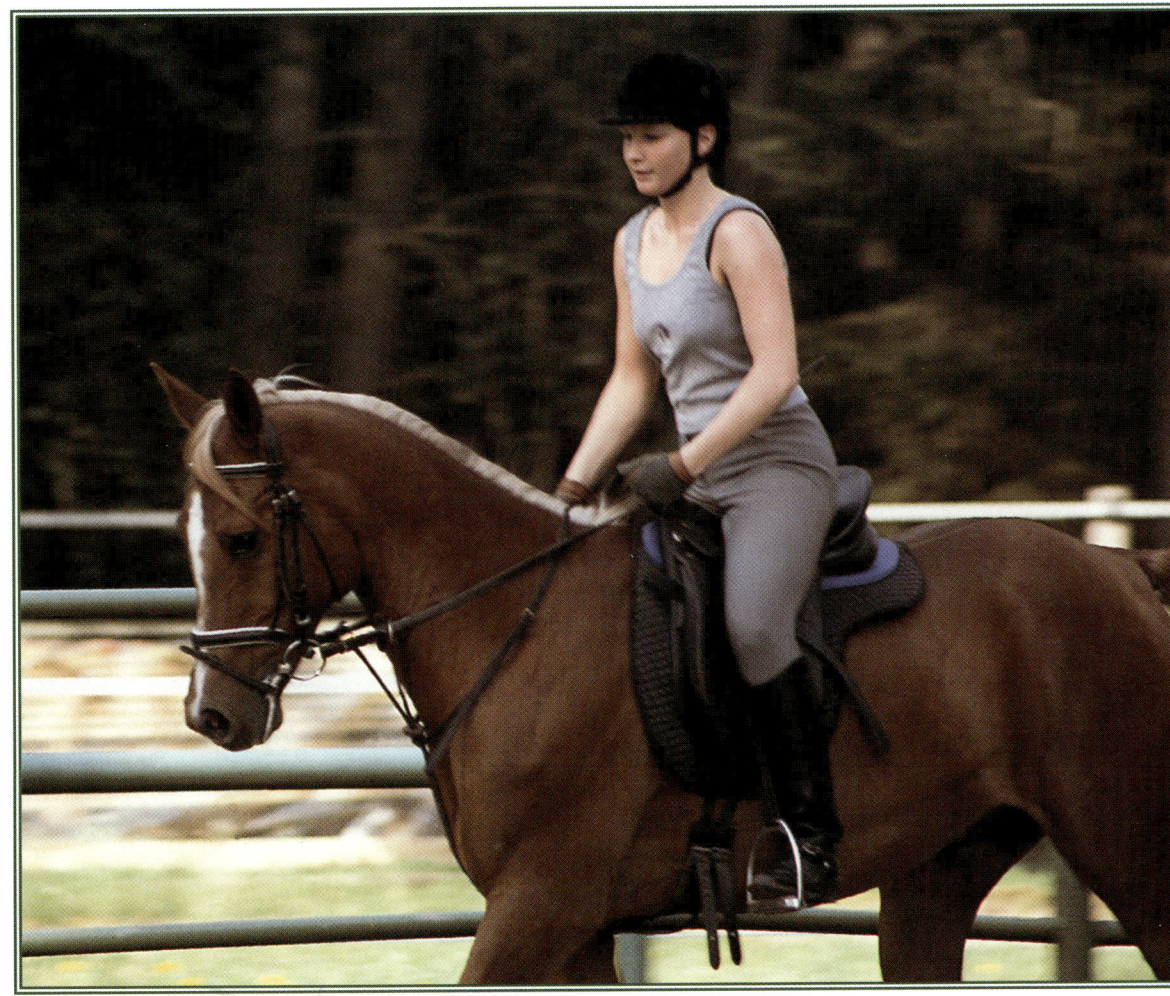

Das Martingal entfaltet seine Wirkung nur dann, wenn das Pferd den Kopf hoch nimmt.

Ein beliebter Hilfszügel ist das Martingal, das die Zügellinie bricht, sobald das Pferd den Kopf höher als gewollt nimmt. Damit wird die Wirkungsweise des Zügelzuges umgeleitet, sodass der Druck immer auf Zunge und Laden des Pferdes wirkt, nicht aber auf die Maulwinkel. Es ist ein Irrglaube, dass das Martingal das Kopfhochreißen des Pferdes verhindert. Vielmehr kann sich das Pferd der Einwirkung des Gebisses auf die Laden nicht entziehen. Dies ist jedoch in aller Regel der Grund, weshalb Pferde den Kopf hochwerfen. Hierfür gibt man ihnen durch die Verwendung des Martingal keine Veranlassung mehr, denn die Einwirkung bleibt nun auch bei hohem Kopf bestehen. Es stellt sich aber die Frage, weshalb die Pferde überhaupt auf die Idee kommen, sich dem Gebissdruck auf die Laden durch Kopfhochwerfen zu entziehen?! Selbstverständlich ist dies auf eine zu harte Hand des Reiters zurückzuführen. Ob das Martingal die richtige Lösung des Problems darstellt, darf sich jeder selbst beantworten.

Der Grund für den Einsatz von Hilfszügeln liegt meist darin, dass das Pferd versucht, sich der Zügeleinwirkung zu entziehen. Um diese „Fehlreaktion" zu korrigieren, verhindert man diesen Entzugsversuch durch Hilfszügel. Die Ursache jedoch ist damit nicht behoben, sondern lediglich die Auswirkung. Mit Pferdeausbildung hat dies nichts mehr zu tun. Wird aus diesem Anlass heraus ein Hilfszügel eingesetzt, ist das Verständnis für den Einsatz von Hilfszügeln nicht vorhanden. Auch verschiedene andere Hilfszügel wie Ausbinder, Schlaufzügel (Flaschenzugprinzip) und sonstige teils abenteuerliche Konstruktionen verstärken, verändern oder beeinträchtigen die Wirkungsweise von Gebissen, da die Verständigung zwischen Reiterhand und Pferdemaul beeinflusst wird. Darum sind immer genaueste Überlegungen anzustellen, wie und wo welche Einwirkungen auf den Pferdekopf zustande kommen und vor allem welchem Zweck sie dienen. Nur der denkende Reiter wird in der Lage sein, Gebisse, Zäumungen und Hilfsmittel zur Unterstützung der Verständigung mit dem Pferd einzusetzen. Ohne die notwendigen Überlegungen, die gezielte Auswahl dieser Hilfsmittel und ihren durchdachten Einsatz können Gebisse und Zäumungen zur Qual für das Pferd werden, da sie auf diese Weise oft genug als Zwangs-, aber nicht als Verständigungsmittel dienen.

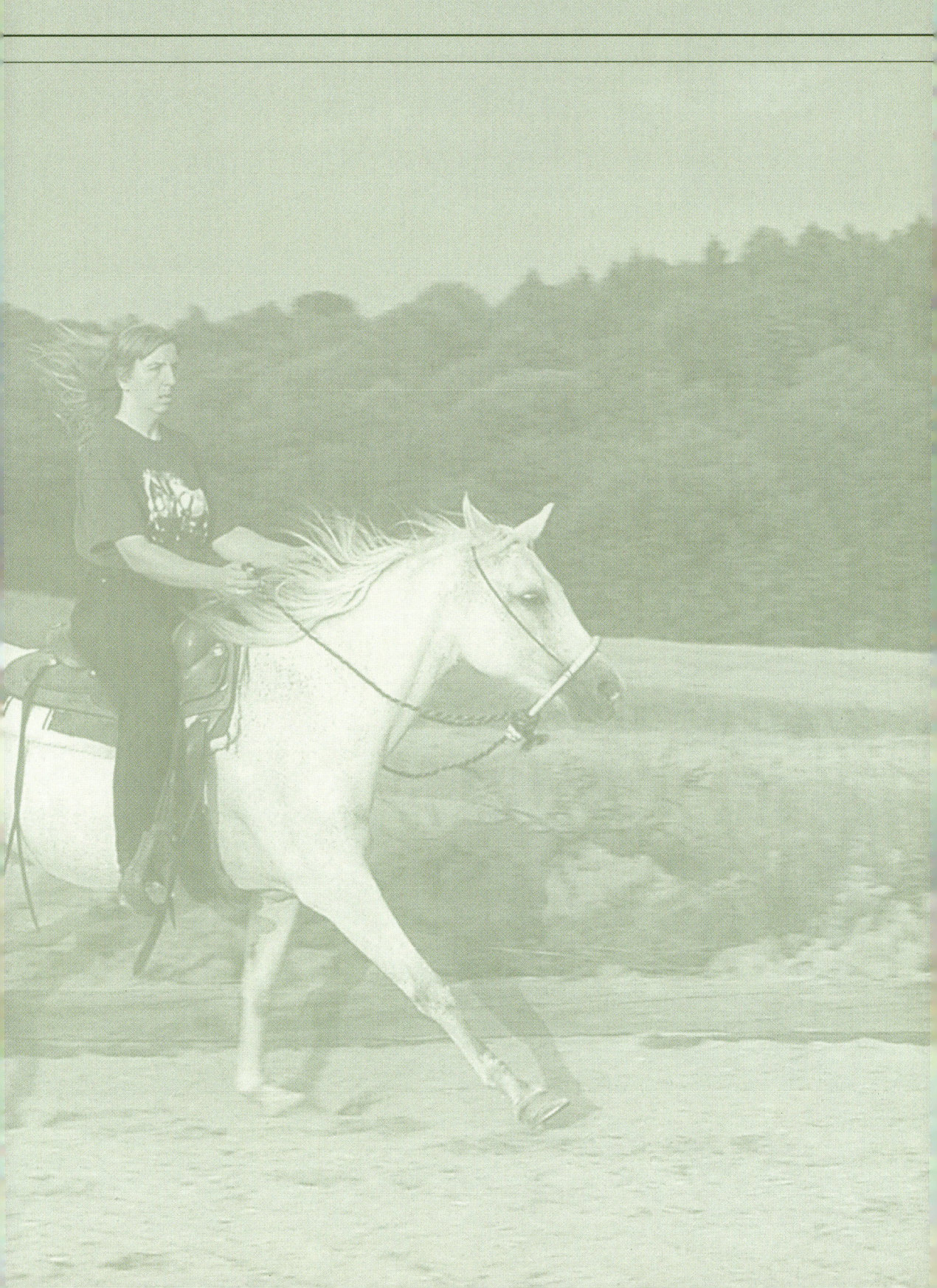

REGISTER

Adrenalin 67
Allroundgebiss 43
Alltagszäumung 19
Aluminium 67
Apfelgeschmack 67
Araber 93
Argentan 66, 70
aufrollen 52
Aurigan 20, 66, 68, 70
Ausbildungszäumung 19, 26
Ausbinder 62
Außenkandare 15

Backenriemen 82, 85
Backenstück 80
Backenteil 82
Backenzähne 89, 91
Balance 62 ff., 73 ff., 102 ff.
Billy-Allen-Bit 33, 44, 45
Billy-Allen-Trense 20, 29, 42, 53
Bit 33, 44, 48
Blei 70
Bosal 13 ff., 86
Bosal-Hackamore 13 ff., 18, 48, 55, 57, 85, 96, 113, 130
Bozal, kolumbianisches 18, 42
Brünierung 66
Bügelreithalfter 81

Chrom 70
Chromlegierung 67
Copper 70
Correction Bit 33, 44
Curb Bit 34, 44
Cutting 76
Cuttingpferde 12

Distanzen 18
Doppel-Einohrzaumzeug 78
Drehpunkt 31, 32
Drei-Ring-Gebiss 44, 45
Drei-Ring-Trense 40
Dressurpferd 75
D-Ring-Snaffle-Bit 20
D-Ring-Trense 21 ff., 42
D-Ring-Trense, doppelt gebrochene 20
durchfallen 85
durchgehen 56, 144

Edelstahl 67, 68, 70
Edelstahlgebisse 23
Einohrzäume 82
Eisen 68, 70
Eisengebiss 66
Eisengebiss, brüniertes 20
EWU-Regelbuch 49

Fiador 86

Gebissringe 80, 81
Genickriemen 80
Genickstück 82
Geraderichten 139
German Silver 70
Grazer-Bit 32, 34, 44

Gummi 70
Gummigebiss 23, 42, 67
Gummitrense, einfach gebrochene 20
Gummitrense, ungebrochene 20
Gurtzügel 87
Gymnastizierung 57, 58

Hackamore, englische 16, 17, 42
Hackamore, klassische 13 ff., 42, 44
Hackamore, manuelle 13 ff., 42
Hackamore, mechanische 13, 15 ff., 42, 53, 58
Hakenzähne 89
Halbknebeltrensen 23
Hartgummi 67
Hartmäuligkeit 143 ff.
Hebelarme, bewegliche 32
Hebelarme, feste 32
Hebelarmgebisse 21, 30 ff., 44, 58 ff.
Hebelarmgebisse, doppelt gebrochene 33 ff., 44
Hebelarmgebisse, einfach gebrochene 33 ff.
Hebelarmgebisse, Schärfe der 31
Hebelarmgebisse, ungebrochene 33, 34 ff., 44, 48
Hebelarmzäumung 20, 58
Hengstzähne 89
High Port Bit 34, 44
Hilfszügel 120, 146, 149 ff.

Iron 70

Kandare, blanke 34, 44
Kandare, klassische 32, 44, 47, 59, 118
Kappzaum 42, 53
Kehlriemen 79, 82
Kellymore 42

Kern, ovaler 25
Kimblewick 38, 44, 45
Kinnkette 38, 40, 48, 71, 85
Kinnriemen 40, 48, 84, 85
KK-Korrekturgebiss 42
KK-Schulungsgebiss 42
KK-Trense 42
kleben 56
Knebeltrense 22, 23, 42
Kohlenstoffanteil 66
Kopfstück 78 ff.
Korrekturgebiss 27
Kunststoff 70
Kunststoffgebisse 23
Kupfer 66, 70
Kupfereinlagen 20, 68
Kupferlegierung 70
Kupferplatte 25, 28
Kupferrolle 39, 53, 68, 73
Kupferrollentrense 20, 23, 42
Kupferteile, eingelegte 23

Lammfell 49
Leder 70, 87
Ledergebiss 29, 42, 67
Lederkinnriemen 48
Ledermundstück 29
Lederqualität 82
Lederstege 87
Ledertrense 28
Lederzügel 87
Lefzenschutz 48
Linda-Tellington-Jones-Bit 39
Longenunterricht 104
Losgelassenheit 139
Low Port Bit 34, 44
LPO 28, 49, 81

Martingal 120, 151
Mecate 14
Messing 70
Metallkern 23
Metallkern 67
Mindestdicke 28
Minzgeschmack 67
Mouth Shutter 82
Mullen Mouth Bit 34, 44
Mundstücksdicke 94 ff.
Mundstücksformen 23 ff., 71

nachfassen 108
nachgeben 115 ff.
Nathe-Gebiss 42
Nathe-Schenkeltrense 44
Nathe-Trense 28
Nathe-Universalgebiss 40
Neck Reining 126 ff.
Nickel 70
Nussknackereffekt 23, 29, 42
Nylon 87

Oberbaum 31 ff.
Ohrschlaufe 82
Olivenkopftrense 21 ff.
Olivenkopftrense, doppelt gebrochene 20
O-Ring-Trense, doppelt gebrochene 20

Pelham 37, 44, 45
Pelham-Riemchen 37
Pessoa-Gebiss 40
Pleasure 76
Polsterungen 49
Pull-and-Slack-Methode 15, 55, 130 ff.
pullen 56, 144

Quarter Horses 93

Regular Port Bit 34, 44
Reining 76
Reithalfter 48, 79, 80 ff., 150
Reithalfter, amerikanisches 82
Reithalfter, englisches 80
Reithalfter, hannoversches 80, 81
Reithalfter, kombiniertes 80, 81
Reithalfter, merothisches 18, 19, 42, 53
Reithalfter, mexikanisches 81
Reitweise, barocke 35
Ringformen 21 ff.
Rohhaut-Nasenriemen 11, 85
Roller Bit 34
Romal Zügel 88
Rost 66
Roy-Hackamore 16

Scawbrig 11, 42
Scharniertrense 25, 42
Schenkel, bewegliche 33
Schneidezähne 89 ff.
Schulpferd 101
Schulungsgebiss 27
Schwung 139
Seitengänge 129
Shanks 33
Sidepull 11 ff., 18, 42, 44, 48, 53, 55, 57
Silizium 70
Snaffle Bit 20, 21
Snaffle with Shanks 33 ff., 44
Soft Pull 112
Spade Bit 34
Spades 39
Spaltsitz 103, 104
Speiseöl 29
Sperrhalfter 62

Spieler 73
Split Reins 88, 109
Spoon Bit 34
Springkandare 38
Stainless Steel 70
Stallhalfter 49, 112
Stangengebisse 26, 30 ff.
Stangentrense 42
steigen 144
Stirnriemen 79, 80, 82
strotzen 85
Stuhlsitz 103, 104
Sweet Iron 66, 68, 70

Takt 139
Tierhaar 87
Traversale 129
Trense, doppelt gebrochene 24 ff., 28
Trense, einfach gebrochene 23 ff., 28, 42, 53
Trensen, ungebrochene 26 ff.
Trensengebiss 20 ff., 48, 54
Trensenringe, größere 22
trensensauer 23
Trensenzaum 80 ff.

Überstreichen 138
Unterbaum 31 ff.
Unterlegtrense 44, 47, 59, 118

Versicherungsschutz 57
Vollblüter 93
Vosal 18, 42
Wanderritte 18
Warmblüter 93
Wassertrense 23, 33, 53, 57, 58
Weichgummi 67

Westernbridle 82 ff.
Westernreitweise 36, 109, 130 ff.
Westernturniere 28
Wiener Springkandare 40
Wolfszähne 89, 142
Wonder Snaffle 40

Zahnhaken 142
Zahnwechsel 14, 53, 54
Zäumungen, gebisslose 10 ff.
Zink 70
Zinn 70
Zügel 47, 62, 86 ff., 113 ff.
Zügel aus der Hand kauen lassen 138
Zügel, geteilte 87
Zügel, offene 87, 88 ff.
Zügel. geschlossene 87 ff.
Zügelbrücke 88
Zügelführung 109 ff., 118 ff., 144
Zügelhilfen 118 ff.
Zunge 90
Zungenfreiheit 27, 33, 36
Zungenstrecker 49

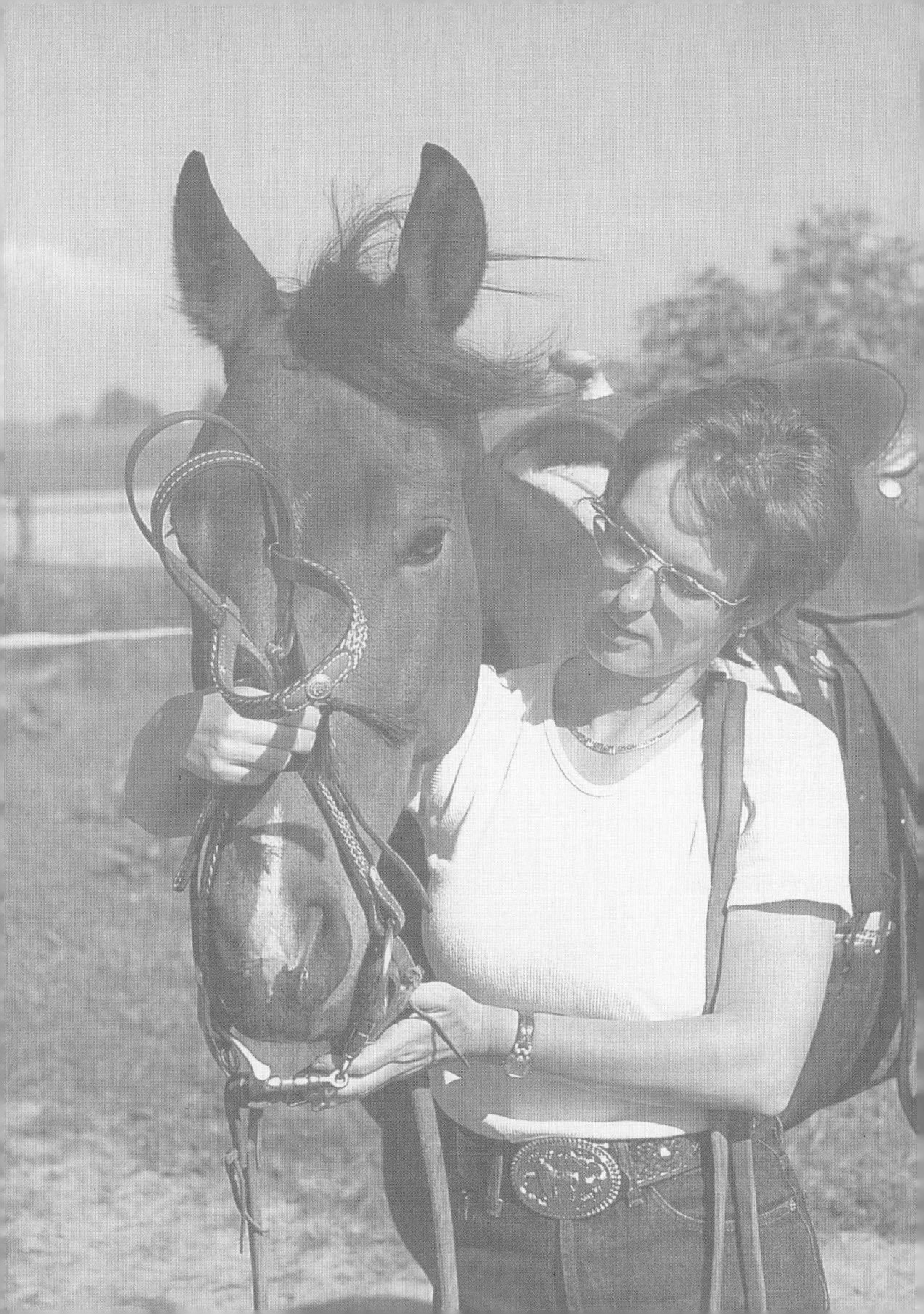

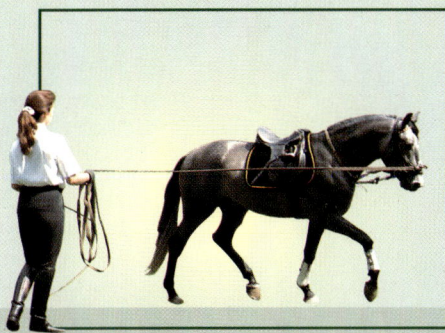

Und weiter gehts ...
Pferdebücher von CADMOS

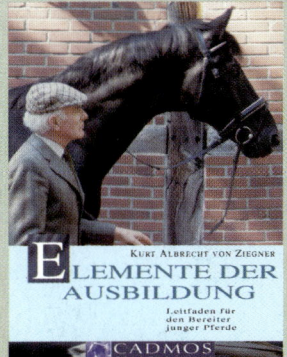

Kurd Albrecht von Ziegner

ELEMENTE DER AUSBILDUNG

K.A. von Ziegner entwickelte den „Trainingsbaum" – einen Stufenplan für die Grundausbildung des Pferdes. Der Autor zeigt, wie einzelne Ausbildungsphasen durchzuführen sind.

144 Seiten, farbig
ISBN 3-86127-365-9
€ 26,90

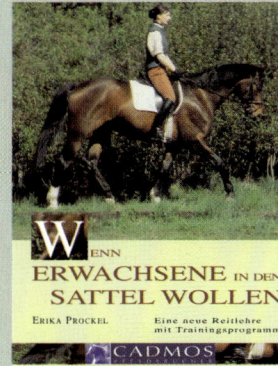

Erika Prockl

WENN ERWACHSENE IN DEN SATTEL WOLLEN

Dieses Buch gehört in die Hand eines jeden erwachsenen Reitschülers.

128 Seiten, farbig
ISBN 3-86127-326-8
€ 19,90

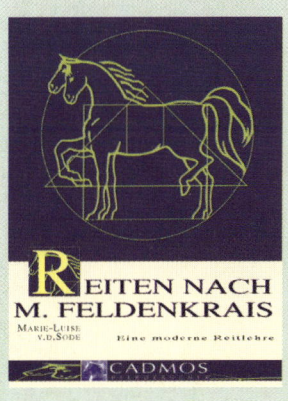

Marie-Luise von der Sode

REITEN NACH M. FELDENKRAIS

Alles über das Balance-Konzept und Körperbewusstheit durch Bewegung.

176 Seiten, farbig
ISBN 3-86127-301-2
€ 36,00

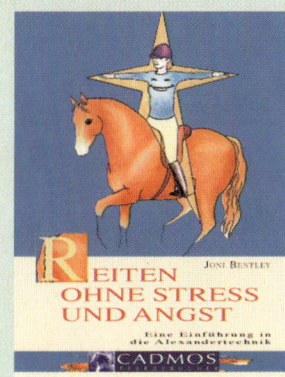

Joni Bentley

REITEN OHNE STRESS UND ANGST

Eine Einführung in die Alexandertechnik.

160 Seiten, farbig
ISBN 3-86127-337-3
€ 32,00

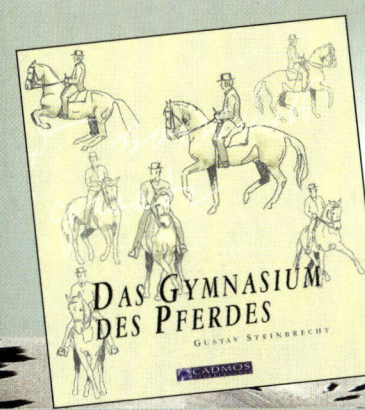

Gustav Steinbrecht

DAS GYMNASIUM DES PFERDES

Dieses Grundlagenwerk ist zum ersten Mal illustriert worden.

240 Seiten, farbig
ISBN 3-86127-357-8
€ 39,90

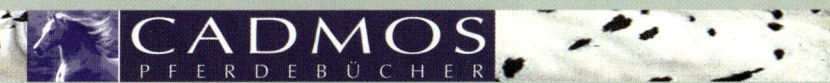

Erhältlich im Fachhandel! Sie können unseren Prospekt anfordern:
CADMOS VERLAG GMBH · Lüner Rennbahn 14 · D-21339 Lüneburg · Tel. 04131-9835 150 · Fax 04131-9835 155
oder besuchen Sie unseren Shop im Internet: **WWW.CADMOS.DE**

Und weiter gehts ...
Praktische Ratgeber von CADMOS

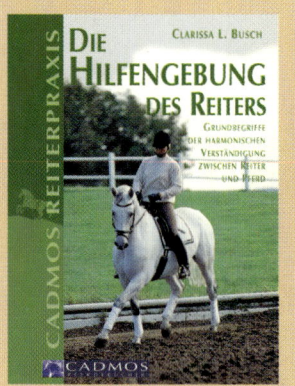

Clarissa L. Busch

DIE HILFENGEBUNG DES REITERS

Grundbegriffe der harmonischen Verständigung zwischen Reiter und Pferd.

80 Seiten, farbig
ISBN 3-86127-517-1
€ 10,00

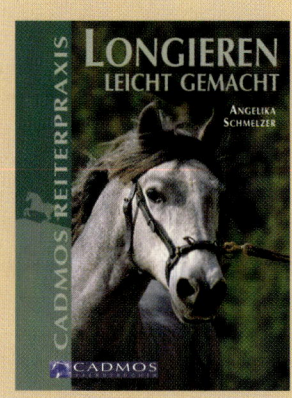

Angelika Schmelzer

LONGIEREN LEICHT GEMACHT

Verschiedene Longiertechniken, Tipps zur Ausrüstung und Kenntnisse über richtige Longenarbeit.

122 Seiten, farbig
ISBN 3-86127-507-4
€ 10,00

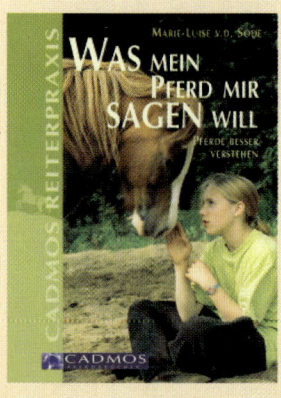

Marie Luise von der Sode

WAS MEIN PFERD MIR SAGEN WILL

Pferde besser verstehen. Dieses Buch sensibilisiert den Leser, mehr auf die Signale des Pferdes zu achten und dadurch die Pferdesprache zu erlernen.

96 Seiten, farbig
ISBN 3-86127-516-3
€ 10,00

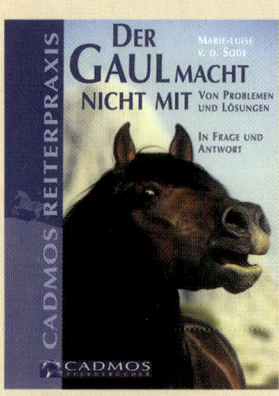

Marie Luise von der Sode

DER GAUL MACHT NICHT MIT

Jedes Problem hat seine Entstehungsgeschichte und häufig gibt es dazu passende Lösungen.

80 Seiten, farbig
ISBN 3-86127-505-8
€ 10,00

Erhältlich im Fachhandel!
Sie können unseren Prospekt anfordern:

CADMOS VERLAG GMBH
Lüner Rennbahn 14
D-21339 Lüneburg
Tel. 04131-9835 150
Fax 04131-9835 155

oder besuchen Sie unseren Shop im Internet:
WWW.CADMOS.DE

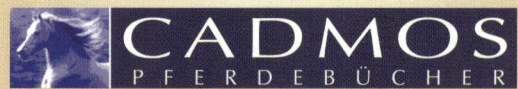

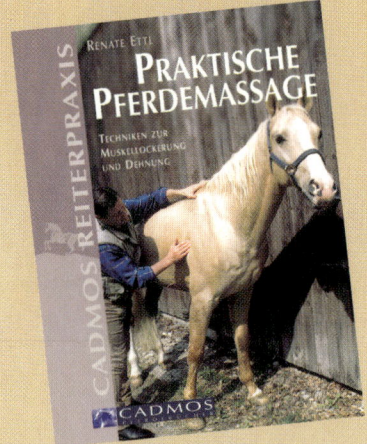

Renate Ettl

PRAKTISCHE PFERDEMASSAGE

So werden Pferde fit. Techniken zur Muskellockerung und Dehnung.

96 Seiten, farbig
ISBN 3-86127-519-8
€ 10,00